Krankenpflege

Eine kurzgefasste, prüfungsrelevante Darstellung unter Berücksichtigung des Lernzielkataloges für die Pflegeberufe

Wichtiger Hinweis

Die Erkenntnisse in der Medizin unterliegen laufendem Wandel durch Forschung und klinische Erfahrungen. Herausgeber und Autoren dieses Werkes haben große Sorgfalt darauf verwendet, dass die in diesem Werk gemachten therapeutischen Angaben (insbesondere hinsichtlich Indikation, Dosierung und unerwünschten Wirkungen) dem derzeitigen Wissensstand entsprechen. Das entbindet den Nutzer dieses Werkes aber nicht von der Verpflichtung, anhand der Beipackzettel zu verschreibender Präparate zu überprüfen, ob die dort gemachten Angaben von denen in diesem Buch abweichen und seine Verordnung in eigener Verantwortung zu treffen.

Autoren und Verlag appellieren an jeden Benutzer, auffallende Ungenauigkeiten oder Fehler dem Verlag mitzuteilen.

Die Deutsche Bibliothek - CIP-Einheitsaufnahme
Ein Titeldatensatz für diese Publikation ist bei Der Deutschen Bibliothek erhältlich

3. Auflage 2002

02 03 04 05 06 5 4 3 2 1

Lektorat: Barbara Fischer, München, Stephan Grunst, Münster
Herstellung: Wolfram Friedrich, München
Satz und Layout: www.med4you.de, Saarbrücken
Umschlaggestaltung: www.med4you.de, Saarbrücken
Druck: Bliesdruckerei, Blieskastel

Begründer der „WEISSEN REIHE“:

Steffen Gross Eric Haus

Verfasser:

Rudolf Langer

Bestellmöglichkeiten:

per Post	per Telefon	per Telefax	per E-Mail
Verlag Haus & Gross bei Urban & Fischer Karlstrasse 45 80333 München	0 89/53 83 307	0 89/53 83 309	vertrieb@urbanfischer.de

Internet:

http://www.weissereihe.de
http://www.hausgross.de
http://www.urbanfischer.de

Die „WEISSE REIHE“ umfasst zurzeit folgende Bände:

BAND 1 ANATOMIE UND PHYSIOLOGIE
BAND 2 MIKROBIOLOGIE UND HYGIENE
BAND 3 ARZNEIMITTELLEHRE
BAND 4 INNERE MEDIZIN
BAND 5 CHIRURGIE
BAND 6 STAATSBÜRGER-, BERUFS- UND GESETZESKUNDE
BAND 7 GYNÄKOLOGIE UND GEBURTSHILFE
BAND 8 NEUROLOGIE, PSYCHIATRIE UND PSYCHOSOMATIK
BAND 9 CHEMIE, PHYSIK UND STRAHLENKUNDE
BAND 10 KINDERHEILKUNDE
BAND 11 PSYCHOLOGIE, SOZIOLOGIE UND PÄDAGOGIK
BAND 12 KRANKENPFLEGE
BAND 13 FRAGENSAMMLUNG I
BAND 14 FRAGENSAMMLUNG II
BAND 15 ORTHOPÄDIE UND UROLOGIE
BAND 16 AUGEN-, HAUT- UND HNO-ERKRANKUNGEN
BAND 18 FRAGENSAMMLUNG IV (KOMPLETTE EXAMINA)
BAND 19 KRANKENPFLEGEGESETZ/AUSBILDUNGS- U. PRÜFUNGSORDNUNG
BAND 20 ANATOMISCHE ZEICHENBLÄTTER ZUM BESCHRIFTEN)
BAND 22 ANÄSTHESIE UND INTENSIVMEDIZIN
BAND 23 FRAGENSAMMLUNG V (KOMPLETTE EXAMINA)
BAND 24 MÜNDLICHES EXAMEN

...und wird ständig erweitert!

Vorwort

„Krankenpflege" als Band 12 der „WEISSEN REIHE" erschien erstmals im Jahre 1992. Nach dieser Zeit war es nun notwendig, das Buch den veränderten Situationen in der Krankenpflege und Medizin anzupassen: Einige Kapitel wurden umgestellt, teilweise gestrafft und erneuert.

Neu aufgenommen wurden einführende Inhalte zu aktuellen Themen wie Qualitätsmanagement, Pflegepersonal-Regelung (PPR), Hygiene, Hinweise und Ratschläge für eine gesunde Lebensführung, Gedanken zum Menschenbild und eine kurze Aufstellung der relevanten Pflegetheoretikerinnen.

Wertgelegt wurde wieder auf eine praxisnahe Darstellung moderner Pflegekonzepte sowie auf eine ganzheitliche Sichtweise.

Ein herzliches Dankeschön an die vielen Leserinnen und Leser für ihre wohlwollende Meinung, aber auch für ihre Kritik. Ohne sie wären die Veränderungen sicherlich nicht möglich geworden. Ebenso danken möchte ich meinen Kolleginnen und Kollegen an der Berufsfachschule für Krankenpflege für ihre konstruktive Kritik.

Damit auch in Zukunft das Buch „on the top" sein kann, bitte ich Sie, die Leserinnen und Leser, um Ihre Meinung.

Weidenwang, im Oktober 2001

Rudolf Langer
Unterrichtspfleger
Weidenwang K2
92334 Berching

Inhaltsverzeichnis

1 Pflege: Organisation und Zusammenarbeit

Krankenpflege ist ein Teil des Gesundheitsdienstes. Das Berufsbild umfasst die Gesamtheit des pflegerischen Handelns am kranken Menschen.

1.1 Pflegeverständnis

1.1.1 Menschenbild und Pflegetheorien

Ein Menschenbild ist die Sichtweise des Einzelnen in der „Jetztzeit" über den Menschen. Das Menschenbild wird geprägt, verändert, beeinflusst und ständig weiterentwickelt durch Kontakt, Berührung und Beeinflussung mit der Um- und Mitwelt.

Entwicklungen, Aussagen und Einflüsse, die das Menschenbild in den verschiedensten Zeitschienen beeinflussten:

Rationalismus:

- Descartes, Rene: entwickelte die Geist und Materie als Leib-Seele-Theorie.

Idealismus:

- Schelling, Friedrich Wilhelm: stellte Künstler vor Denker
- Fichte, Johann Gottlieb: Mensch ist nur dem eigenen Gewissen verpflichtet
- Hegel, Georg Friedrich Wilhelm: sich entäußernder und zu sich zurückkehrender Geist, als Bedingung für Freiheit
- Kant, Immanuel: Begriff des guten (autonomen) Willens; sein kategorischer Imperativ: Handle so, dass die Maxime deines Willens jederzeit zugleich als Prinzip einer allgemeinen Gesetzgebung gelten könnte.

Materialismus:

- Engels, Friedrich: das Gehirn als höchste Entwicklungsstufe ermöglicht, objektive Erkenntnisse zu erlangen, so dann dadurch richtig zu handeln und Veränderungen zu beschleunigen
- Marx, Karl: die Gesetze der Natur und Gesellschaft zu erkennen und produktiv anzuwenden.

Anthroposophie:

- Lehre von Steiner, Rudolf Dr.: wissenschaftliche Methode zur Erforschung einer übersinnlichen Welt (beim Menschen wirken vier Faktoren zusammen: 1. Körper, als Träger aller stofflichen Prozesse; 2. Träger des Lebens im Menschen; 3. Träger des Bewusstseins (Seele); 4. der ihm innewohnende Geist)
- Ergebnisse als Geisteswissenschaft dieser Forschung von Steiner
- Anwendung dieser Forschungsergebnisse auf das praktische Leben und die soziale Gemeinschaft.

Christentum:

- Der Mensch ist ein unverwechselbares, einmaliges und unsterbliches Wesen
- Jesus: Alle Menschen sind gleich.

Pflegetheorien, Pflegemodelle und Pflegekonzepte beruhen immer auf der Anwendung eines individuellen Menschenbildes.

1.1.2 Pflegetheorien und -modelle

Nachfolgende Pflegetheoretikerinnen entwickelten Pflegetheorien und Pflegemodelle, die hier in einer Übersicht dargestellt werden, anhand verschiedenster Ausgangsbasen (z. B. Lebensaktivitäten, Beziehungsmodell, Bedürfnisse und Ergebnismodell).

Tab. 1.1: Pflegetheoretikerinnen und ihre Modelle

1952	Peplau, Hildegard E.	Beziehungsmodell
1955	Henderson, Virginia	Bedürfnisse
1957	Johnson, Dorothy E.	Ergebnismodell
1959	Orem, Dorothea E.	Bedürfnisse, Selbstpflege
1960	Abdellah, Faye Glenn	Bedürfnisse
1962	Orlando, Ida Jean	Beziehungsmodell
1964	Wiedenbach, Ernestine	Beziehungsmodell
1966	Levin, Myra	Ergebnismodell
1968	King, Imogene	Ergebnismodell
1970	Roper, Nancy	Lebensaktivitäten, Ergebnismodell
1970	Roger, Martha	Ergebnismodell
1970	Roy, Callista	Ergebnismodell
1975	Neumann, Betty	Ergebnismodell
1981	Rizzo, Parese Rosemarie	Beziehungsmodell
1983	Juchli, Liliane	Bedürfnisse, Aktivitäten des Täglichen Lebens

1.2 Bedürfnisse und Aktivitäten des täglichen Lebens

Die Krankenpflege umfasst heute nicht nur die rein funktionellen Handlungen am Patienten, sondern reicht viel weiter.

Aufgaben der Krankenpflege:

- Körperliche, geistige, seelische und soziale Bedürfnisse und Probleme erkennen und beurteilen
- Individuelle Pflege planen und durchführen
- Motivierung, Aktivierung und Beratung von Gesunden und Kranken zur Erhaltung bzw. Wiedererlangung ihrer Gesundheit
- Weiterentwicklung von Pflegetechniken
- Wissen, Erfahrungen und Kenntnisse weitergeben
- Hilfestellung zur Erhaltung, Anpassung und Wiederherstellung der normalen physischen, psychischen, sozialen und geistigen Funktion des Lebens leisten
- Lebensrettende Sofortmaßnahmen bis zum Eintreffen des Arztes einleiten
- Verwaltungsaufgaben, soweit sie im unmittelbaren Zusammenhang mit den Pflegetechniken stehen, erledigen.

Das Pflegepersonal muss also eigene ethisch-moralische Strukturen entwickeln und danach handeln, zugleich aber ethische Grundhaltungen und Werte anderer Menschen wahrnehmen und akzeptieren können.

Mit Hilfe der Aktivitäten des täglichen Lebens (siehe Tabelle 1.2) können die Bedürfnisse der Patienten erfasst werden als Grundlage für eine ganzheitliche, patientenorientierte Pflege. Nur wenn man als Pflegekraft diese Grundlagen der

Tätigkeit am Patienten immer berücksichtigt, ist eine patientenorientierte Pflege gewährleistet.

ATL	Bedeutung	Beispiele
1. Wach sein und schlafen	Anpassung an den 24-Stunden-Rhythmus im Gleichgewicht von Wachen und Schlafen	Vorlieben beim Schlafen (z. B. offenes Fenster, geschlossene Vorhänge, usw.)
2. Sich bewegen	Aufrechterhaltung des Tonusgleichgewichts von Bewegung und Statik	Einsetzen von Hilfsmitteln (z. B. Gehstöcke)
3. Sich waschen und kleiden	Verantwortung und Unabhängigkeit für die persönliche Pflege	Eigenheiten; besteht Hilfebedarf (z. B. Verwendung von spezieller Seife, Waschlotion o. ä.; Patient kann sich nicht bücken wegen eines Rückenleidens)
4. Essen und trinken	Aufrechterhaltung von genügender Nahrungs- und Flüssigkeitsaufnahme	Eigenheiten (z. B. Patient isst kein Fleisch o. ä.; religionsabhängige Essgewohnheiten)
5. Ausscheiden	Regulierung des Ausscheidungsvorgangs und Kontrolle der Ausscheidung	Spezielle Gewohnheiten (z. B. Patient hat nur alle zwei Tage Stuhlgang)
6. Körpertemperatur regulieren	Erhaltung der Wärme-Kälte-Regulation	Eigenheiten (z. B. Patient kann nur in einem kalten Zimmer schlafen oder benötigt zwei Decken)
7. Atmen	Aufrechterhaltung des Lebens durch normale Atmung	Eigenheiten (z. B. Patient möchte prinzipiell offenes Fenster oder kann nur mit erhöhtem Oberkörper schlafen)
8. Sich sicher fühlen und verhalten	Verhüten von Risiken, Gefahren und Schäden – Sorge für die Lebenswelt	Patient kennt sich im Krankenhaus und auf der Station aus
9. Raum und Zeit gestalten – arbeiten und spielen	Aufrechterhaltung des Gleichgewichts zwischen Aktivität und Passivität, zwischen Arbeit und Muße, Beziehung zur Umwelt	Eigenheiten (z. B. Patient hält zu bestimmten Zeiten Ruhephasen ein, kurzer Mittagsschlaf)
10. Kommunizieren	Gleichgewicht zwischen Individualität und Sozialität, sich ausdrücken können	Besonderheiten (z. B. Patient ist schwerhörig, benötigt ein Hörgerät, eine Lesebrille)
11. Kind, Frau, Mann sein	Aufrechterhaltung der menschlichen Fortpflanzung und des Gleichgewichts zwischen männlichen und weiblichen Lebensbezügen	Besonderheiten bei pflegerischen Verrichtungen (z. B. Patient möchte nur gleichgeschlechtliche Pflegeperson)
12. Sinn finden im Werden, Sein, Vergehen	Bewältigung von Lebens- und Entwicklungsprozessen, Bezug zu Religion und Ethik, zu Lebensfragen und Sterben	Eigenheiten (z. B. Patient möchte regelmäßig von Seelsorger besucht werden, besucht jeden Gottesdienst)

Tab. 1.2: Die 12 Aktivitäten des täglichen Lebens (ATL) nach Liliane Juchli

Nach der von Abraham Maslow entwickelten Bedürfnistheorie kann sich der Mensch erst dann höheren Bedürfnisstufen zuwenden, wenn physiologische Grund- und Sicherheitsbedürfnisse gestillt sind.

Ein Mensch in einem brennenden Haus denkt nicht sofort an seine Bekleidung oder Wertsachen, sondern will sein Leben retten. Erst nach der Rettung versucht er, seine eventuelle Nacktheit zu verbergen und sich vor Kälte und Nässe zu schützen.

Ein unter starker Atemnot leidender Patient hat kein Interesse an Essen oder Trinken.

1.3 Organisation der Pflegearbeit

Zur Organisation gehört der gesamte Komplex der Arbeitsformen, Kommunikation und Ausbildung.

1.3.1 Organisationsformen der Pflege

Die Pflege kann in verschiedenen Organisationsformen durchgeführt werden. Die Anwendung der einzelnen Formen ist von der Zielsetzung des Krankenhauses (wenn vorhanden) sowie der baulichen und personellen Ausstattung abhängig.

Funktionspflege

Merkmale:

- Arbeitsteilige Pflegeleistung
- Verteilung der Arbeit durch leitende Pflegekraft
- Stationsleitung ist Sammelstelle für alle Informationen
- Aufgabenzuteilung ist kurz- oder langfristig möglich.

Tab. 1.3: Vor- und Nachteile der Funktionspflege

Vorteile	Nachteile
keine besonderen baulichen Voraussetzungen notwendig	Informationsverlust durch Arbeitsteilung
flexibler Personaleinsatz	weniger selbständiges Handeln
gute Kontrollmöglichkeiten	monotone Arbeit, geringe Motivation
klare Hierarchie und Zuständigkeit	viele Kontaktpersonen für Patienten
kurzfristig kostengünstig	Gewinnung des Gesamtbildes auf den „ganzen Menschen" erschwert
gute Fertigkeiten für einzelne Tätigkeiten (Spezialisierung)	meist unzureichende pflegerische Dokumentation
jede Pflegeperson hat Kontakt zu allen Patienten	

Die Funktionspflege wird meist auf sehr großen Stationen mit langen Fluren durchgeführt. Hier sind auch Funktionsräume nur einmal vorhanden.

Gruppen- oder Bereichspflege

Die Bereichs- oder Gruppenpflege ist auf fast allen Stationen durchführbar. Größere Stationen sind relativ einfach in zwei bis drei Bereiche/Gruppen aufzuteilen. Die Aufteilung kann in Teilbereiche, Zimmer oder nach Pflegeintensität erfolgen.

Merkmale:

- Ganzheitliche Pflegeleistung möglich
- Gemeinsame Verantwortung der Pflegekräfte (Gruppenschwester gilt als Erste unter Gleichen)
- Abteilungsleitung übernimmt die administrative und organisatorische Verantwortung

- Dokumentations- und Informationssystem ist vorhanden
- Bereichsübernahme nach Qualifikation
- Pflegekraft nimmt für ihren Bereich Anordnungen direkt entgegen.

Vorteile	Nachteile
klare Verantwortlichkeit der Pflegepersonen	bestimmte organisatorische Voraussetzungen notwendig
zusammenhängende Arbeitsabläufe	hohe, möglichst gleiche Qualifikation des Pflegepersonals
gute Einbeziehung von Patienten und Angehörigen	
verbessertes Arbeitsklima	
gute Einarbeitung und Anleitung möglich	
ausgeglichene Verteilung allgemeiner und spezieller Pflege	
keine baulichen Voraussetzungen	
gut überschaubare Einheiten	

Tab. 1.4: Vor- und Nachteile der Gruppenpflege

Die Umstellung auf die Bereichspflege ist der einfachste und kostengünstigste Weg, der funktionellen Pflege den Rücken zu kehren.

Die Organisation der pflegerischen Arbeit darf kein zufälliges Geschehen sein. Sie muss vielmehr nach den neuesten Erkenntnissen der Pflegeforschung und Entwicklung ausgerichtet sein. Sie umfasst das Aufstellen von Pflegeplänen und Pflegestandards ebenso wie eine ordnungsgemäße Dokumentation.

1.3.2 Krankenpflegeprozess

Der Pflegeprozess beinhaltet nicht nur die Pflegeplanung, sondern den gesamten Regelkreis, bestehend aus:

- Informationssammlung
- Ressourcen- und Problemermittlung
- Pflegezielerstellung
- Planung der Maßnahmen
- Aus- bzw. Durchführung der Pflege
- Überprüfung der Wirkung der Pflege
- Berichterstattung.

Vorteile des Pflegeprozesses:

- Vereinheitlichung von Pflegemaßnahmen
- Qualitätskontrolle und Verbesserung der Pflegequalität
- Erhöhung der Entscheidungsfreiheit und der Verantwortung des Pflegepersonals
- Leistungsnachweis
- Wegfall von nicht-patientenbezogenen Leistungen.

Mit dem Pflegeprozess steigt die Berufsverwirklichung und -zufriedenheit des Pflegepersonals. Vor der Einführung des Pflegeprozesses in einem Krankenhaus müssen jedoch verschiedene Rahmenbedingungen geschaffen werden. Es genügt nicht, nur ein neues Dokumentationssystem anzuschaffen und ein Krankenhausleitbild zu erstellen. Es müssen alle, die an der Heilung des Kranken direkt oder indirekt beteiligt sind, in den Veränderungsprozess eingeschlossen werden.

Voraussetzungen:

- Fortbildung und Einstimmung des gesamten Personals
- Zusammenarbeit aller beteiligten Berufsgruppen
- Einführung der Bereichspflege
- Anschaffung eines geeigneten Dokumentationssystems
- Pflegeprozess als Bestandteil der Ausbildung.

Informationssammlung

Eine wichtige Grundlage des Krankenpflegeprozesses ist die Informationssammlung.

Möglichkeiten zur Informationssammlung:

- Krankenbeobachtung (= objektive Daten)
- Aufnahme von Aussagen und Empfindungen des Patienten (= subjektive Daten)
- Beobachtung und Gespräche (= direkt)
- Auskunft von Drittpersonen (= indirekt).

Die Informationssammlung sollte geordnet und gut strukturiert, etwa nach den ATL, erfolgen.

Erstellung der Probleme und Ressourcen

Die Probleme sollen prinzipiell und individuell von der Situation des Patienten aus betrachtet werden:

- Akute, tatsächliche Probleme
- Potentielle, mögliche Probleme (Risikofaktoren)
- Verdeckte, vermutete Probleme (für den Patienten unbewusst).

Zur Erfassung der Pflegeprobleme gehört auch das Erfassen vorhandener **Ressourcen**. Sie können sich zum Beispiel im Willen zur Genesung, in der Geduld oder der Hilfe durch Angehörige bzw. Freunde darstellen. Der Patient ist immer nach seinen eigenen Kräften und Möglichkeiten zu aktivieren.

Pflegeziele

Nach Aufstellung der Ressourcen und Probleme kommt die Formulierung der Pflegeziele. Die Pflegeziele sollen realistisch, erreich- und überprüfbar sein.

Inhalte von Pflegezielen:

- Zeitvorgabe (Patient soll bis zu einem Zeitpunkt dieses oder jenes selbständig können)
- Qualitative und/oder quantitative Hinweise
- Knappe Formulierung (schnelle Information).

Des Weiteren sollen die Pflegeziele das Verhalten, Wissen, Können oder den Entwicklungsprozess des Patienten kurz beschreiben. Sie dürfen aber keine Pflegemaßnahmen beschreiben.

Pflegeplan

Der Pflegeplan umfasst Angaben zu Art, Quantität und zeitlichen Abständen von konkreten Maßnahmen. Er soll so knapp wie möglich, aber dennoch für alle an der Pflege Beteiligten, verständlich formuliert sein. Bei Pflegeproblemen, die bereits durch einen Pflegestandard abgedeckt sind, ist eine detaillierte Angabe der Maßnahmen nicht notwendig. Aber der Erfolg bzw. der Nichterfolg eines Standards ist zu überprüfen und evtl. zu ändern. Eine Veränderung eines Standards kann aber nur nach Rücksprache mit dem gesamten Pflegeteam und evtl. dem behandelnden Arzt erfolgen.

■ ***Patienten werden in die Pflegeplanung einbezogen.***

Evaluation und Pflegebericht

Zur Überprüfung und als Raster für den Pflegebericht werden folgende Fragen gestellt:

- Wirkung der Pflegemaßnahmen auf den Patienten?
- Wie waren seine Reaktionen auf die einzelnen Maßnahmen?
- Wie ist sein aktuelles Befinden?
- Gab es Veränderungen (positive, negative) im Zustand?
- Wurden die gesetzten Ziele erreicht?

Hat der Patient das geplante Ziel erreicht oder wurden die Ziele zu hoch gesteckt bzw. ließen andere Ereignisse ein Erreichen der Ziele nicht zu, so beginnt der Pflegeprozess wieder und setzt an der Zielfestsetzung bzw. an der Informationssammlung von neuem an.

1.3.3 Berichterstattung und Pflegedokumentation

Das Patientendokumentationssystem ist für das gesamte therapeutische Team (Ärzte, Pflegepersonal, Krankengymnasten etc.) ein Planungs- und Organisationsmittel. Seine Notwendigkeit ergibt sich aus den Schichtdiensten, den daraus resultierenden Übergaben und der steigenden Informations- und Datenflut. Es beinhaltet alle wichtigen Daten eines Patienten für Pflege, Diagnostik und Therapie. Juristisch dient es zum Nachweis ärztlicher und pflegerischer Anordnungen und durchgeführter Maßnahmen. Es wird von den jeweils zuständigen Berufsgruppen geführt und durch Handzeichen bestätigt.

Es stehen zur Dokumentation die Systeme verschiedener kommerzieller Anbieter zur Verfügung, die zusätzlich den klinikspezifischen Anforderungen angepasst werden können.

Diagnostik und Medikamente

Dieses Kurvenblatt enthält alle wichtigen Informationen über Diagnostik und Therapie in chronologischer Reihenfolge. Laufende Medikamentenverordnungen werden vom anordnenden Arzt/Ärztin in dieses Kurvenblatt eingetragen oder zumindest mit Handzeichen bestätigt. Die Weitergabe des Medikamentes wird durch entsprechende Handzeichen angeordnet bzw. das Medikament wird abgesetzt. Anordnen oder Absetzen einer Medikation ist eine ärztliche Tätigkeit. Die Ausführung dieser Anordnungen bestätigt die Pflegekraft ebenfalls mit Handzeichen.

Visite und ärztliche Anordnungen

Bei Aufnahme des Patienten wird die Erstversorgung (Medikation, Therapie, Diagnostik etc.) in ein Blatt des Dokumentationssystems durch den Arzt/Ärztin eingetragen und mit Handzeichen bestätigt. Einzelne, in der Farbe verschiedene „Reiter“ (Markierungen) symbolisieren gegenseitige Informationen (z. B. „Arzt an Pflegeperson“ oder „Pflegeperson an Arzt“)

Pflegeanamnese (Stammblatt)

Sie stellt eine umfassende Erstinformation über den Patienten dar, meist anhand der Aktivitäten des täglichen Lebens (ATL). Zusatzinformationen sind unter „Sonstiges“ mit Datum und Handzeichen einzutragen.

Pflegeplanung

Hier sind patientenrelevante Daten und Maßnahmen nach folgenden Schritten festzuhalten:

- Problemerfassung, noch vorhandene Möglichkeiten des Patienten
- Zielformulierung
- Geplante pflegerische Maßnahmen zum Erreichen des Pflegezieles.

Pflegerische Verlaufsnotiz (Pflegebericht)

Sie enthält alles, was aus Sicht der Pflegenden über den Patienten zu berichten ist. Als Leitfaden können die Aktivitäten des täglichen Lebens dienen. Zumindest mit Beendigung jeder Schicht ist ein Pflegebericht pro Patient zu erstellen. Die Schichten sind mit den Kürzeln F/S/N zu kennzeichnen. Eintragungen in den Pflegebericht sind durch alle am Patienten tätigen Personen mit Handzeichen möglich. Die in der jeweiligen Schicht für den Patienten und Bereich verantwortliche Pflegeperson zeichnet den Pflegebericht mit Handzeichen ab. Der Pflegebericht ist das Rückkopplungsinstrument zur Pflegeplanung und gibt Aufschlüsse über die Wirksamkeit der Pflegemaßnahmen.

Ärztliche Verlaufsnotiz

Sie enthält alles, was medizinisch über den Patienten auszusagen ist. In einem von der Klinik festgelegten Zeitraum ist eine ärztliche Verlaufsnotiz pro Patient zu erstellen. Der/die für den Patienten verantwortliche Arzt/Ärztin zeichnet mit Datum und Handzeichen ab.

Tägliche Verrichtungen

Die aus ärztlichen Anordnungen und der geplanten Pflege entstehenden Verrichtungen werden hier eingetragen. Zum Nachweis über die durchgeführten Maßnahmen zeichnet der Ausführende entsprechend ab (Handzeichen).

Reiterliste

Die Bedeutung der einzelnen Reiter ist dem in der Sichtplanette eingefügten Signalplan zu entnehmen. Die gezogenen Reiter geben gezielte Hinweise und sind Planungsgrundlage für die Schicht. Die Stundenreiter werden deshalb zu Schichtbeginn von der zuständigen Pflegekraft gezogen. Eine konsequente Benutzung der Reiter erleichtert den Arbeitsablauf.

Je nach Art und Hersteller des eingeführten Dokumentationssystems können die Farben der Signalleiste unterschiedliche Bedeutung haben.

1.3.4 Mitarbeiterbesprechungen

Werden Mitarbeitergespräche anberaumt, sollte immer ein klares Ziel der Besprechung formuliert und allen Teilnehmern bekannt gemacht werden.

Ziele einer Mitarbeiterbesprechung:

- Koordinationsgespräch (z. B. Einführung von Bereichspflege)
- Informationsaustausch (z. B. Abrechnungsmodus für Zeitzuschläge)
- Problembesprechung (z. B. Fallbesprechung).

Je nach Teilnehmerzahl kann man die Gespräche unterteilen in:

- Klinikbesprechung
- Stationsleiterbesprechung (z. B. Fortbildungsplätze pro Station)
- Stationsbesprechung (z. B. Personalfragen, Patientensituation).

Im **Einzelgespräch** kann das Gespräch mit Auszubildenden oder ein Konfliktgespräch, z. B. bei Fehlverhalten eines Mitarbeiters, geführt werden. Auch Beurteilungsgespräche mit Inhalten über die Probezeit, zur Zwischenzeugnis- und Zeugniserstellung finden im Einzelgespräch statt. Bevor ein Gespräch stattfinden kann, müssen einige, für den Gesprächsverlauf entscheidende Punkte, beachtet werden.

Besprechungsvorbereitung:

- Ggf. Gruppengröße bestimmen
- Zeitpunkt bestimmen
- Raum reservieren
- Information aller Teilnehmer
- Bekanntgabe des Themas
- Verteilung von Aufgaben (Protokollführer o. ä.).

Die Mitarbeiter müssen ausführlich, klar, rechtzeitig und vor allen Dingen glaubwürdig informiert werden.

Konfliktgespräch

Die meisten Konflikte am Arbeitsplatz entstehen durch Unsicherheit und Unklarheit in Bezug auf:

- Ziele, Aufgaben, Inhalte, funktionelle Strukturen (z. B. unzulängliche Mittelbereitstellung)
- Sach- und Aufgabenorientierung (z. B. gewachsene oder übertragene Kompetenz „Dies war schon immer meine Aufgabe")

- Rangstrukturen in der Gruppe (z. B. offizielle oder geheime Bildung von Rängen)
- Cliquenbildung in größeren Gruppen (z. B Neid, Konkurrenz, geheime Ziele)
- Freiräumen des Einzelnen (z. B Kompetenz, Neid)
- Umgang mit Regelverstößen (Er darf, ich nicht).

Es ist sehr wichtig, die Eigenheit (welcher Art) des Konflikts zu ermitteln und sofort aufzuzeigen und zu bearbeiten.

Das unangenehmste Gespräch ist das Konflikt- oder Kritikgespräch. Nachfolgende Punkte sollten beachtet werden:

- Ruhe und Selbstbeherrschung bewahren
- Tatsachen prüfen (Ist die Kritik berechtigt?)
- Mit Positivem beginnen
- Kritik nicht durch zu viel Lob wirkungslos machen
- Stimmung und Typ des zu Kritisierenden berücksichtigen.

Kritik sollte erfolgen:

- Unter vier Augen
- Sachlich angemessen und schonend
- Helfend und ermutigend.

Der betreffende Mitarbeiter muss die Gelegenheit zur Stellungnahme haben. Hilfreich sind konkrete Ziele sowie Hinweise und Hilfen zur Behebung der angesprochenen Kritik.

1.3.5 Anleitung von Auszubildenden

Die praktische Anleitung Auszubildender sowie die Einarbeitung neuer Mitarbeiter sind neben der Pflege die wichtigsten Tätigkeiten der Pflegekräfte. Berufsanfänger müssen individuell in beruflicher und persönlicher Hinsicht gefördert werden. Auszubildende sind mit an der Verbesserung der Pflegequalität beteiligt und müssen einheitlich aber auch individuell ausgebildet werden.

Vorteile der praktischen Anleitung:

- Realsituation (Eingehen auf die Bedürfnisse des Patienten)
- Hilfestellung und Sicherheit für den Schüler
- Angleichung von Theorie und Praxis
- Sofortige Problemlösung
- Überprüfung und Korrektur der Ausbildungsziele.

Die Ausbildung wird von verschiedenen Faktoren beeinflusst:

Ausbildungsverordnung:

- Verschiedene Pflichteinsätze
- Verknüpfung der theoretischen Inhalte mit den praktischen Einsätzen.

Ausbildungsbetrieb:

- Stellenplananrechnung der Schüler
- Dienstzeitordnung (z. B. verschiedenste Schichtdienste)
- Änderungen der Arbeits- und Ausbildungszeit
- Unterschiedliche Pflegesysteme und Fachbereiche in den Krankenhäusern
- Personalfluktuation.

Ausbildungsplanung:

- Einsatzplanung in Fachbereiche
- Anzahl und Ausbildungsjahr der Schüler pro Station
- Planung von Lerninhalten
- Blocksystem bzw. Studientage oder beides
- Anleitungsplan für die Station (wenn vorhanden)
- Einsatzdauer planen.

Neben den organisatorischen Voraussetzungen für eine Ausbildung, bedarf es noch der Lernmotivation des Lernenden. Lernmotivation kommt zustande bei:

- Leistungsmotivation
- Erreichbarkeit des Lernzieles
- Anreiz des (möglichen) Erfolges
- Neuigkeitsgehalt
- Identifikation und Zustimmung
- Strafvermeidung.

Vorbildorientiertes Lernen/berufliche Sozialisation nach Bandura besagt: „Schüler lernen mehr durch Nachahmung, wenn das Vorbild (beim Schüler) Prestige hat. Der Schüler wird mehr von dem, was er gelernt hat, selbst anwenden, wenn er gesehen hat, dass das Vorbild für seine Handlung eher bestärkt (belohnt) als bestraft wird. Wenn ein Schüler sieht, dass ein Vorbild bestraft wird, wird er dazu neigen, das bestrafte Verhalten nicht zu imitieren. Wenn ein Schüler ein Vorbild Dinge tun sieht, die es nicht tun sollte (Übertretungen), und es tritt für das Vorbild keine aversive Folge ein, wächst die Wahrscheinlichkeit, dass der Schüler jene unerwünschten Dinge auch tun wird."

Jeder, der mit und an der Ausbildung beteiligt ist, sollte sich diese Sätze immer wieder vor Augen halten und seine Handlungsweisen überprüfen.

Formen der Unterweisung

Unter Unterweisung (Instruktion) versteht man allgemein das Einüben von Fertigkeiten. Sie beinhaltet Anweisungen und Vorschriften über einen bestimmten Arbeitsablauf bzw. ein bestimmtes Ablaufschema. Die Instruktion kann funktional (an einer bestimmten Funktion orientiert) sein wie z. B. das Einüben von Fähigkeiten für Arbeiten am Fließband bzw. intentional (mit zielgerichtetem Vorgehen) sein.

Krankenpflegeschüler/innen lernen hauptsächlich:

- Durch begleitendes Lernen, daraus ergibt sich ein schneller Funktionserhalt
- Durch systematisches Lernen mit individueller Anpassung der Lernfortschritte und damit Einbeziehung des Lernenden.

Bei beiden Gruppen findet Lernen durch Versuch und Irrtum (nur mit verbalen Anweisungen), Beobachtungslernen (Vormachen, Zeigen) sowie Lernen durch Einsicht (Erklären und Zeigen) statt. Die einzelne Unterweisungssituation muss zielgerichtet und schülerorientiert sein und somit folgende Schritte aufweisen:

- Vorbereitung des Anleiters, Schülers und Patienten
- Vorgespräch
- Durchführung der pflegerischen Tätigkeit
- Auszubildender führt die gleiche Tätigkeit aus
- Korrektur und Ergänzung durch den Anleiter
- Nachbesprechung
- Übungsphase
- Beurteilung.

Es gibt für die praktische Anleitung die so genannte 4 Stufen-Methode.

Vorbereiten:

- Evtl. Grundkenntnisse wiederholen und aktualisieren
- Kenntnisse des Arbeitsvorganges vermitteln
- Erklären des Materials
- Information des Schülers über den Patienten
- Hinweise auf mögliche Komplikationen
- Patienten vorbereiten (Information/Lagerung)
- Lernziel bekannt geben.

Vorführen:

- Gesamtablauf der Arbeit zeigen und Teilvorgänge besprechen
- Kernpunkte herausheben.

Ausführen:

- Arbeit als stillen Versuch und evtl. in Teilschritten ausführen lassen
- Arbeit im Gesamtversuch ausführen lassen
- Dabei Patientengefährdung ausschließen
- Fehler selber finden lassen
- Teilvorgänge wiederholen.

Die letzte Stufe dient der Vervollkommnung des Gelernten. Es muss zunächst auf Arbeitsgenauigkeit und später erst auf Arbeitstempo geachtet werden. Zu Übungszwecken sind die Arbeitsbedingungen abzuwandeln. Abschließend erfolgt die Integration des Auszubildenden in die Planung der umfassenden Pflege. In allen Stufen ist dem Auszubildenden immer Mut zu machen und seine Leistungen sind ehrlich und ohne Übertreibungen zu loben.

1.3.6 Zusammenarbeit mit den Ärzten

Ein wichtiger Punkt ist die Zusammenarbeit mit den anderen Berufsgruppen im Behandlungsteam.

Visite

Die Visite („Besuch") des Arztes beim Patienten dient dem persönlichen Überblick des behandelnden Arztes. Bei den regelmäßigen und meist zeitlich festgelegten Visiten werden Weiterbehandlung und Verordnungen besprochen. In dieser Zeit sollte der Patient seine Probleme, Wünsche, Befürchtungen und Erwartungen dem Arzt mitteilen oder in einem vertraulichen Einzelgespräch erläutern können.

Für den Stationsablauf ist das Einhalten des zeitlichen Ablaufs sehr wichtig. In dieser Zeit befinden sich nach Möglichkeit alle Pflegekräfte in ihren Pflegebereichen und bereiten die Visite vor.

Die Oberarztvisite findet meist im Rahmen eines kollegialen Gespräches statt. Sie bietet Hilfestellung für den Stationsarzt und übt zugleich eine Kontrolle des Oberarztes über die gesamte Behandlung des Patienten aus. Die Chefarztvisite beinhaltet die gleichen Aspekte wie die Oberarztvisite und rundet zusätzlich die Ausbildung der Assistenzärzte zu Fachärzten ab.

Vorbereitung der Visite:

- Information des Patienten über Uhrzeit und Dauer
- Dokumente bereitlegen
- Ggf. Untersuchungsbestecke und Verbandwagen vorbereiten.

Je nach Art der Visite (Arzt-, Oberarzt-, Chefarztvisite) können Auszubildende direkt beteiligt werden. Es kann bei einer Ober- oder Chefarztvisite ein für den Schüler interessantes Lehrgespräch zwischen dem leitenden Arzt und dem Stationsarzt entstehen. Unklarheiten sollte sich der Auszubildende notieren und im Anschluss an die Visite mit dem behandelnden Arzt besprechen und klären.

Änderungen in Diagnostik und Therapie werden vom Arzt direkt in das Dokumentationssystem eingetragen. Die Pflegekräfte stehen dem Arzt für Hilfestellungen, z. B. bei Untersuchungen, zur Verfügung. Viele Patienten trauen sich leider immer noch nicht, den Arzt während der Visite auf Unklarheiten anzusprechen. Nach der Visite ist es darum manchmal hilfreich, wenn das Pflegepersonal noch einmal durch die Patientenzimmer geht und evtl. Unklarheiten klärt bzw. an den Arzt weiterleitet.

Nachbereitung der Visite:

- Umstellen der Medikamente
- Vorbereitung und Ausarbeitung von Untersuchungen
- Vorbereitung zu Entlassung und Verlegung
- Durchführung der geänderten Verordnungen.

■ ***Die Pflegevisite findet in der Regel ohne den behandelnden Arzt statt. Es werden die einzelnen pflegerischen Aktivitäten mit den Patienten besprochen.***

1.4 Aufnahme, Verlegung und Entlassung des Patienten

Aufnahme, Verlegung und Entlassung prägen das Bild, das der Patient von „seinem Krankenhaus" hat. Der richtige Umgang beginnt schon bei der Aufnahme des Patienten.

1.4.1 Aufnahme eines Patienten

Bei der Aufnahme sind pflegerische, ärztliche und verwaltungstechnische Aspekte zu berücksichtigen. In der Medizin und der Krankenpflege besteht sehr leicht die Gefahr, Sorgen, Beschwerden und Krankheiten eines Menschen als etwas Alltägliches hinzunehmen (Routine). An der Art, wie er im Krankenhaus empfangen wird und wie man seinen Angehörigen entgegentritt schätzt der Patient ab, was ihn erwartet. Erst wenn er sich im Krankenhaus sicher und geborgen fühlen kann, wird der Kranke Kooperationsbereitschaft (Compliance) aufbringen, die für seinen Heilungsprozess von großer Bedeutung ist.

Möglichkeiten der Aufnahme:

- Einweisung des Haus- oder Facharztes (meist leichtere Beschwerden)
- Mit Rettungsdienst über Ambulanz oder Aufnahmestation (Unfall, schwere Erkrankung)
- Durchgangsarzt (Betriebsunfall)
- Wiedereinbestellung durch Stationsarzt (Operation, ambulante Operation, Nachuntersuchung).

Die Aufnahmesituation ist immer stark vom Aufnahmegrund abhängig. Es kann sich um einen geplanten stationären Aufenthalt oder um eine für den Patienten unvorhersehbare Noteinweisung handeln.

Situationsbedingte Besonderheiten des Patienten im Krankenhaus:

- Sorge um das Wohl seiner Familie (Kinder, Eltern, Ehepartner)
- Sorge um die Zukunft (Krankheitsverlauf, Beruf, sozialer Status)
- Angst vor der neuen Situation(OP, Narkose, Untersuchung).

Die Patienten fühlen sich ausgeliefert, der eigenen Entscheidungsfreiheit enthoben und in die Rolle des Patienten „gepresst". Sie sind nach außen isoliert und befinden sich mit fremden Menschen auf engem Raum.

Werden Patienten in dieser Situation ernst genommen, können sie sich in dieser neuen Umgebung besser zurechtfinden.

Grundlegende Verhaltensregeln bei der Aufnahme:

- Dem Patienten höflich begegnen
- Sich und Kollegen mit Namen vorstellen
- Patienten in das Zimmer begleiten
- Den(m) Patienten die/den anderen Zimmernachbarn vorstellen
- Geschlecht und Alter bei der Zimmerverteilung berücksichtigen
- Evtl. beim Auskleiden und Einräumen der Kleidung helfen (ggf. durch Angehörige)
- Trinkglas, Steckbecken u. evtl. Urinflasche bereitstellen
- Erledigung weiterer Formalitäten durch Angehörige oder Patienten

- Hinweis auf evtl. Besuchszeiten, Telefonnummer der Station, Telefonnummer des Bettplatzes
- Evtl. Wertsachen sichern
- Frühere Krankenhausaufenthalte erfragen (alte Krankengeschichten, Rö-Bilder besorgen)
- Routineuntersuchungen (Vitaldatenkontrolle, Gewicht o. Ä.) erst nach ca. $^1/_2$ Stunde durchführen (Zeitpunkt ist vom Zustand des Patienten und vom Aufnahmegrund abhängig).

Alle Informationen können in einem Informationsblatt zusammengefasst und dem Patienten ausgehändigt werden. Mündliche Erläuterungen hierzu verstärken die Vertrauensbasis.

Um sich im Krankenhaus zurechtzufinden, muss der Patient über folgende Dinge informiert werden:
- Rufanlage
- Bett- und Nachttischbedienung
- Sanitäre Anlagen
- Nebenräume (Fernsehraum o. Ä.)
- Öffentliches Telefon
- Kirche, Kapelle, Kiosk o. Ä.
- Essenszeiten
- Sonstige Eigenheiten der Station z. B. Haus Nr., Etage, Zimmernummer, Farbcode usw.).

Administrative Aufgaben des Pflegepersonals:
- Kurve anlegen (Dokumentationssystem)
- Pflegeanamnesebogen ausfüllen
- Krankenblatt anlegen bzw. vom Archiv anfordern, mitgebrachte Befunde und Rö-Bilder beilegen.

Abschließend werden die erforderlichen Untersuchungsanträge (Rö, EKG, Blut, Urin) je nach Patient, Station und Klinik vorbereitet.

1.4.2 Verlegung eines Patienten

Meist geht der Verlegung eines Patienten auf eine andere Station oder in eine andere Klinik das Konsil eines Arztes aus einem anderem Fachgebiet voraus.

Aufgaben bei der Verlegung eines Patienten:
- Aufklärung des Patienten (warum, wohin) durch den Arzt
- Arzt nimmt Verbindung mit anderer Klinik auf, Zeitpunkt der Verlegung absprechen
- Vorbereitung der Patientenunterlagen (Arztbrief, pflegerischer Verlegungsbericht)
- Fahrdienst, Krankentransport oder Taxi verständigen
- Verständnis zeigen für Angst (neue Umgebung, erneute Untersuchungen u. Ä.)
- Persönliche Sachen und Unterlagen dem Fahrdienst mitgeben
- Ggf. Verständigung der Angehörigen
- Veränderungsmeldung an Verwaltung.

1.4.3 Entlassung eines Patienten

Bei der Entlassung des Patienten sind fast alle Punkte der Verlegung zu beachten. Zusätzlich muss Folgendes beachtet werden:
- Abschließendes Gespräch/Beratung durch den Arzt und das Pflegepersonal, evtl. Tagesmedikamente, Verhaltensregeln, Diätschema und Arztbrief mitgeben
- Dem Patienten, wenn nötig, beim Anziehen und Packen helfen
- Dokumentationssystem (Pflegedokumentation) zur Archivierung vorbereiten.

1.5 Umgang mit Angehörigen und Besuchern

Durch den intensiven Kontakt der Pflegeperson zum Patienten, entwickelt dieser während des Krankenhausaufenthaltes häufig gegenüber den Pflegenden ein engeres Vertrauensverhältnis als zu seinen Angehörigen. Diese reagieren darauf manchmal misstrauisch oder sind eifersüchtig. Manchmal verbinden Angehörige übersteigerte Anforderungen und Hoffnungen mit dem Krankenhaus. Kompetenz und optimale Pflege können einen Gegenpart zur Anonymität in einem großen Krankenhaus bilden.

Die Patienten und ihre Angehörigen sind durch die Medien häufig mit medizinischem Halbwissen ausgestattet. Besucher und Angehörige „beraten" den Patienten häufig und verunsichern ihn zusätzlich. Hier soll kompetentes Auftreten, optimale Aufklärung und Beratung durch das Behandlungsteam (Arzt, Pflegepersonal, etc.) erfolgen.

Pflegende genießen zum einen ein besonderes Vertrauen bei den Patienten und Angehörigen, zum anderen bieten sie durch häufige Gegenwart besondere Angriffsfläche. Sie wirken als „Puffer".

Die Angst ist im Krankenhaus allgegenwärtig, die Therapie wird häufig als seelenlose Apparatemedizin verstanden. Die Angst blockiert auch die Wahrnehmungsfähigkeit derart, dass Patienten und Angehörige sich nach einem Aufklärungsgespräch nicht informiert fühlen und weitere Informationen von den Pflegekräften einholen. Durch den Schichtdienst der Pflegekräfte entsteht wiederum beim Patienten ein „Vakuum".

Besondere Situationen und Probleme entstehen bei schwer oder unheilbar Kranken und bei Sterbenden (siehe Kap. 12) durch Ängste, Hilflosigkeit oder Befangenheit sowohl bei Patienten als auch bei Pflegenden. Die Angehörigen brauchen Zuspruch, Verständnis und Fürsorge. Sie laden ihre Ängste und ihre Verzweiflung beim Pflegepersonal ab und erwarten, dass die Pflegekräfte ihnen das Versprechen zur Heilung geben können. In solchen Situationen ist es wichtig Verständnis für die jeweilige Situation zu zeigen, aber auch die eigenen Grenzen zu kennen und bei medizinischen Fragen auf den Arzt zu verweisen.

Besuchszeiten

Die Besuchszeiten sind in jedem Krankenhaus unterschiedlich geregelt. Während es in vielen Krankenhäusern so genannte Kernzeiten für die Besuche gibt, regeln einige Kliniken die Besuchszeiten sehr streng. Am Vormittag sollten in der Regel keine Krankenbesuche erfolgen, da in dieser Zeit häufig Untersuchungen und Arztvisiten durchgeführt werden.

Vorteile längerer Besuchszeiten:

- Längerer Kontakt zu den Angehörigen
- Besuchsmöglichkeit für berufstätige Angehörige
- Verteilung des Besucherstromes
- Begleitung zu Untersuchungen durch Angehörige
- Einbeziehen der Angehörigen in den pflegerischen Alltag.

1.5.1 Ausländische Patienten

Im Krankenhaus treffen häufig verschiedenste Kulturen zusammen, deren unterschiedliche Bedürfnisse berücksichtigt werden sollten.

Soziale Bedürfnisse einzelner Kulturen

In einigen Kulturkreisen gibt es folgende Besonderheiten:
- Großer familiärer Kontakt
- Besondere Rolle der Frau
- Tabuisierte Intimsphäre (geschlechtspezifische Pflege unbedingt erforderlich)
- Umgang mit Schmerzen
- Besonderheiten bei der Ernährung (z. B. kein Schweinefleisch bei Moslems)
- Andere Einstellung zur Körperhygiene.

Als hilfreich bei fremdländischen Patienten hat sich erwiesen, dass Essen mitgebracht wird (spezielle Kost), sofern es das Krankheitsbild erlaubt (Cave: z. B. Diabettes mellitus), und Angehörige vermehrt in die Pflege einbezogen werden. Krankheit und Schmerzen sollten ausgelebt werden können.

1.5.2 Rooming-in

Unter Rooming-in wird das „Mitwohnen" der Familienangehörigen im Krankenhaus verstanden. Rooming-in findet in der Regel bei Kindern Anwendung. Durch die Anwesenheit eines Elternteiles entwickeln Kinder weniger Heimweh. Durch die intakten Familienbeziehungen wird auch meist die Entwicklung des Kindes durch den Klinikaufenthalt nicht gestört.

Vorteile:

- Angehörige können intensiver an der Pflege beteiligt werden
- Kontinuierliche Anleitung der Eltern
- Gefühl der Vertrautheit durch Anwesenheit eines Elternteils
- Beibehaltung von Gewohnheiten des Patienten.

All diese Punkte können den Heilungsprozess wesentlich beschleunigen und zur früheren Genesung beitragen.

Trotz möglicher organisatorischer Probleme überwiegen die Vorteile des Rooming-in und längere Besuchszeiten bzw. eine Anwesenheit der Eltern über 24 Stunden sollten zum Angebot eines jeden Krankenhauses gehören.

1.6 Qualitätssicherung, Qualitätsmanagement

Qualitätssicherung hat auch im Krankenhaus ihren Stellenwert.

Nachfolgende Beispiele spiegeln die Eckpunkte eines Qualitätsmanagementsystems wider mit dem die Qualität der Dienstleistungen im Krankenhaus verbessert werden kann:

- Beschreibung der Fortentwicklung in Bezug auf Patientenwünsche (z. B. Ausstattung der Patientenzimmer mit modernen Kommunikationsmitteln)
- Verfahrensanweisungen zur Beschaffung und Prüfung („Gütekontrolle") von „Gütern" im weitesten Sinne, die im Krankenhaus zum Einsatz kommen (Ver- und Gebrauchsgüter, z. B. Nahrung, Medikamente, Geräte, Einmalartikel usw.)
- Umgangsrichtlinien von patienteneigenen Materialien (Röntgenbilder, Befunde u. a.)
- Dokumentation der verrichten Leistungen und Prozesse am und mit dem Patienten (Erbringer, Zeit, Datum)
- Ablaufkontrolle aller Prozesse am und mit dem Patienten, präventive Ausrichtung (z. B. Dauer bzw. Wartezeiten bei Untersuchungen)
- Festlegung und Bereitstellung geeigneter Prüfmittel (z. B. Verfahrenspläne, Checklisten u. Ä.)
- Entfernen z. B. verfallener Medikamente, Lebensmittel und sonstiger Ge- und Verbrauchsmaterialien, Kontrolle durch „Verbrauchsabteilung" bzw. Vorgesetzten
- Umgangsrichtlinien (z. B. Lagerung der Medikamente, Einsatz von Hilfsmitteln und Geräten, Badelifter u. Ä.)
- Verfahrensanweisung im Umgang mit Qualitätsprüfungsaufzeichnungen (z. B. Lagerung, Archivierung, Pflege, Auswertung usw.)
- Organisationsuntersuchung in Bezug auf System, Verfahren, Leistungserbringung durch unabhängiges Personal (z. B. QM-Abteilung)
- Schulung aller Mitarbeiter in Bezug auf QM-Ziele (z. B. spezielle Arbeitstechniken, Maschinen und Geräte, u. a.).

Qualitätsmerkmale der Pflege umfassen die Pflegestandards, die Pflegestruktur, den Pflegeprozess und die Ergebniskontrolle.

Beim Standard werden exakt definierte Handlungsanweisungen sowie generelle Vorgehensweisen beschrieben. Bei der Struktur des Standards wird die Ausstattung, die Zeit für die Pflegeverrichtung und unter anderem die Qualität der Mitarbeiter berücksichtigt. Im Prozess wird bestimmt, wie und mit welchen Mitteln gearbeitet wird. Die Ergebniskontrolle des Standards legt das gewünschte Ergebnis, z. B. Können, Verhalten, Zustand des Patienten fest.

Als sehr hilfreich beim Einsatz von qualitätsfördernden Maßnahmen hat sich das KTQ®-Manual (Kooperation für Transparenz und Qualität im Krankenhaus) erwiesen. Hier arbeiten der Deutsche Pflegerat, der Verband der Angestellten- und Arbeiter Kranken- und Ersatzkassen, die Bundesärztekammer sowie die Deutsche Krankenhausgesellschaft sehr eng zusammen.

1.7 Pflegepersonalregelung

Die Pflegepersonalregelung (PPR) wurde 1993 eingeführt und alsbald wieder außer Kraft gesetzt. Sie hatte das Ziel, den Pflegeaufwand pro Patient und damit den Personalbedarf exakter festzustellen. Vermutlich hätte die Umsetzung der PPR zu einer Aufstockung des Pflegepersonals geführt.

Die PPR wird heute dennoch in vielen Krankenhäusern für die interne Statistik und als Argumentationshilfe bei Verhandlungen mit den Kostenträgern geführt.

Eckpunkte der PPR

- Pflegegrundwert
- Fallwert
- Pflegestufen.

Im Pflegegrundwert werden pro Patient und Tag 30 Minuten Leistungszeit Tätigkeiten wie Dienstbesprechungen und allgemeinen Verwaltungsaufgaben zugeordnet.

Wird ein Patient ins Krankenhaus aufgenommen, werden ihm 70 Minuten (Fallwert) zugerechnet. Sie beinhalten Tätigkeiten für den Eintritt, die Verlegung und den Austritt (Entlassung und Tod) des Patienten.

In den Pflegestufen A1 – A3 werden Leistungen der allgemeinen Pflege (A) festgelegt. Die Stufen S1 – S3 beinhalten die Leistungen der speziellen Pflege (S).

Die Pflegestufen allgemeine Pflegeleistungen beinhalten:

- Körperpflege
- Ernährung
- Ausscheidung
- Bewegung und Lagerung.

Die Pflegestufen der speziellen Pflegeleistungen im Bereich:

- Operation, invasive und akute Krankheitsphasen
- Medikamente
- Wund- und Hautbehandlung.

Je nach Aufwand der Hilfestellungen wird unterteilt in erweiterte Leistungen (A2/S2) und besondere Leistungen (A3/S3). In A1 bzw. S1 werden alle Patienten eingestuft, die nicht in A2, A3 oder S2, S3 eingestuft werden können.

A2:

Hilfestellung bei überwiegend selbständiger Körperpflege z. B.

- Beim Aus- und Ankleiden
- Waschschüssel stellen, mit Waschutensilien versorgen.

Nahrungsaufbereitung und Sondenernährung z. B.

- Patienten entsprechend lagern, bzw. an den Tisch setzen
- Speisen anrichten, zerkleinern (Brot streichen, Getränke mit Schnabelbecher reichen)
- Überwachung der Flüssigkeitsaufnahme (Trinkmenge).

Hilfe bei Kontrolle der Blasen- und Darmentleerung (incl. häufiges Erbrechen) z. B.
- Leerung aller Ablaufsysteme (Urin-, Stomabeutel)
- Begleiten zur Toilette
- Benutzen von Steckbecken, Urinflasche
- Entsorgung von Erbrochenem.

Hilfe bei Mobilisierung und Lagerung z. B.
- Information und präoperatives Training von Bewegungsabläufen
- Mobilisation an den Bettrand
- Transfer aus/ins Bett
- Begleitung beim Gehen (Hilfsmitteleinsatz).

A3:

Vollständige, bzw. überwiegende Übernahme der Körperpflege z. B.
- Am Waschbecken oder in der Badewanne/Dusche
- Haare waschen im und außerhalb des Bettes.

Hilfe bei der Nahrungsaufnahme, incl. Sondennahrung und Aufbereitung z. B.
- Essen eingeben im Bett/am Tisch
- Kau- und Schlucktraining.

Aktivitäten bei unkontrollierter Blasen- und Darmentleerung z. B.
- Inkontinenzversorgung mit Vorlagen
- Urinalversorgung
- Wäschewechsel (in Zusammenhang mit Inkontinenz)
- Versorgung bei Diarrhoe, Darmblutung.

2 – 4 stdl. Mobilisation bzw. Lagerung incl. spezieller Prophylaxen z. B.
- Druckentlastung
- Kontrakturenprophylaxe
- Durchführung besonderer pflegerisch-therapeutischer Maßnahmen (rhythmische Einreibungen, Wickeln und Auflagen).

S2:

Beobachtung und Registrierung (2 Parameter, mindestens 4 mal in 8 Stunden)
- Vitalzeichen
- Temperatur, Ausscheidungsbilanz, Blutzuckerwerte
- Bewusstseinslage, Pupillenreaktion, Reflexe, Gewicht
- Druckverband mit Dokumentation von mind. 2 Parametern.

Aufwendiges Versorgen von Ablaufsystemen z. B.
- Legen oder Wechseln eines DK, Einmalkatheter, Magensonden, Darmrohr, Zentralen Venenkatheters
- PEG, PEJ, Hickmann-Katheter
- Thoraxdrainage
- Wunddrainagen.

Mehrmalige Infusionstherapie und/oder Transfusionen incl. Injektionen
- Alle Infusionen kontinuierlich
- Kurzinfusion mind. 2 mal tägl.
- Mind. 2 Transfusionen.

Aufwendiger Verbandwechsel z. B.
- Beine wickeln
- Postoperativer Verbandwechsel mit Reinigung der Wundränder und -umgebung
- Drucknekrosen großflächig bzw. tief
- Teil- oder Restfäden ziehen
- PVP, NaCl 0,9 %, feuchte Verbandauflagen (bei Wundheilungsstörungen, Entzündungen).

S3:

Regelmäßige Beobachtung von mindestens 3 Überwachungsparametern innerhalb von 12 Stunden zum Erkennen einer akuten Bedrohung z. B.

- Vitalzeichen
- Temperatur, BZ, Nierenfunktion, Ausscheidung
- Bewusstseinslage, Pupillenreaktion, Reflexe.

Fortwährende Beobachtung bei Arzneimittelgaben (z. B. Allergie, Zytostatika) z. B.

- Bei Erstversorgung von Arzneimitteln
- Inhalationen mehr als 6 x tägl.
- Betreuung des Patienten bei auftretenden, bzw. zu erwartenden Komplikationen (beratendes Gespräch)
- Anleitung und Schulung der Patienten und deren Angehörigen zur selbständigen Durchführung von s.c.-Injektionen.

Mehrmaliger großer Verbandwechsel (siehe S2) mindestens 2 x tägl.

1.8 Grundlagen der Hygiene

Gesundheit ohne Hygiene ist nicht vorstellbar. Im Nachfolgenden einige Gedanken und Definitionen von Gesundheit und Hygiene.

Gesundheit

Gesundheit ist ein Zustand vollkommenen körperlichen, psychischen und sozialen Wohlbefindens (World Health Organisation [WHO] 1946).

Gesundheit ist die Fähigkeit, Lieben und Arbeiten zu können (Sigmund Freud).

Gesundheit heißt, dass man sich wohl fühlen, sich frei bewegen, guten Appetit haben kann und daher keinen Arzt aufsuchen muss (Mahatma Gandhi).

Gesundheit ist die Fähigkeit, sich an eine gegebene – belebte und unbelebte – Umwelt sowohl in seelischer wie in körperlicher Hinsicht ständig neu und jeweils optimal anzupassen. (W. Zimmermann).

Gesundheit bedingt die Arbeits- und Erwerbsfähigkeit (im sozialversicherungsrechtlichen Sinn).

Hygiene (von Hygieia, gr. Göttin der Gesundheit)

Sie ist die Lehre von der Gesunderhaltung des Menschen und seiner Umwelt durch den Einsatz einschlägiger Vorkehrungen und Verfahren (Roche Lexikon Medizin).

Hygiene bedeutet gesund und heilsam im Sinne von Maßnahmen zur Gesunderhaltung im weitesten Sinne.

Aufgaben und Teilgebiete der Hygiene sind:

- Gesundheitserziehung, Gesundheitsvorsorge (gesunde Lebensweise [Ernährung, Entspannung])
- Umwelt (mit Schwerpunkten wie Klima, Wasser, Boden, Luft, Müll, Lärm)
- Kleidung und Wohnung (mit Schwerpunkten wie Trageeigenschaften von Textilien, Beschaffenheit der Wohnung, Wohnort und psychisches und physisches Wohlbefinden)
- Sexualerziehung (altersgemäße Sexualität, Familie)
- Sucht (Gefährdung durch Sucht, Drogen; Hilfe und Selbsthilfegruppen)
- Früherkennung von Krankheiten (Früherkennung, Vorsorgeuntersuchungen [Schwangerschaft, Säuglinge, Kinder, Krebsvorsorge bei Erwachsenen]).

In allen aufgeführten Bereichen erfolgt eine intensive Beratung und Schulung durch Ärzte, Pflegekräfte und die Gesundheitsämter.

1.8.1 Maßnahmen zur persönlichen Hygiene und Gesundheitsvorsorge

Körperpflege

Sie sollte dem persönlichen Empfinden entsprechend, aber nicht übertrieben (z. B. nur einmal täglich Duschen, wobei hier nur Brust, Achselhöhlen und der Genitalbereich mit Seife oder Waschlotion gewaschen werden soll) durchgeführt werden. Ein handelsübliches Duschgel kann mit Wasser im Verhältnis 1:1 verdünnt werden (Einsparung, verminderte Konzentration der Seifenlösung auf der Haut).

Hautschutz

Personen deren Hände beruflich stark beansprucht werden, sollten diese sowohl am Arbeitsplatz als auch privat regelmäßig und häufig eincremen. Der Arbeitgeber stellt alle Hautschutzmaterialien. Bei stark strapazierten Händen kann eine „Intensivkur" mittels Okklusivverband an den Händen vorgenommen werden. Hierzu werden die Hände sehr stark mit Hautschutzcreme/-salbe bestrichen, und mit einem Folien- oder Gummihandschuh nach den Regeln des Okklusivverbandes für ca. 30 Minuten luftdicht abgeschlossen.

Schuhwerk

Krankenpflege als „Gehberuf" erfordert geeignetes Schuhwerk (tiefgezogenes Fußbett oder guter Halt [Riemen] nach Unfallverhütungsvorschriften). Eine strikte Trennung von Arbeits- und Privatschuhen ist einzuhalten.

Kleidung

Wichtig ist hier die Benutzung der gestellten Dienstkleidung bzw. namentliche Kennzeichnung von privater Arbeitskleidung, so dass diese mit der Dienstkleidung gewaschen werden kann. Die Berufskleidung darf nicht zu Hause gewaschen werden (Keime).

Körperbeobachtung

Die Krebsvorsorge im Sinne einer Früherkennung kann jede Person in einem gewissen Rahmen selbst durchführen. Hier gilt das Maxim: Aufmerksamkeit dem eigenen Körper gegenüber (hegen und pflegen, beobachten und ergründen).

Medizinisch abgeklärt werden sollten:

- Eine ungewöhnliche Schwellung am Körper
- Veränderungen eines Muttermals (Wachstum, Form, Grenzen, Farbe, Blutung o. ä.)
- Größere Gewichtsabnahme über einen längeren Zeitraum
- Brustveränderungen (Form, Haut, Größe, Brustwarzen und Brustwarzenhof)
- Unterschiede beim Hoden (Schwellung oder Härte, Größe, Schmerzen, Lage des Hodens)
- Veränderungen am Penis (Verfärbungen, kleine Gewächse, Geschwüre, Schmerzen, Konsistenz, Verletzungen).

Psychohygiene

Die Erhaltung eines positiven persönlichen Umfeldes (Freundeskreis, Vereine, Bildungsmaßnahmen am Abend) wirkt unterstützend. Schichtarbeit bzw. Arbeit an Sonn- und Feiertagen können aber kontraproduktiv auf gewachsene und bestehende Bindungen einwirken.

Gesunderhaltung in der Arbeitswelt, gesunde Lebensweise

Krankenpflege ist wie jeder andere Beruf am/mit Menschen körperlich und psychisch sehr anstrengend. Eine Gefahr der so genannten „Helfer"berufe ist das „Burn-out Syndrom": Ein Zustand körperlicher, geistiger und emotionaler Erschöpfung mit psychosomatischen Begleiterscheinungen (vorwiegend Nacken- und Rückenschmerzen sowie Reizbarkeit), als Folge langfristiger Beanspruchung durch die Arbeit mit Menschen. Der Unterschied zwischen dem, was die Pflegenden als für den Patienten sinnvoll beurteilen, und dem, was tatsächlich getan werden kann, gilt als erstrangiger Auslöser des „Burn-out".

Pflegekräfte können sich durch gesunde, leichte und abwechslungsreiche Ernährung, regelmäßige Entspannung (Ausgewogenheit in Bewegung, Ruhe und Schlaf) sowie Akzeptieren und Zulassen von Gefühlen und Bearbeitung dieser in Gesprächsgruppen (z. B. Balintgruppen oder Supervision) gesund und arbeitsfähig erhalten.

Weitere Maßnahmen unterstützen die Gesunderhaltung:

- Einhaltung der Arbeitsschutzuntersuchungen (Einstellungsuntersuchungen durch den Betriebsarzt)
- Regelmäßige Teilnahme an den Folgeuntersuchungen
- Rückenschonende Arbeitsweise (siehe nachfolgende Kapitel z. B. Mobilisation, Heben und Tragen von Patienten).

1.8.2 Krankenhaushygiene

Das Aufgabengebiet der Krankenhaushygiene umfasst:

- Mitarbeit und Erstellung hauseigener Hygienepläne für alle Abteilungen (z. B. Allgemeinstation, Intensivstation, OP, Endoskopie, Labor, Küche usw.)
- Durchführung von Kontrollen (z. B. Einhaltung der Richtlinien nach RKI, UVV) im Zusammenhang mit Hygiene
- Schulung und Beratung der Mitarbeiter.

Nosokomiale Infektion

Nosokomiale Infektionen sind im Zusammenhang mit einem Krankenhausaufenthalt erworbene Infektionen. Sie entwickeln sich sehr gehäuft an Harnwegen (Dauerkatheter als Eintrittsstelle), Wunden und Atemwegen (Pneumonien). Sie treten zum Teil als Wundheilungsstörungen (sekundäre Wundheilung) und als fieberhafter Infekt bis zur Ausprägung einer Sepsis (Überschwemmung des Körpers mit Keimen) auf.

Verhütung und Bekämpfung nosokomialer Infektionen

Mit ihrem Wirken nachhaltig verändert haben die hygienischen Verhältnisse:

- Pasteur, Louis entdeckte den Tetanuserreger, (1885) Impfung gegen Tetanus
- Lister, Joseph entwickelte (1887) die antiseptische Wundbehandlung durch Besprühen mit Karbol
- Semmelweis, Ignaz veranlasste (1847) die Händedesinfektion durch Waschung mit Chlorkalklösung
- Koch, Robert entdeckte (1882) Milzbrand-, (1882) Tuberkulose- und (1883) Choleraerreger.

Zur Verhütung und Bekämpfung von Krankenhausinfektionen sind bauliche Voraussetzungen, Verhaltensänderungen der Mitarbeiter und Mitarbeiterinnen in Bezug auf strikte Einhaltung der Hygienerichtlinien sowie räumliche Trennungen verschiedenster Bereiche vorzunehmen.

Ein Krankenhaus ist so zu strukturieren, dass keine Person durch verschmutzte oder kontaminierte Kleidung, Instrumente, Bettwäsche, Geräte oder Abfall (Müll) infiziert werden oder eine Infektion verbreitet werden kann. Wichtigster Faktor beim Verbreiten von Infektionen, z. B. MRO (multiresistente-Organismen) ist der Mensch (Hände).

Um Kreuzinfektion zu unterbinden, bestehen verschiedenste Richtlinien für den Bau und Betrieb (Organisation der verschiedensten Arbeitsabläufe) von Krankenhäusern bzw. den einzelnen Funktionsbereichen.

Händehygiene

Zur Vermeidung nosokomialer Infektionen ist Händehygiene unbedingt erforderlich. Zusätzlich sind Handschuhe und Schutzkittel/Schürzen bei bestimmten Tätigkeiten zu tragen.

Hände waschen z. B.:

- Bei Betreten und Verlassen der Station
- Nach der Toilettenbenützung
- Vor dem Zubereiten und Austeilen von Nahrung
- Vor dem Richten von Medikamenten
- Nach Husten, Niesen, Schnäuzen, Rauchen
- Vor Betreten des Personalaufenthaltsraumes, Personalkantine.

Hygienische Händedesinfektion ist erforderlich vor/nach:

- Infektionsgefährdenden Tätigkeiten
- Pflege eines Patienten
- Vorbereiten und Verabreichen einer Injektion, Infusion, Transfusion
- Verbandwechsel
- Vor dem Legen eines Katheters
- Manipulationen an Venenkathetern, Infusionssystemen, Urinableitungssystemen, Tuben, Tracheostoma etc.

■ ***Vor dem Händewaschen Händedesinfektion!***

Tragen von Handschuhen z. B. bei:

- Abnahme von Verbänden
- Leeren von Ablaufbehältnissen (z. B. Urinbeutel)
- Leeren von Ausscheidungsauffangbehältnissen (z. B. Urinflaschen, Steckbecken, Nierenschalen)
- Manipulationen an Schläuchen und Tuben (z. B. Einstichstellen von Kanülen, ZVK, Dauerkatheter).

Schutzkleidung

Schutzkittel/Schürzen sind patientenbezogen zu tragen und erforderlich bei möglicher Durchnässung und/oder Verschmutzung mit Sekreten, Ausscheidungen oder Blut.

Schutzkittel werden z. B. getragen bei:

- Ganzkörperpflege von Pflegebedürftigen, nicht mobilen Patienten
- Wundspülungen
- Infektiösen Patienten.

Schutzkittel sind z. B. nicht erforderlich bei folgenden Tätigkeiten:

- Betten machen
- Unterstützung bei der Körperpflege am Waschbecken, Fußbad
- Kleinen, trockenen Verbänden (ZVK-VW, Fäden oder Klammern entfernen)
- Entleerung von Auffangbehältnissen (Urinbeutel, Robinsondrainagenbeutel usw.)
- Dauerkatheterpflege.

Bei diesen Tätigkeiten ist das Tragen einer (Plastik-) Schürze ausreichend.

1.8.3 Desinfektionsmittel und -verfahren

Unter Antisepsis/Antiseptik werden alle Maßnahmen zur Bekämpfung von Krankheitserregern verstanden.

Desinfektionsmaßnahmen richten sich gezielt gegen bestimmte Krankheitserreger.

Verfahren zur Desinfektion:

- Thermische Desinfektion in Reinigungsautomaten (z. B. Endoskope, Steckbecken, Urinflaschen)
- Dampfdesinfektion
- Filtration
- UV-Licht
- Chemisch mit nachfolgenden Gruppen (siehe Tabelle 1.5).

Mittel	Anwendungsbeispiele	Vorteil	Nachteil
Alkohole	Haut, Hände	schnell wirksam	Keine Sporenvernichtung brennbar
Jod/Jodophore	Haut, Hände, Schleimhaut	schnell wirksam keine Schleimhautreizung	Allergie möglich toxische Wirkung (Schilddrüse)
Peroxide	Flächen, Instrumente	hohes Wirkungsspektrum	Korrosion des Materials als Konzentrat ätzend
Formaldehyd	Flächen, Instrumente	hohes Wirkungsspektrum biologisch abbaubar	Reizend Verdacht auf Krebs erregende Wirkung
Phenol	Ausscheidungen (nur auf Anordnung des Gesundheitsamtes)	hoher Wirkungsgrad	Sehr schwer abbaubar toxische Wirkung umweltschädlich!!

Tab. 1.5: Chemische Desinfektionsmittel

Es besteht immer ein Zusammenhang zwischen Anwendungsgebiet, Konzentration, Einwirkzeit, Temperatur und Wirksamkeit, z. B.:

- Je geringer die Konzentration desto länger die Einwirkzeit
- Höhere Konzentrationen verkürzen die Einwirkzeit, schädigen aber das Gewebe bzw. den Gegenstand
- Für Flächen kostengünstigere Desinfektionsmittel anwenden (Alkohol für kleinste Flächen)
- Lösungen prinzipiell mit kaltem Wasser anrichten (bei warmem Wasser entstehen schädliche Dämpfe).

Bei der Anwendung von Desinfektionsmittel ist immer nach den Herstellerangaben (Anwendungsvorschriften) zu verfahren.

1.8.4 Laufende Desinfektionsmaßnahmen

Laufende Desinfektionsmaßnahmen verhindern durch konsequente Durchführung eine Kontamination und erhalten den Hygienestandard. Dazu gehören:

Händedesinfektion (hygienisch)

Die Händedesinfektion erfolgt mit Alkohol. In der Regel wird ein 80 %iger Alkohol mit rückfettenden Zusätzen verwendet. Für die Händedesinfektion werden ca. 3 ml Desinfektionslösung benötigt. Die Desinfektionslösung wird gleichmäßig auf die Haut der Hände (Fingerzwischenräume, Nagelpfalz und Daumen nicht vergessen) verteilt. Die Desinfektion ist abgeschlossen, wenn entweder das Desinfektionsmittel abgetrocknet ist, oder 30 Sekunden verstrichen sind.

Händedesinfektion (chirurgisch)

Zur chirurgischen Händedesinfektion gehört das Waschen. Hier werden die Hände und Unterarme gewaschen und die Fingernägel dabei gebürstet. Nach dem Waschen muss abgespült und die Hände und Unterarme mit einem sterilen Tuch abgetrocknet werden.

Die anschließende Desinfektion erfolgt mit mindestens 10 ml Händedesinfektionsmittel. Hier sind die Hände und Unterarme bis zum Ellenbogen mit einer Einwirkzeit (EWZ) von 3 Minuten einzureiben. Anschließend sind nochmals die Hände bis zum Handgelenk mit mindestens 10 ml Händedesinfektionsmittel (EWZ 15 Minuten) einzureiben.

Haut- und Schleimhautdesinfektion

Eine Hautdesinfektion (z. B. zur Injektion) erfolgt in der Regel mit Alkohol (80 %). Die Einwirkzeit beträgt auch hier 30 Sekunden.

Die Hautdesinfektion im privaten, häuslichen Bereich (bei der Verabreichung von Insulin und Heparin) kann in aller Regel entfallen (siehe hierzu die Empfehlungen bzw. Beipackzettel des Herstellers.).

■ *Da Desinfektionsmittelrückstände beim Einstich Schmerzen (Brennen) verursachen und beim Messen des Blutzuckergehaltes Messfehler verursachen, ist immer abzuwarten, bis das Desinfektionsmittel eingetrocknet ist.*

Die Schleimhautdesinfektion muss mit alkoholfreier Lösung erfolgen. Als Alternative zum Alkohol bietet sich die PVP-Jodlösung (Poly-Vinyl-Pyrolidol-Jodlösung) z. B. Betaisodonna® an. Die Einwirkzeit bei PVP-Lösungen beträgt eine Minute.

Flächendesinfektion (Scheuer-Wisch-Desinfektion)

Scheuer-Wisch-Desinfektionen nach RKI (Robert Koch Institut) sind nur bei Epidemien oder auf Anordnung der Klinikhygiene bzw. des Gesundheitsamtes nötig.

Scheuer-Wisch-Desinfektionen nach DGHM (Deutsche Gesellschaft für Hygiene und Mikrobiologie) sind im Normalfall nach den aufgestellten Hygieneplänen durchzuführen. Dies ist in der Regel der Fall:

- Bei isolierungspflichtigen Patienten
- Bei Kontamination mit infektiösem Material
- Routinemäßig in OP-Einheiten, Eingriffsräumen, Infektionsstationen und mikrobiologischen Labors.

Desinfektion von Pflegeutensilien bzw. Arbeitsumfeld

Pflegeutensilien und Arbeitsflächen können mit einem Flächendesinfektionsmittel (Einwirkzeit je nach Desinfektionsmittel und Konzentration [z. B. Lyso FD 10® 0,5 %, 60 Minuten]) desinfiziert werden. Durch die lange Einwirkzeit wäre aber die Nachttischplatte vom Patienten während dieser Einwirkzeit nicht benutzbar. Alternativ kann für diese Fläche ein Desinfektionsmittel auf Alkoholbasis eingesetzt werden.

Zu desinfizieren sind z. B.:

- Blutdruckapparate (einmal während einer Arbeitsschicht mit Alkohol desinfizieren)
- Stethoskope (Reinigung und Desinfektion der Oliven und Akkustik sofort nach Gebrauch)

- Kontaminierte Behältnisse (z. B. Salben-, Cremebehälter sofort nach Abschluss der Tätigkeit am Patienten)
- Ablageflächen (Platte von Patientennachttischen und Pflegewagen sofort nach Abschluss der Tätigkeit am Patienten).

■ ***Allgemein gilt:** Jeder hat seinen Arbeitsplatz (benutztes Arbeitsumfeld) in einen einwandfreien hygienischen Zustand zu halten.*

Schlussdesinfektion, Raumdesinfektion

Raumdesinfektionen nach RKI sind erforderlich bei:

- Milzbrand
- Pest
- Pocken
- Virusbedingtem hämorrhagischen Fieber
- Tuberkulose (z. B. bei starker Kontamination der Umgebung mit erregerhaltigem Material)
- Nach Anordnung der Klinikhygiene bzw. des Gesundheitsamtes.

1.8.5 Sterilisationsverfahren

Unter Sterilisation versteht man die Abtötung aller Mikroorganismen (Keime, Viren) sowie ihrer Dauerformen (Sporen) mittels nachstehender Verfahren:

- Dampf: mit Temperaturen von 120 – 134 °C
- Heißluft: sollte in der Klinik nicht mehr angewendet werden
- Gas: Anwendung bei nicht hitzestabilen Materialien
- Strahlung wird in der Regel nur bei industrieller Fertigung von Einmalartikeln eingesetzt.

1.8.6 Isolierungsmaßnahmen

Besondere Hygienemaßnahmen werden bei Infektionskrankheiten notwendig. Korrektes Verhalten aller Mitarbeiter, Besucher und Patienten kann eine Ausbreitung verhindern. Die Isolierungsmaßnahmen richten sich nach den Übertragungswegen (Blut/Sekrete, fäkal/oral, Kontakt [Haut/Schleimhaut], aerogen [Tröpfchen/Staub]).

Für alle Isolierungsarten gilt:

- Zimmertür ist geschlossen zu halten
- Patient soll das Zimmer nicht verlassen
- Patienten mit gleichem Erreger können im selben Zimmer untergebracht sein (Kohortisolierung)
- Besucher müssen sich immer beim Pflegepersonal anmelden (erhalten ggf. Aufklärung über Schutzmaßnahmen).

Bei Patienten mit protektiver Isolierung sind folgende zusätzliche Maßnahmen notwendig:

- Händedesinfektion (vor Betreten des Zimmers)
- Lebensmittel für den Patienten dürfen nur nach Rücksprache mit dem Arzt mitgebracht werden
- Gegenstände und Kleidung (auch Schutzkleidung) dürfen nur nach Desinfektion ins Zimmer verbracht werden
- Ablegen der Schutzkleidung nur außerhalb des Zimmers.

Der nachfolgenden Tabelle entnehmen Sie bitte die Isolierungsarten und die dazu gehörigen zusätzlichen Maßnahmen:

	Strikte Isolierung	**Standard-isolierung (Blut/Sekret/ Kontakt/ fäkal)**	**Standard-isolierung (aerogen)**	**Protektive Isolierung (Umkehr-isolierung)**
	Sie ist bei hochinfektiösen Erkrankungen (aerogen und Kontakt) nötig	Bei allen Infektionen, die durch Kontakte mit Blut, Sekreten, Körperflüssigkeiten, Haut, Schleimhäuten oder Ausscheidungen übertragen werden könnten	Bei Infektionen, die durch Tröpfchen oder Staub übertragen werden	Hier muss der Patient vor Infektionen geschützt werden, z. B. abwehrgeschwächte Patienten, (Immunsuppression jeglicher Art)
Maßnahmen				
Einzelzimmer	Ja (Kohortisolierung möglich)	Nein (Kohortisolierung möglich)	Ja (Kohortisolierung möglich)	Ja (keine Kohortisolierung)
Mund- und Nasenschutz	Ja	Nein	Ja	Ja
Schutzkittel	Ja	Ja	Ja	Ja
Einmalhandschuhe	Ja	Ja	Ja	Ja
Händedesinfektion	Ja (nach Verlassen des Zimmers)	Ja (nach Verlassen des Zimmers)	Ja (nach Verlassen des Zimmers)	Ja (vor u. nach Verlassen des Zimmers)
Kontaminiertes Material (z. B. Wäsche, Kleidung) nur desinfiziert oder in dichter Verpackung aus dem Zimmer verbringen	Ja	Ja	Ja	Nein
Separate Toilette	Ja	Ja	Nein	Eigener Sanitärbereich erforderlich

Tab. 1.6: Isolierungsarten

1.9 Medizinisches Rechnen

Zur Pflege von Patienten zählen auch Berechnungen: So werden beispielsweise Laufzeiten für Infusionen oder Perfusoren ermittelt, Desinfektionslösungen hergestellt oder Einheiten von Insulin, Heparin und anderen Medikamenten in Milliliter umgerechnet.

1.9.1 Messgefäße

Um die Berechnungen im allgemeinen Standard durchführen zu können, hat man sich auf allgemein gültige Größen geeinigt. Dabei werden geeichte und ungeeichte Messgefäße unterschieden.

Geeichte Messgefäße mit Messskala	Nicht geeichte Messgefäße
Messzylinder, Spitzglas, Medikamentenglas, Urinsammelgefäß	Teelöffel (5 ml), Kinderlöffel (10 ml), Esslöffel (15 ml), Wasserglas (150 – 200 ml), Reagenzglas (15 – 20 ml), Tasse (150 ml), Nierenschale (300 – 500 ml), Eimer (10 l)

Tab. 1.7: Messgefäße

Bei ungeeichten Gefäßen variieren die Inhaltsangaben. Es gibt Tassen mit 150 ml und mehr oder weniger Inhalt. Ähnlich verhält sich die Inhaltsangabe bei den verschiedenen Löffelformen. Wenn z. B. die Verabreichung von einem Esslöffel angeordnet ist, verwenden Sie bitte bei den Berechnungen die hier vorgegebenen Maße und Werte.

Die nachfolgenden Einheiten können für die meisten Rechnungen benutzt werden. Wir benötigen sie vor allem bei den Maßen, Gewichten und Größen: Liter [l]; Gramm [g]; Meter [m].

Einheit	Faktor
Giga [G]	1 000 000 000 (10^9)
Mega [M]	1 000 000 (10^6)
Kilo [K]	1 000 (10^3)
Basiseinheit (z. B. Meter)	*1 (z. B. Meter) (10^0)*
Dezi [d]	$^1/_{10}$ (10^{-1})
Zenti [z]	$^1/_{100}$ (10^{-2})
Milli [m]	$^1/_{1\,000}$ (10^{-3})
Mikro [µ]	$^1/_{1\,000\,000}$ (10^{-6})
Nano [n]	$^1/_{1\,000\,000\,000}$ (10^{-9})
Piko [p]	$^1/_{1\,000\,000\,000\,000}$ (10^{-12})
Femto [f]	$^1/_{1\,000\,000\,000\,000\,000}$ (10^{-15})
Atto [a]	$^1/_{1\,000\,000\,000\,000\,000\,000}$ (10^{-18})

Tab. 1.8: Maßeinheiten

Größenvergleich:

- Erythrozyten: 7 – 8 Mikrometer (7 – 8 tausendstel Millimeter)
- Viren: 20 – 250 Nanometer (20 – 250 millionstel Millimeter)

1.9.2 Tropfenberechnung

Beim Umgang mit Infusionen müssen Einlaufgeschwindigkeit bzw. die Gesamtlaufzeit einer Infusion bestimmt und nachgeregelt werden. Zur Erleichterung der Berechnung wird angenommen, dass 1 ml exakt 20 Tropfen (bei einem Normalgerät) entsprechen.

■ ***1 ml entspricht im Normalfall 20 Tropfen. Bei Minitropfgeräten (für Kinder) entsprechen 60 Tropfen einem Milliliter.***

Normalgerät:

- Erwünschte Infusionsmenge/min in ml x 20 = benötigte Tropfenzahl/min.

Minitropfgerät:

- Erwünschte Infusionsmenge/min in ml x 60 = benötigte Tropfenzahl/min.

Übungsaufgabe

Zur Volumenauffüllung eines Patienten wird eine Infusion von 500 ml verordnet, die 5 Stunden laufen soll. Welche Tropfgeschwindigkeit müssen Sie einstellen?

Gesamtmenge = 500 ml; Laufzeit = 300 Minuten

(500 x 20 Tropfen)/300 Minuten = (5 x 20)/3 = 33 Tropfen/Minute

Übungsaufgabe

Ein Kleinkind erhält mit einem Minitropfgerät 300 ml Infusion. Der Arzt ordnet an, dass die Infusion 12 Stunden laufen soll. Welche Tropfgeschwindigkeit müssen Sie einstellen?

Gesamtmenge = 300 ml; Laufzeit = 720 Minuten

(300 x 60 Tropfen)/720 Minuten = 25 Tropfen/Minute

Übungsaufgabe

Ein Patient soll 500 ml Glucose 10 %, 500 ml einer Elektrolytlösung und 8 ml eines Vitaminpräparates innerhalb von 24 Stunden erhalten.

a. Wie hoch ist die Tropfgeschwindigkeit (ml/Std.)?

b. Wie viele Tropfen entsprechen dieser Menge?

Gesamtmenge = 1 008 ml/24 Std.

a. 1 008 ml/24 Stunden = 42 ml/Std.

b. 42 x 20 (Tropfen) = 840 Tropfen

1.9.3 Umgang mit Insulin

Es gibt verschiedene Insulinkonzentrationen (siehe Kapitel 12). Bitte beachten Sie bei der Anwendung immer den Beipackzettel mit den genauen Angaben. Bei der Anwendung von Insulin aus Stechampullen gilt: 1 ml Insulin entspricht 40 IE (Internationale Einheiten). Also entsprechen 4 IE genau $^{1}/_{10}$ ml. Insulineinheiten werden meist in 4-er Schritten angegeben.

Übungsaufgabe

Ein Patient soll 20 IE Einheiten Insulin bekommen. Wie viel ml müssen Sie in die Insulinspritze aufziehen?

20 IE Insulin entsprechen 5 x 4 IE (à 0,1 ml) = 0,5 ml

Übungsaufgabe

Wie viel IE-Insulin entsprechen 0,8 ml?

0,1 ml = 4 IE; 0,8 ml = 8 x 4 IE = 32 IE

1.9.4 Kalorien und Joule

Bei der Erstellung von Diätplänen oder spezieller Diät (Diabetiker) ist es notwendig, den zugeführten Nahrungsmitteln die Brennwerte zuzuordnen und sie in Kalorien bzw. Joule umzurechnen.

Umrechnung von Kalorien in Joule:

- 1 000 Kalorien = 1 kcal = 4,185 kJoule

Weitere Umrechnungen:

- 1 g Kohlenhydrate = 4,1 kcal = 17,16 kJ
- 1 g Eiweiß = 4,1 kcal = 17,16 kJ
- 1 g Alkohol = 7,1 kcal = 29,71 kJ
- 1 g Fett = 9,3 kcal = 38,92 kJ

Im täglichen Sprachgebrauch meint man kcal, wenn man von „Kalorien" spricht. Eine Mahlzeit mit 600 „Kalorien" hat tatsächlich also 600 kcal. Überprüfen Sie selbst einmal die Angaben auf Nahrungsmitteln.

1.9.5 Umgang mit Heparin

Heparin wird von verschiedenen Arzneimittelfirmen hergestellt. Die Konzentration ist bei sehr vielen Herstellern unterschiedlich.

Wirkstoffkonzentrationen z. B.:

- Stechampullen mit 4 ml = 100.000 IE (Thrombophob®)
- Stechampullen mit 5 ml = 25.000 IE (Liquemin®)
- Glasampullen mit 1 ml = 20.000 IE (Liquemin®) u. a.

Übungsaufgabe

Ein Patient soll 40.000 IE Liquemin über 24 Stunden mittels Perfusor erhalten. Die Einstellmöglichkeiten am Perfusor können nur stufenweise erfolgen. Einstellmöglichkeiten am Perfusor:

Stufe 1 = 0,6 ml pro Stunde; Stufe 2 = 1,2 ml pro Stunde; Stufe 3 = 2,4 ml pro Stunde; usw.

Der Perfusor soll auf Stufe 2 laufen.

Zur Verfügung stehen:

- Liqueminampullen mit 25.000 IE pro 5 ml
- physiologische Kochsalzlösung (NaCl 0,9 %) in unbegrenzter Menge zur Herstellung einer verdünnten Lösung.

a. Wie viel ml Liquemin entsprechen 40.000 IE?

b. Wie hoch ist die Gesamtmenge an Flüssigkeit, die man ohne Berücksichtigung des Schlauchsystems benötigt?

c. Wie viel ml 0,9 %ige NaCl-Lösung werden zur Verdünnung benötigt?

Lösungen:

a. 25.000 IE : 5 ml = 5.000 IE/ml; 40.000 IE : 5.000 = 8 ml

b. Laufzeit = 24 Stunden, Stufe 2 = 1,2 ml/Stunde Gesamtmenge (ml) = Laufzeit x ml/Std. = 24 x 1,2 = 28,8 ml

c. Menge an NaCl = Gesamtmenge – Liquemin = 28,8 ml – 8 ml <R> = 20,8 ml (NaCl)

1.9.6 Herstellung von Lösungen

Desinfektionslösungen sind meist täglich zu erneuern. Mit der genauen Konzentration steht und fällt die Desinfektionswirkung. Ist die Konzentration zu hoch, werden Materialien oder Instrumente zerstört oder zumindest angegriffen. Liegt die Konzentration zu niedrig, werden längere Einwirkzeiten benötigt bzw. die Desinfektion ist unzuverlässig.

Die Konzentration wird in Prozent (%) oder Promille (‰) angegeben.

Prozent

Prozent bedeutet, dass sich in 100 (ml bei Flüssigkeiten bzw. g bei Feststoffen) n % Anteile befinden. Zum Beispiel:

- in 100 ml 3 %-iger Zuckerlösung befinden sich 3 g Zucker
- in 100 ml 5 %-iger Alkohollösung befinden sich 5 ml Alkohol.

Promille

Dies bedeutet, dass sich in 1 000 (ml oder g) n ‰ Anteile befinden. Zum Beispiel:

- in 1 000 ml 3 ‰-iger Zuckerlösung befinden sich 3 g Zucker
- in 1 000 ml 5 ‰-iger Alkohollösung befinden sich 5 ml Alkohol.

Übungsaufgabe

Aus 50 g Zucker soll eine 10 %-ige Lösung erstellt werden. Wie groß ist die Lösungsmenge?

10 % bedeutet, 10 g in jeweils 100 ml, zur Verfügung stehen aber 50 g, also benötigt man 500 ml Lösung.

Die Berechnung in Promille geschieht entsprechend:

Aus 50 g Zucker soll eine 10 ‰-ige Lösung erstellt werden. Wie groß ist die Lösungsmenge?

10 ‰ bedeutet, 10 g in jeweils 1 000 ml, zur Verfügung stehen aber 50 g, also benötigt man 5 000 ml Lösung.

Übungsaufgabe

Bei einem Patienten wird eine Hypoglykämie vermutet. Der Arzt ordnet die sofortige Gabe von 10 g Glukose an. Zur Verfügung steht nur eine 40 %-ige Glucoselösung. Wie viel Milliliter von dieser Lösung werden benötigt?

40 %-ig bedeutet, 40 g Glucose in 100 ml Lösung, 0,4 g Glucose in 1 ml.

10 : 0,4 = 25 (ml der 40 %-igen Lösung)

Der Patient erhält 25 ml einer 40 %-igen Glukoselösung.

1.9.7 Umgang mit Saugsystemen

Saugsysteme sind Apparaturen zum Absaugen von Körperflüssigkeiten oder Luft mittels Unterdruck (Sog, Vakuum). Der Druck wird in Pascal (Pa) oder Bar (bar) gemessen. Der Normaldruck (Umgebungsdruck) entspricht einem Druck von 1 kg auf 1 cm^3 = 1 bar bzw. 1 000 mbar (Meereshöhe ca. 1 033 mbar).
10 m Wassersäule entsprechen einer Druckveränderung um ein Bar. Am Patienten kommt in der Regel nur ein Unterdruck von max. 25 cm Wassersäule zum Einsatz.

Soggewinnung

Die Heberdrainage ist ein einfaches System. Hier wird ein mit Flüssigkeit gefüllter Schlauch mit einem Ende in die abzusaugende Flüssigkeit eingetaucht, während das andere Ende unter- und außerhalb des Flüssigkeitsspiegels liegen muss. Durch den Umgebungsdruck wird die Flüssigkeit nach dem Prinzip der Weinheberung abgesaugt. Die Sogstärke ist aber nicht optimal kontrollierbar. Die Heberdrainage kommt bei Absaugung aus dem Magen-Darmbereich (Magensaft, T-Drainage usw.) zur Anwendung. Bei elektrischen Saugapparaten wird mittels Pumpenkolben ein Vakuum aufgebaut. Sie finden meist im OP und auf der Station ihre Anwendung. Die Wasserstrahlpumpe findet heute keine Anwendung mehr. Sie war zu laut (Wassergeräusch) und verbrauchte sehr viel Trinkwasser. Eine weitere Möglichkeit ist eine Sogerzeugung mittels Sauerstoff(flasche). Dieser Sog basiert auf dem Prinzip des Druck-Sogwandlers ähnlich der Wasserstrahlpumpe. Diese Art von Unterdruckerzeugung ist jedoch nur für den kurzfristigen Einsatz gedacht (kurzfristiges Absaugen bei der Reanimation o. ä.).

2 Patientenbeobachtung

Patientenbeobachtung ist die zielgerichtete Wahrnehmung des Kranken und Analyse der beobachteten Ereignisse. Sie gehört zu den wichtigsten Aufgaben des Pflegepersonals.

Auswirkungen und Ziele der Beobachtung:

- Anerkennung des Patienten und Berücksichtigung individueller Gewohnheiten, Bedürfnisse und Wünsche
- Überwachung des Behandlungserfolges
- Erkennung von Symptomen und Erkrankungen
- Eingehen auf Ängste und Sorgen des Patienten.

Hilfsmittel zur Beobachtung

Zur Beobachtung stehen uns viele Hilfsmittel zur Verfügung:

- Sinnesorgane (Auge, Nase, Ohr, Tastorgan)
- Stoppuhr
- Waage
- Messgefäße
- Blutdruckmessgerät
- Stethoskop
- Maßband
- Taschenlampe
- Thermometer.

Voraussetzungen für die Beobachtung

Beobachtung erfolgt nicht nur zu bestimmten Zeiten, sondern immer dann, wenn die Pflegeperson mit dem Patienten zusammentrifft. So wird eine erfahrene Pflegeperson sofort beim Betreten des Patientenzimmers den Blick schweifen lassen. Sie erkennt, dass die Infusion von Patient X fast eingelaufen ist, dass der Urinbeutel des Patienten Y nahezu gefüllt ist oder dass der Patient Z unter Atemnot leidet.

Die Beobachtung richtet sich auch nach der Intensität der Erkrankung (z. B. engmaschige Vitalzeichenkontrolle nach Operationen) und dem physischen und psychischen Zustand des Patienten. Um Veränderungen an einem Patienten zu erkennen, müssen Ausgangsdaten und Normalwerte vorliegen. Alle Beobachtungen, die der Pflege, der Diagnose, der Behandlung und der Überprüfung der Behandlung dienen, werden im Dokumentationssystem schriftlich fixiert und bei außergewöhnlichen Abweichungen von der Norm dem Arzt gemeldet.

Für eine umfassende Krankenbeobachtung genügt es nicht, nur den Puls zu zählen, ohne den Patienten in seiner Gesamtheit zu beobachten. Es ist notwendig, die verschiedenen Einzelbeobachtungen zusammenfassend zu bewerten.

Die wichtigsten beobachtbaren Körperfunktionen, nämlich die Herz- und Kreislauffunktion und die Atemtätigkeit werden als Vitalfunktionen (Vitalzeichen) bezeichnet. Das Kreislaufgeschehen wird durch die Herzfunktion, das Blutvolumen, die Gefäßfüllung und den Gefäßwiderstand bestimmt. Der Blutkreislauf ermöglicht den Stoffwechsel (Sauerstoffzufuhr, Kohlendioxydabtransport, Nährstoffzufuhr, Abtransport von Schlacken).

2.1 Puls

Der Puls ist der Anschlag der Blutwelle an der Arterienwand, bedingt durch die Kontraktion des Herzmuskels. Das Pulsieren der Arterien ist mit den Fingerkuppen tastbar und zuweilen mit dem bloßen Auge sichtbar (z. B. A. temporalis).

■ ***Als Taststellen für den Puls eignen sich Stellen, an denen oberflächliche Arterien über eine knöcherne Unterlage verlaufen.***

Gebräuchlichste Taststellen:

- Speichenschlagader (A. radialis, häufigste Taststelle)
- Halsschlagader (A. carotis).

Weitere Taststellen:

- Achselhöhlenschlagader (A. axillaris)
- Oberschenkelschlagader (A. femoralis) in der Leistenbeuge
- Schläfenschlagader (A. temporalis)
- Fußrückenschlagader (A. dorsalis pedis)
- Kniekehlenschlagader (A. poplitea)
- Herzspitzenstoß zwischen 5. und 6. Rippe links
- Große Fontanelle bei Säuglingen.

Zum Pulszählen können als Hilfsmittel eine normale Uhr mit Sekundenzeiger oder eine Stoppuhr eingesetzt werden. Pulsuhren sind meist ungenau.

Pulsmessung

Mit drei Fingerkuppen (2. – 4. Finger) und leichtem Druck dicht oberhalb des Handgelenkes (innere Daumenseite) die Arterie tasten, eigenen Daumen gegenüberliegend anlegen und die Pulsschläge 15 Sekunden auszählen, Ergebnis mit 4 multiplizieren (= Schläge pro Minute).

■ ***Bei Neuaufnahmen, Herzkranken, Patienten mit Arrhythmie, Bradykardie oder Tachykardie wird der Puls grundsätzlich eine volle Minute lang ausgezählt.***

Der Puls gibt Anhaltspunkte über:

- Herzkraft
- Herzfrequenz
- Blutdruckverhältnisse
- Periphere Kreislaufverhältnisse (bei Messung an den Extremitäten).

Die Frequenz, der Rhythmus und die Pulsqualität bilden die Kriterien zur Beurteilung des Pulses.

Pulsfrequenz

Die Pulsfrequenz entspricht unter normalen Bedingungen der Anzahl der Herzschläge pro Minute. Bei bestimmten Herzrhythmusstörungen kann es zu einem peripheren Pulsdefizit kommen, d. h. es werden weniger Pulsschläge getastet als tatsächliche Herzschläge (s. u.).

Normalwerte:

- Erwachsene: 60 – 80 Schläge/Minute
- Jugendliche: 80 – 100 Schläge/Minute
- Kinder: 90 – 120 Schläge/Minute
- Neugeborene: 120 – 140 Schläge/Minute.

Die Pulsfrequenz ist abhängig von der Konstitution des Menschen, seiner körperlichen Betätigung, der momentanen psychischen Verfassung und der Ernährung.

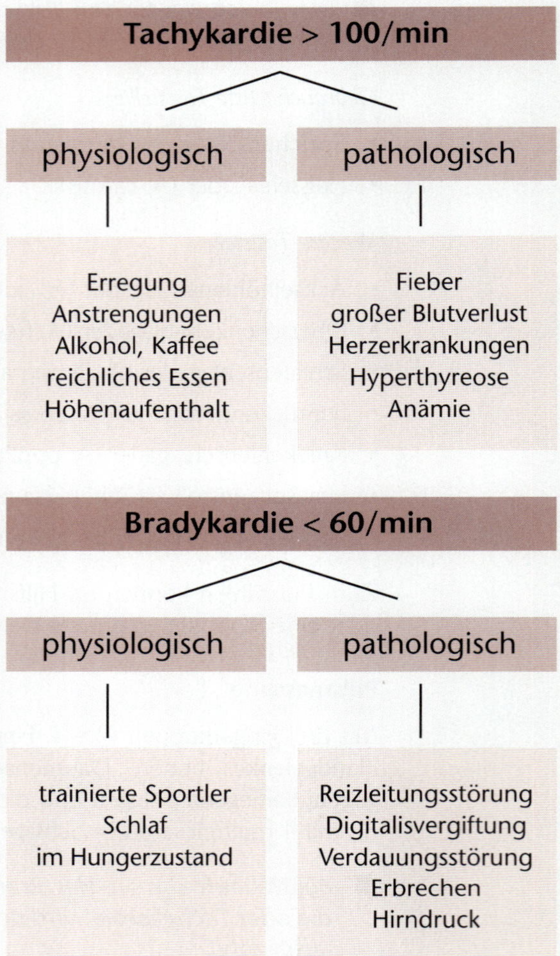

Abb. 2.1: Veränderung der Pulsfrequenz

Bei der relativen Bradykardie steigt die Pulsfrequenz nicht synchron zur Körpertemperatur (1 °C = 6 – 10 Schläge mehr pro Minute) an.

Pulsrhythmus

Der Pulsrhythmus stellt die Regelmäßigkeit der Schlagfolge dar. Die respiratorische Arrhythmie führt bei der Einatmung zu einem schnelleren und bei der Ausatmung zu einem langsameren Puls. Sie tritt häufig bei Kindern und Jugendlichen auf und hat keinen Krankheitswert.

Extrasystolen sind in unregelmäßigen Abständen zum normalen Herzrhythmus auftretende Extraschläge (Herzstolpern). Sie können ohne Krankheitswert, aber auch Folge einer schweren Grunderkrankung (Herzmuskelentzündung, Koronare Herzkrankheit, u. a.) sein.

Führt nicht jeder Herzschlag zu einer fühlbaren peripheren Blutwelle, so spricht man von einem Pulsdefizit. Dies tritt meist bei absoluter Arrhythmie und Extrasystolie auf (s. Abb. 2.2).

■ ***Das Pulsdefizit ist die Differenz zwischen Herz- und Pulsfrequenz.***

Beim Bigeminus (doppelschlägiger Puls) folgt jedem normalen Pulsschlag eine Extrasystole. Sind die Herzaktionen vollständig unregelmäßig aufeinander folgend, so besteht eine absolute Arrhythmie. Sie entsteht meist als Begleiterkrankung bei Vorhofflattern (250 – 350 Vorhofkontraktionen/Minute) bzw. Vorhofflimmern (300 – 400 Vorhofkontraktionen/Minute).

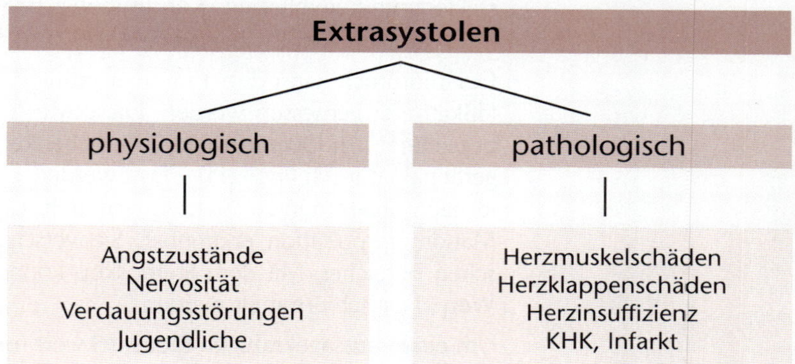

Abb. 2.2: Extrasystolen

Pulsqualität

Die Pulsqualität wird durch Füllungszustand und Spannung der Arterien bestimmt.

Harter Puls (Drahtpuls) als Zeichen von:

- Hypertonie
- Nephrotischem Hochdruck.

Weicher Puls als Zeichen von:

- Hypotonie bzw. Kollaps
- Schwäche
- Fieber.

2.2 Blutdruck

Der Blutdruck ist der Druck, den das strömende Blut auf die Gefäßwand ausübt, wobei er in der linken Herzkammer und am herznahen Teil der Aorta am höchsten ist und bis zu den Kapillargefäßen immer weiter abnimmt. Maßeinheiten des Blutdruckes sind Millimeter Quecksilbersäule (mmHg) oder Kilopascal (kPa) (7,5 mmHg = 1 kPa). Beim Messen des Blutdruckes werden der systolische Druck (höchster messbarer Druckwert) und der diastolische Druck (niedrigster Druckwert) gemessen. Die Differenz zwischen dem systolischen und dem diastolischen Wert ist die Blutdruckamplitude. Die Blutströmung wird durch die Windkesselfunktion der Aorta harmonisiert (kontinuierlicher arterieller Blutfluss).

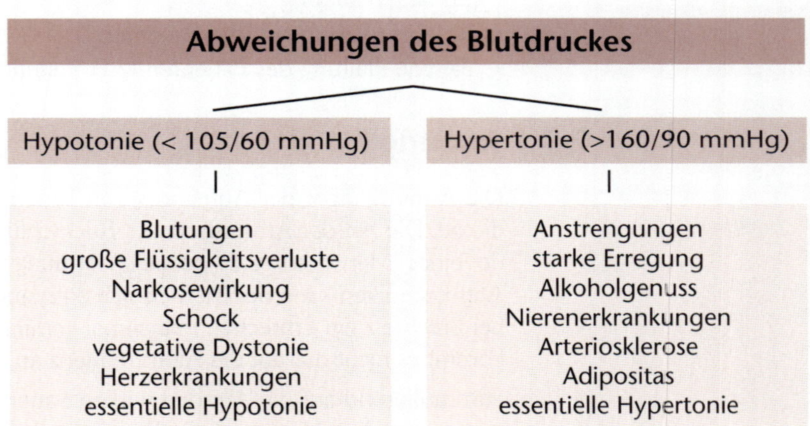

Abb. 2.3: Veränderung des Blutdrucks

Normwerte:

- Systolischer Druck: 100 – 150 mmHg (13,5 – 20 kPa)
- Diastolischer Druck: 60 – 80 mmHg (8 – 10,6 kPa).

Die Höhe des Blutdruckes ist abhängig vom:

- Blutvolumen im Gefäßsystem
- Herzminutenvolumen (Konstitution z. B. Sportler)
- Elastischen Gefäßwiderstand (Alter).

Der Blutdruck kann direkt in einer großen Arterie oder dem Herz mittels Gefäßkatheter gemessen werden. Diese Messung wird auch als blutige Messung bezeichnet. An Oberarm oder Oberschenkel kann er durch ein Blutdruckmessgerät palpatorisch (indirekt) erfasst werden. Durch Tasten wird die erste Pulswelle nach abnehmender Stauung ermittelt. Optisch ist dies an der systolischen Manometerpulsation erkennbar. Sie verschwindet bei Erreichen des diastolischen Bereiches. Mit dem Stethoskop können der systolische und diastolische Wert akustisch ermittelt werden.

Um einen aussagekräftigen Blutdruckwert messen zu können, sollte der Patient informiert und nicht aufgeregt sein. Außerdem sollte der Patient sich in derselben Haltung wie bei vorhergehenden Messungen befinden. Der Arm wird in Herzhöhe abgestützt und die Messung am Oberarm durchgeführt. Beengende Kleidung beeinträchtigt das Messergebnis. Laute Geräusche (Radio) können die Messung stören.

Durchführung der Blutdruckmessung:

Die Größe der Manschette wird entsprechend des Körperbaus (Erwachsener, Kind) ausgewählt und entspricht dem Durchmesser von Oberarm bzw. Oberschenkel.

- Manschette entlüften und eng um Oberarm, ca. 2 – 3 cm oberhalb der Ellenbeuge, anlegen (entspricht Herzhöhe)
- Ventil schließen
- Manschette aufblasen bis Radialpuls nicht mehr zu tasten ist (plus ca. 30 mmHg höher)
- Stethoskop in Ellenbeuge ansetzen
- Ventil langsam öffnen
- Erstes Pochen: systolischen Wert ablesen, letztes Pochen (bzw. Leiserwerden des Pochens): diastolischen Wert ablesen.

Fehlerquellen bei der Blutdruckmessung:

- Aufgeregter Patient
- Defekter Apparat
- Nicht korrekt angelegte, nicht entlüftete oder zu große/kleine Manschette
- Eingeklemmte Kleidung
- Falsch aufgesetztes Stethoskop
- Nebengeräusche
- Zu lange Stauung
- Rhythmusstörungen des Patienten
- Falsche Haltung des Patienten (z. B. Patient hält Arm über Herzniveau).

2.3 Atmung

Die Atmung dient der Aufnahme von Sauerstoff und der Abgabe von Kohlendioxid. Die Art der Atmung erlaubt Rückschlüsse auf Erkrankungen und Zustände eines Menschen, z. B. schnelle Atmung bei Anstrengung. Mit speziellen Atemtechniken kann der Mensch sich entspannen, z. B. kann durch tiefes Atmen bei Brechreiz ein Erbrechen manchmal verhindert werden. Bei der Beobachtung kommt es nicht nur auf die Atemfrequenz an, beurteilt wird auch der Atemtyp.

Stimmulierend auf die Atmung wirken Sauerstoffmangel, Abfall des ph-Wertes sowie eine Zunahme der CO_2-Konzentration im Blut.

Zählen der Atemzüge

Die Atmung ist beeinflussbar. Eine bewusste Beschäftigung mit der Atmung kann einen Patienten veranlassen, Änderungen an seiner Atmung vorzunehmen. Um objektive Werte zu erhalten, kann man den Patienten ablenken, indem man Pulszählen vorgibt und dabei die Atembewegungen des Brustkorbes oder des Bauches beobachtet. Sollte eine direkte Beobachtung nicht möglich sein, weil die Atmung beispielsweise sehr flach ist, so kann man auch eine Hand auf den Brustkorb oder den Bauch eines Patienten legen. Atemzüge werden immer eine volle Minute gezählt.

Volumen der Lunge

Das Volumen der Lunge (Luftmenge pro Atemzug) kann bewusst je nach Anforderung (z. B. Sauerstoffbedarf) verändert werden.

Man unterscheidet verschiedene Lungenvolumina:

- Atemzugvolumen (ca. 500 ml)
- In/exspiratorisches Reservevolumen (ca. 1 500 – 2 000 ml)
- Vitalkapazität (Atemzugvolumen + Reservevolumen)
- Residualvolumen (ca. 900 – 1 400 ml)
- Totalkapazität (Vitalkapazität + Residualvolumen).

Normale Atmung

Die normale Atmung (Eupnoe) erfolgt meist durch die Nase.

Kennzeichen der normalen Atmung:

- Atemtyp, -frequenz, -rhythmus, -qualität bleiben gleich
- Einatmung, Ausatmung und Atempause ohne Anstrengung oder Nebengeräusche
- Normale, seitengleiche Bewegung des Brustkorbes.

Atemtypen

Die einzelnen Atemtypen lassen sich hinsichtlich der Atemmechanik in Brustatmung, Bauchatmung und gemischte Atmung unterscheiden.

Atemfrequenz

Die Atemzüge (eine Ein- und Ausatmung gehören zusammen) pro Minute werden gezählt und als Atemfrequenz erfasst.

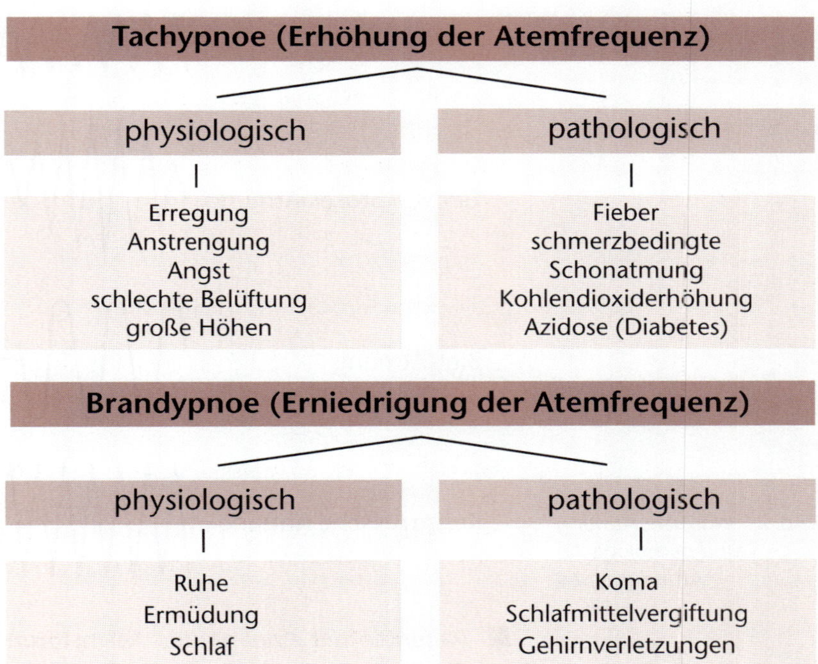

Abb. 2.4: Veränderung der Atemfrequenz

Normale Atemfrequenz pro Minute:

- Erwachsene: 16 – 20
- Kleinkinder: 25 – 30
- Neugeborene: 40 – 44.

Atemstörungen, Atembehinderungen

Atemstörungen, die mit dem subjektiven Gefühl der Luftnot einhergehen, bezeichnet man als Dyspnoe. Atemstörungen können exspiratorisch (z. B. Asthma) oder inspiratorisch (z. B. Fremdkörper in der Trachea) verursacht sein.

Atemtiefe und -frequenz stehen in engem Zusammenhang. So werden bei Bedarf und langsamer Atemfrequenz tiefere Atemzüge erfolgen und umgekehrt.

■ ***Bei schmerzbedingter Schonatmung ist die Atemfrequenz erhöht, die Atemzüge sind aber oberflächlicher.***

Charakteristische Veränderungen der Atmung:

- Tief (z. B. Entspannung)
- Flach (z. B. Anspannung)
- Röchelnd (z. B. Fremdkörper)
- Keuchend (z. B. Sport).

Pathologische Atemtypen

- Cheyne-Stokes-Atmung: wellenförmiges An- und Abschwellen der Atemzüge (in großer Höhe, bei Vergiftungen oder Urämie)
- Biot-Atmung: nach tiefen, gleichmäßigen Atemzügen findet sich eine mehr oder weniger lange Atempause (bei organischen Hirnschädigungen, Meningitis oder Tumoren)
- Kussmaul-Atmung: tiefe, langsame Atmemzüge (typisch für das diabetische Koma, in dem über die Atmung eine Kompensation der diabetischen Azidose erfolgen soll).

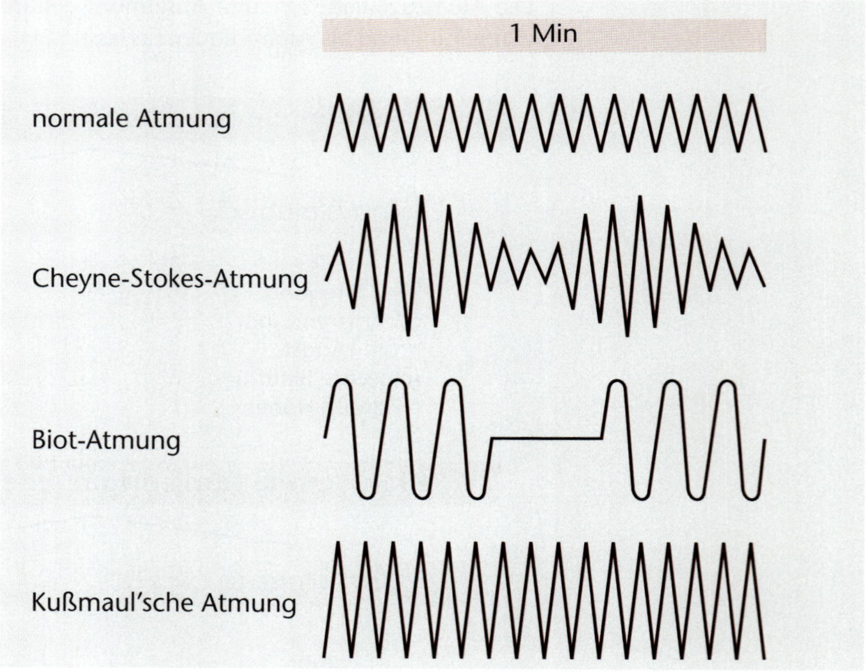

Abb. 2.5: Normale Atmung und pathologische Atmungstypen

■ ***Patienten mit einer akuten Atemstörung brauchen, da sie meist unter Beklemmung und Erstickungsangst leiden, sehr viel Zuwendung.***

2.4 Körpertemperatur

Die Körpertemperatur ist beim gesunden Organismus das Ergebnis eines Gleichgewichtes zwischen Wärmeproduktion und Wärmeabgabe.

Wärmeproduktion durch:

- Verbrennung der Nährstoffe unter Einwirkung von Sauerstoff
- Muskelarbeit.

Wärmeabgabe durch:

- Haut
- Atmung.

Die Steuerung und Überwachung des Wärmehaushaltes erfolgt über das Wärmeregulationszentrum im Zwischenhirn. Der Normalwert der Temperatur schwankt im Tagesverlauf und variiert zwischen 36 – 37 °C. Nach der Nachtruhe ist die Körpertemperatur am niedrigsten, während am späten Nachmittag das Temperaturmaximum erreicht wird.

Temperaturmessung und -messorte

Orte der Temperaturmessung:

- Mastdarm (rektale Messung)
- Achselhöhle (axillare Messung)
- Mundhöhle (orale Messung)
- Haut (dermale Messung, Sensor-Touch-System)
- Ohr (Infrarote Messung am Trommelfell).

Zur Temperaturmessung bedient man sich meist des Maximalthermometers. Hier bleibt die Quecksilbersäule am höchsten erreichbaren Punkt stehen und das Messergebnis kann auch zu einem späterem Zeitpunkt abgelesen werden. Die Messung erfolgt in der Regel axillar oder rektal. Problemlos ist die Messung ebenfalls mit einem Haut- (Kontaktfläche zur Temperaturabnahme) oder Sublingualthermometer. Das Sublingualthermometer kann mit Alkohol gefüllt sein oder elektronisch funktionieren. Das Ohrthermometer basiert auf Messung mittels Infrarotstrahlung. Hier wird die Temperatur am Trommelfell ermittelt.

Axillare Messung:

- Thermometerspitze in die trockene Achselhöhle einlegen
- Oberarm eng anlegen (Kontaktfläche)
- Dauer 10 Minuten.

Die axillare Messung ist eine angenehme Messart. Ihr Nachteil liegt in der Ungenauigkeit durch äußere Einflüsse wie Schweiß, Reibung oder Abrutschen des Thermometers.

Rektale Messung:

- Patient liegt mit leicht angezogenen Beinen auf der Seite
- Thermometer mit Schutzhülle versehen und vorsichtig unter leichter Drehung einführen
- Bei unruhigen Patienten, Kindern am Bett bleiben, evtl. Thermometer halten
- Dauer 3 Minuten.

Das Messergebnis liegt hier ca. 0,5 °C. höher als bei der axillaren Messung. Der Vorteil der rektalen Messung liegt in den genauen Ergebnissen und der Unabhängigkeit von äußeren Einflüssen. Der Nachteil liegt in der Verletzungsgefahr. Außerdem wird die rektale Messung von den Patienten meist als unangenehm empfunden, da sie einen Eingriff in die Intimsphäre darstellt.

Orale Messung:

- Thermometer unter die Zunge legen
- Geschlossener Mund
- Dauer 8 Minuten (bei elektronischen Thermometern ca. 30 Sekunden).

Die orale Messung ist angenehm für den Patienten, birgt aber ebenso Verletzungsgefahr und ist bei Patienten mit Atemnot oder Hustenreiz bzw. kleinen Kindern nicht anwendbar.

Messung im Ohr:

- Gerät vorbereiten (Schutztülle aufstecken), am Gehörgang ansetzen
- Messdauer je nach Gerät ca. 1 – 3 Sekunden.

Schnelligkeit und problemloses Anwenden sprechen für die Anwendung des Ohrthermometers.

Dokumentation:

- Thermometer ablesen
- Dokumentieren
- Messmethode kennzeichnen (rek., ax. o. ä.).

Aufbereitung und Nachsorge des Thermometers

Verwendete Schutzhüllen sind sofort zu entsorgen. Ist das Thermometer verschmutzt, muss es vor der Desinfektion mit Zellstoff gereinigt werden. Anschließend wird das Thermometer desinfiziert und kalt nachgespült. Nach dem Trocknen wird das Quecksilber in das Depot „zurückgeschlagen". Beim Ohrthermometer ist die Messtülle zu entfernen.

Thermometerbruch

Nach einem Thermometerbruch sind alle Scherben und Quecksilberkügelchen zu entfernen. Die Hausapotheke sammelt das Quecksilber. Zerbricht das Thermometer beim Patienten, ist eine sofortige Inspektion des Patienten und des Bettes durchzuführen und evtl. der Arzt zu verständigen.

■ ***Quecksilber ist hoch giftig!***

Hypothermie

Unter Hypothermie versteht man eine erniedrigte Körpertemperatur (Untertemperatur). Sie besteht bei hohem Blutverlust, gestörtem Stoffwechsel (zu wenig Sauerstoff zur Verbrennung) und starkem Hungerzustand. Längere Aufenthalte in Kälte ohne Bewegung (zu viel Abgabe von Wärme, keine Muskeltätigkeit) führen ebenfalls zu Untertemperatur.

Hyperthermie

Eine Hyperthermie ist eine Körpertemperaturerhöhung ohne Einfluss des Wärmeregulationszentrums. Sie kann erfolgen durch z. B.:

- Vermehrte Wärmezufuhr
- Vermehrte Wärmebildung
- Hitzestau (verminderte Wärmeabgabe).

Fieber

Bei Erhöhung der rektal gemessenen Körpertemperatur über 37,5 °C aufgrund einer Erhöhung der Solltemperatur im Wärmeregulationszentrum spricht man von Fieber.

Man unterschiedet je nach Ausmaß der Temperaturerhöhung folgende Formen des Fiebers:

- Subfebrile Temperaturen (37,5 – 38,0 °C)
- Leichtes Fieber (bis 38,1 – 38,5 °C)
- Mäßiges Fieber (38,6 – 39,0 °C)
- Hohes Fieber (39,1 – 39,9 °C)
- Sehr hohes Fieber (über 39,9 °C).

Ursachen:

- Bakterielles Fieber (z. B. Toxine)
- Resorptionsfieber (z. B. Eiweißzerfallsprodukte)
- Durstfieber (Flüssigkeitsmangel bei Säuglingen)
- Zentrales Fieber (z. B. Verletzung des Temperaturregulationszentrums).

Tab. 2.1: Klinische Fieberzeichen

Objektive Fieberzeichen	Subjektive Fieberzeichen
Erhöhung der Temperatur	allgemeines Krankheitsgefühl
Erhöhung der Atemfrequenz	Müdigkeit, Leistungsabfall
Pulsanstieg (10/min/°C)	Muskelschmerzen
Frösteln bis Schüttelfrost	Kopfschmerzen
trocken-heiße Haut	Lichtempfindlichkeit
trockene, belegte Zunge	Durst
glänzende Augen	Unruhe; Schlaflosigkeit
konzentrierter Urin	
Verwirrtheitszustände	

Fieberstadien:

- Fieberanstieg
- Fieberhöhe
- Fieberabfall.

Fieberanstiegsformen:

- Allmählicher Anstieg, tägl. einige Zehntelgrad, bis nach Tagen der Höchststand der Temperatur erreicht ist
- Rascher Fieberanstieg, oft mit Schüttelfrost verbunden.

Schüttelfrost

Der Schüttelfrost wird durch großen Unterschied zwischen der aktuellen Körpertemperatur und dem Sollwert verursacht. Er tritt bei besonders pyrogenen (fieberanregenden) Erregern oder Toxinen (z. B. Sepsis, Infektionskrankheiten und Pneumonien) auf. In der ersten Phase besteht starkes Kältegefühl mit einem schnellen Temperaturanstieg, begleitet von Muskelzittern, Zähneklappern u. Ä.

Ein schneller Temperaturanstieg bedeutet eine starke Belastung für den Patienten.

Pflegerische Aktivitäten:

Je nach Situation des Patienten sind nachfolgende Maßnahmen angezeigt:

- Wärme (Decken, Wärmflaschen, Heizkissen, heißer Tee) bis zum Abklingen des Fröstelns
- Pulskontrolle
- Arzt benachrichtigen.

In der zweiten Phase ist die Solltemperatur erreicht. Der Patient ist unruhig und hat Angst. Puls und Atmung sind beschleunigt. Der Patient verspürt starken Durst und schwitzt sehr stark. In dieser Phase wird der Kreislauf stark belastet.

Pflegerische Aktivitäten:

- Temperatur nach Beendigung des Fröstelns rektal messen (Übergang in die zweite Phase)
- Kontrolle von Puls, Blutdruck, Aussehen
- Patienten nach Möglichkeit nicht alleine lassen
- Decken entfernen
- Kühle Getränke reichen

- Kalte Abwaschungen des Gesichtes
- Evtl. Wadenwickel (nur falls Waden nicht kühl!).

Kennzeichen der dritten Phase (Temperaturabfall) sind starke Schweißausbrüche (großperlig, warm) und das Absinken der Temperatur.

Pflegerische Aktivitäten:

- Weiterhin gute Beobachtung (Kollapsgefahr)
- Patienten vor Zugluft schützen (Erkältungsgefahr)
- Wäsche wechseln (rasches Arbeiten)
- Patienten ruhen lassen (Organismus muss sich von der großen Anstrengung erholen)
- Nach dem Erholungsschlaf Körperwäsche durchführen.

Fiebertypen

Die Differenz zwischen der höchsten und der niedrigsten Tagestemperatur und die Verlaufsform der Fieberkurve bestimmen den Fiebertyp.

Kontinuierliches (gleich bleibendes) Fieber:

- Nur geringfügige Tagesschwankungen von weniger als 1 °C/24 Std.
- Langandauernde entzündliche Erkrankungen (Pneumonie, Erysipel).

Remittierendes (nachlassendes) Fieber:

- Tagesschwankung zwischen 1 – 1,5 °C und mehr in 24 Stunden
- Z. B. bei Bronchopneumonie und Tuberkulose.

Besteht dagegen ein Wechsel zwischen erhöhter und normaler Temperatur und schnellem Temperaturanstieg mit Schüttelfrost, so könnten dies Anzeichen von Malaria, Sepsis oder Pleuritis sein.

Rekurrierendes (immer wiederkehrendes) Fieber findet man bei:

- Cholecystitis (Gallenblasenentzündung)
- Pyelonephritis (Nierenbeckenentzündung)
- Bronchiektasen.

Undulierendes (wellenförmiges) Fieber besteht meist bei:

- Sarkom
- Karzinom
- Brucellose.

Fieberabfallformen

Man unterscheidet zwei Formen des Fieberabfalls. Bei der **Lysis** kommt es zum allmählichen Temperaturrückgang innerhalb von Tagen. Die Kreislaufbelastung ist hierbei relativ gering. Bei der **Krisis** kommt es zum plötzlichen Abfall der Temperatur innerhalb von 24 Stunden, verbunden mit erheblicher Kreislaufbelastung und Kollapsgefahr.

Überwachung und Kontrollen

Bei jedem fiebernden Patienten muss regelmäßig beobachtet werden:

- Puls und Blutdruck
- Atmung
- Temperatur
- Urin- und Stuhlausscheidung
- Allgemeinzustand
- Bewusstseinslage, Reaktionen, Ansprechbarkeit.

Sonstige pflegerische Aktivitäten bei Fieber:

- Ganz- und Teilwaschungen mit sorgfältiger Hautpflege
- Dekubitusprophylaxe bei Patienten mit reduziertem Allgemeinzustand
- Mund- und Lippenpflege, Soor- und Parotitisprophylaxe

- Wäschewechsel, nur leicht zudecken (kein Wärmestau)
- Zimmer gut lüften (Zimmertemperatur nicht über 18 °C)
- Ausreichend Flüssigkeit anbieten
- Bettruhe, Patienten vor Lärm schützen
- Mobilisierung je nach Zustand des Patienten.

Maßnahmen zur Fiebersenkung

Neben der Behandlung der Grunderkrankung gibt es mehrere Möglichkeiten der symptomatischen Fiebersenkung.

Tab. 2.2: Fiebersenkende Maßnahmen

Physikalisch	Medikamentös	Pflanzlich
feuchtkühle Wickel kühle Waschungen Anfeuchten der Zimmerluft	Aspirin® Novalgin® Paracetamol®	Lindenblütentee Holunderblütentee Stechpalmentee

Die Ernährung bei Fieber

Die Ernährung des fiebernden Patienten erfolgt individuell und den Bedürfnissen des Patienten angepasst, z.B mit Fruchtsäften, Mineralwasser, verschiedenen Tees (nicht heiß), Bouillon, Pudding, Fruchtcremes o. Ä.

2.5 Haut und Anhangsgebilde

Der Zustand der Haut spiegelt das allgemeine Wohlbefinden des Menschen wieder. Die Beobachtung der Haut kann durch Sehen, Fühlen und Riechen erfolgen.

Die normale, gesunde Haut zeigt sich:

- Gut durchblutet, warm
- Geschmeidig, trocken
- Glatt, im Alter faltiger.

Veränderungen der Hautfarbe

Blässe:

- Konstitutionell bzw. Mangel an UV-Strahlung
- Psychische Einwirkungen (Angst, Aufregung)
- Anämien (Verminderung der roten Blutzellen)
- Embolien (Zirkulationsstörungen)
- Kreislaufkollaps.

Pigmentveränderungen:

- Hyperpigmentierung (z. B. Morbus Addison)
- Pigmentmangel (Albinismus)
- Pigmentflecken (hellbraun bis schwarz, glatt, rau, behaart, unbehaart; angeboren oder erworben).

■ ***Sich verändernde Pigmentflecken können auf Hautkrebs (z. B. Melanom) hinweisen und müssen abgeklärt werden.***

Gelb- oder Graufärbung:

Eine physiologische Gelbfärbung findet man bei 60 – 70 % aller Neugeborenen in den ersten 3 – 5 Lebenstagen (Neugeborenenikterus).

Pathologisch tritt Ikterus bei Leber-, Gallen- und einigen Bluterkrankungen auf.

Eine fahle Graufärbung der Haut wird bei auszehrenden Krankheiten beobachtet, während eine grau-gelbliche Verfärbung bei chronischer Bleivergiftung auftritt.

Zyanose:

Eine bläuliche Verfärbung der Haut ist ein typisches Zeichen mangelnder Sauerstoffversorgung. Eine Zyanose zeigt sich typischerweise bei:

- Herzinsuffizienz
- Herzfehler
- Störungen des Gasaustausches in der Lunge
- Atem- und Herz-Kreislaufstillstand.

Eine Marmorierung mit bläulich-roten (marmorartigen) Flecken findet sich bei Kälte sowie bei Sterbenden.

Striae:

Bläulich-rötlich bis weiße, narbenähnliche dünne Streifen der Haut bezeichnet man als Striae. Sie entstehen durch Schädigung der elastischen Fasern in der Schwangerschaft, nach Operationen, in der Pubertät sowie bei Kortikoidbehandlung.

Rötungen:

Rötungen der Haut zeigen sich bei:

- Hitze, Fieber
- Druckstellen (Dekubitus 1. Grades)
- Anstrengung
- Hauterkrankungen (z. B. Exanthem, Erysipel)
- Entzündungen, Sonnenbrand.

Sie können als flächenhafte Rötung bei Erregung (gesteigerte Durchblutung), Verbrennungen und Verbrühungen 1. Grades auftreten. Strichförmige, rote Hautstellen sind Anzeichen für Kratzwunden, Entzündungen der Gefäßwände oder Misshandlungen.

Veränderungen der Hauttemperatur

Ursachen kühler Haut:

- Niedrige Außentemperatur
- Schwitzen (Verdunstungskälte)
- Herzkrankheiten (z. B. Insuffizienz)
- Blutverlust, Schock
- Unterkühlung und Unterernährung.

Ursachen erwärmter Haut:

- Fieber
- Hautkrankheiten (z. B. Erysipel), lokale Entzündungen wie Wunden, Furunkel, Abszesse.

Veränderungen der Hautfeuchtigkeit

Ursachen trockener Haut:

- Schilddrüsenunterfunktion
- Alter
- Exsikkose.

Ursachen feuchter Haut:

- Hohe Außentemperatur (warmer Schweiß)
- Rascher Fieberabfall (siehe Schüttelfrost Phase 2)
- Schilddrüsenüberfunktion
- Physikalische Maßnahmen (Sauna, Schwitzpackungen).

Ursachen feuchter und kalter Haut:

- Schock
- Kreislaufkollaps
- Angst
- Vegetative Störungen.

Der Turgor (Spannungszustand des Gewebes) ist bei Exsikkose und im Alter vermindert. Die Haut ist schlaff, zeigt zunehmende Faltenbildung und fühlt sich „papierartig" an. Ein erhöhter Turgor mit gespannter, glänzender Haut bis hin zur Blasenbildung zeigt sich bei Ödemen und Entzündungen.

Verletzungen und sonstige Veränderungen der Haut

Hämatome entstehen durch Blutaustritt ins Gewebe sowie nach Gewalteinwirkung mit stumpfen Gegenständen. Hämatome als „Beulen" bilden sich an Stellen, an denen die Haut den Knochen ohne großen Weichteilmantel überzieht (Kopf).

Rhagaden (Schrunden) sind kleine, schmerzhafte Risse in der Haut, die sich bei Nässe, Kälte und Trockenheit bilden (z. B. an den Lippen und Mundwinkeln).

Bei Abheilung tiefer Hautdefekte entstehen Narben.

Narbenarten:

- Frische (gerötet)
- Ältere (blass, hautfarben)
- Großflächige (nach Ulcus cruris, Verbrennungen, Dekubitus; Oberfläche gespannt, dünn, glänzend)
- Narbenstränge (Keloide).

Tumore sind oft ekzematös veränderte, sich langsam ausbreitende Hautveränderungen mit derben Knoten oder Pigmentveränderungen (z. B. malignes Melanom). Warzen (Verrucae) stellen sich als über dem Hautniveau liegende hautfarbene oder hellbraune bis schwarze Hautveränderungen dar. Es handelt sich um Virusinfektionen. Hühneraugen (Hornauge, Clavus) sind kleine, runde, schmerzhafte Hornhautvermehrungen, die durch lokalen Druck oder Fehlbelastung fast ausschließlich an den Füßen entstehen.

Körpergeruch

Jeder Mensch besitzt seinen eigenen typischen Körpergeruch. Unangenehme Gerüche entstehen meist durch vermehrtes Schwitzen und unzureichende Körperhygiene.

2.6 Urin

Inhalt und Zusammensetzung des Urins

Normale Urinbestandteile:

- Wasser (95 %)
- Stoffwechselendprodukte (Harnstoff, Kreatinin)
- Salze (NaCl u. a.)
- Farbstoffe (Urobilinogen)
- Vitamine
- Zellen
- Ggf. Schwangerschaftshormon.

Pathologische Urinbeimengungen:

- Vermehrte Epithelzellen
- Vermehrte Leukozyten
- Erythrozyten
- Bakterien
- Zucker
- Eiweiß.

Die Harnmenge ist abhängig von Flüssigkeitsaufnahme, Blutdruck und der Aktivität bestimmter Hormone. Sie beträgt unter normalen Bedingungen ca. 1 000 – 1 500 ml/24 Stunden. Nächtliches Wasserlassen bezeichnet man als Nykturie. Sie tritt vor allem bei Rechtsherzinsuffizienz auf. Urin ist im Normalfall klar, durchsichtig und, abhängig von Menge und Konzentration, hell- bis dunkelgelb.

Tab. 2.3: Ursachen einer veränderten Harnmenge

Oligurie (<500 ml/Tag)	Anurie (<100 ml/Tag)	Polyurie (>2 000ml/Tag)
Exsikkose (nach Fieber, Erbrechen) Herzerkrankungen Nierenkrankheiten Blutverlust, Schock	Nierenversagen Schock Abflusshindernis	Diabetes mellitus Diabetes insipidus nach Nierenversagen

Farbveränderungen des Urins

Hell, wässrig:

- Vermehrte Flüssigkeitszufuhr
- Diabetes mellitus oder -insipidus.

Dunkelgelb:

- Geringe Flüssigkeitszufuhr
- Exsikkose bei Fieber, Erbrechen, Durchfall oder starkem Schwitzen.

Bierbraun (schaumig):

- Leber- und Gallenerkrankungen
- Bilirubinschwelle überschritten (Ikterus).

Rotbraun (fleischfarben):

- Mikro- und Makrohämaturie (Erythrozyturie).

Veränderungen durch Medikamente z. B.:

- Rot (phenolhaltige Präparate wie Laxantien)
- Zitronengelb (Vitamin B, Senna)
- Orange (Harndesinfizienz).

Auch der Uringeruch kann sich verändern. So findet man einen leicht nach Ammoniak bzw. obstartig riechenenden Urin bei Diabetikern (stärker riechend bei diabetischer Azidose). Bei Infektionen kann er leicht „jauchig“ (faulig) riechen.

Der physiologische pH-Wert des Urins ist schwach sauer (pH 4,5 – 6).

Sauer bei:

- Hoher Eiweißzufuhr
- Malignen Prozessen
- Schweren Durchfällen
- Azidose (Diabetes mellitus).

Alkalisch bei:

- Rein pflanzlicher Kost
- Harnwegsinfektionen
- Metabolischer und respiratorischer Alkalose.

Miktionsstörungen

Die Harnentleerung (Miktion) ist normalerweise schmerzlos und kann willkürlich gesteuert werden.

Harnverhalt (Harnretention) bei:

- Blasensteinen
- Blasentumoren
- Harnröhrenverengung (z. B. Strikturen, Prostataadenom)
- Angst.

Harnverhalt kann auch als postoperative Störung auftreten, typischerweise nach Spinalanästhesie. Die Strangurie (schmerzhafte Entleerung) entsteht durch Entzündungen von Harnblase oder Harnröhre. Die Dysurie ist durch erschwerte, schmerzhafte Harnentleerung gekennzeichnet. Häufiger Harndrang mit kleinen Portionen (Pollakisurie) entsteht meist durch Blasen- oder Harnröhrenentzündung, Schwangerschaft oder bei vegetativen, psychogenen Ursachen (Angst, Stress).

Inkontinenz bei:

- Schlaganfall
- Querschnittlähmung
- Altersbedingt
- Nervalen Störungen.

Unter dem Restharn versteht man die Menge Urin, die nach der Miktion noch in der Blase verbleibt (Normal 0 – 50 ml). Eine Erhöhung des Restharns kann bei Blasentumoren und Prostatahypertrophie (Prostataadenom) auftreten.

Spezifisches Gewicht

Das Spezifische Gewicht wird mit dem Urometer (Senkwaage) gemessen. Die Niere kann durch ihre Konzentrations- und Verdünnungsfähigkeit ein spezifisches Gewicht von 1 001 – 1 035 produzieren. Der Normalwert liegt bei 1 015 – 1 025.

Voraussetzung zur Messung des spezifischen Gewichtes:

- Urintemperatur ca. 15 – 20 °C
- Messzylinder bis zur Markierung füllen
- Urometer langsam einsetzen (Urometer muss frei schwimmen)
- Flüssigkeitsspiegel auf Augenhöhe ablesen.

Ist die Harnportion zu klein, kann sie mit destiliertem Wasser 1:1 aufgefüllt werden. Bei der Berechnung muss dann der Verdünnungsfaktor berücksichtigt werden.

Gewichtsveränderungen:

- Temperatur des Urins (zu niedrig/zu hoch)
- Erhöhter Eiweiß- oder Zuckergehalt.

Ein niedriges spez. Gewicht entsteht bei starker Flüssigkeitsaufnahme, ein hohes dagegen beim Dursten, Fieber, Erbrechen oder Durchfall (Harnkonzentrierung). Von Isosthenurie (Harnstarre) spricht man, wenn beim Durst- und Trinkversuch die Urinkonzentration unverändert bleibt (z. B. bei Niereninsuffizienz). Kann die Niere beim Durstversuch keinen konzentrierten Urin produzieren, dann besteht eine Hyposthenurie. Wird dagegen beim Trinkversuch kein verdünnter Harn produziert, nennt man dies Hypersthenurie.

2.7 Stuhl

Der Stuhl (Faeces, Kot) setzt sich aus nicht resorbierbaren Nahrungsmitteln (Ballaststoffe wie z. B. Fasern, Zellulose), Bakterien, Schleim, Sekreten, Darmepithelien und zu 75 % aus Wasser zusammen. Finden sich unverdaute Nahrungsbestandteile, Blutspuren, starke Schleimauflagerung oder Parasiten (Würmer, Wurmeier, Wurmteile), so sind diese Beimengungen pathologisch.

Stuhlfarbe und -beschaffenheit

Durch Sterkobilin, dem Abbauprodukt von Bilirubin, ist die normale Stuhlfarbe braun. Durch Aufnahme von Farbstoffen kann es zu physiologischen Veränderungen kommen.

Physiologische Veränderungen des Stuhls:

- Schwarz (Kohletabletten, Eisenpräparate, Spinat, Blaubeeren)
- Rot (rote Beete).

Pathologische Veränderungen des Stuhls:

- Schwarz, klebrig (Teerstuhl; verdautes Blut aus Magen oder Darm)
- Hellrot (frisches Blut aus den unteren Darmabschnitten oder aus Hämorrhoiden)
- Lehmfarben (Gallenabflussstauung = acholischer Stuhl)
- Grau-salbenartig (Fettstuhl bei Pankreatitis)
- Reiswasserähnlich (Cholera)
- Erbsenbreiartig (Typhus abdominalis).

Durch Eiweißfäulnis- und Gärungsprodukte kommt es zur individuellen, aber typischen Geruchsbildung. Penetrante Gerüche (jauchig oder faulig) sind Anzeichen von Verdauungsstörungen (Dyspepsie).

Häufigkeit und Menge der Stuhlentleerung (Defäkation) sind abhängig von Nahrungsmenge, Nahrungsart und Gewohnheiten. Als normal gelten ein bis zwei Stuhlentleerungen pro Tag bis zu einer zwei- bis dreitägigen Entleerung, mit jeweils 125 – 300 g/Tag. Selbst im Hungerzustand finden Darmentleerungen, wenn auch mit einer anderen Zusammensetzung des Stuhls, statt.

■ ***Stuhlgang von zweimal täglich bis zweimal wöchentlich ist normal. Pathologisch sind plötzliche Änderungen der Stuhlgewohnheiten.***

Diarrhoe und Obstipation gehören zu den Defäkationsstörungen.

Diarrhoe (Durchfall)

Die Diarrhoe ist gekennzeichnet durch:

- Mehrmals täglich dünnflüssigen Stuhl
- Verstärkte Darmperistaltik („Kollern" im Bauch)
- Schmerzen (Reizung der Darmwand)
- Reduzierten Allgemeinzustand (Mattigkeit, Exsikkose).

Ursachen:

- Nervöse Durchfälle
- Diätfehler (kalte Getränke, Eis, große Mengen Obst)
- Unvollständige Kauleistung (fehlender Zahnersatz und damit ggf. Gärungs- oder Fäulnisdyspesie)
- Nahrungsmittelvergiftung (z. B. Kartoffelsalat, Fisch, Pilze sind leicht verderblich)
- Darminfektionen (Darmgrippe, Typhus, Ruhr)
- Ungewohnte Nahrungsmittel.

Pflegerische Aktivitäten:

- Ggf. Nahrungskarenz oder spezielle Ernährung (geriebene Äpfel, Reis, schwarzer Tee, Anistee)
- Flüssigkeitsersatz (bei massiven Durchfällen)
- Wärmflasche anbieten (bei Bauchschmerzen zur Entspannung)
- Häufige Intimpflege und evtl. Wundsalbe
- Weiches Toilettenpapier.

Obstipation (Verstopfung)

Die Obstipation ist nicht nur im Krankenhaus ein großes Problem. Sehr viele Menschen – insbesondere Frauen – sind davon betroffen. Leider wird sie meist nicht kausal, sondern nur symptomatisch mit Abführmitteln (Laxantien) behandelt. Die Obstipation ist gekennzeichnet durch:

- Stuhlgang meist nur ein- bis zweimal pro Woche
- Harten, trockenen Stuhl
- Schmerzen und Anstrengung beim Stuhlgang
- Völlegefühl
- Appetitlosigkeit, Unlust.

Ursachen:

- Ballaststoffarme Ernährung (Weißmehl, Kohlenhydrate)
- Bewegungsmangel, Bettlägrigkeit (Patienten mit Gipsverband)
- Psychische Faktoren (Ekel, Schamgefühl des Patienten)
- Zeitmangel (allgemeine Hektik)
- Laxantienmissbrauch (Gewöhnung des Darmes)
- Darmkrankheiten (Tumor, Strangulation, Ileus u. Ä.)
- Mangelnde Bauchpresse bei operierten Patienten
- Fieber.

Pflegerische Aktivitäten:

- Nahrungsumstellung auf Obst (Dörrpflaumen), Gemüse (Gemüsesaft, Sauerkraut, -saft), Vollkornprodukte (Leinsamen, Kleie), Jogurt, Dickmilch, viel Flüssigkeit
- Ausreichend Bewegung (Mobilisation, Krankengymnastik oder Spaziergänge)
- Unterstützung der Peristaltik durch Massage des Bauches von der rechten Seite des Patienten aus nach links kreisend
- Berücksichtigung des Schamgefühls (Spanische Wand o. Ä.)
- Zeit nehmen, Ruhe ausstrahlen
- Regelmäßigkeit bei der täglichen Entleerung ermöglichen
- Unterstützung bei der Bauchpresse (Hand übt leichten Gegendruck aus).

Kotsteine

Kotsteine sind Ablagerungen von hartem Stuhl in der Ampulle des Enddarmes. Hartnäckige Kotsteine müssen meist von rektal mit dem Finger ausgeräumt werden.

■ ***Bei der digitalen Ausräumung von Kotsteinen besteht Perforationsgefahr des Darmes.***

2.8 Erbrechen

Erbrechen ist die reflexartige retrograde Entleerung des Magens. Es wird vom Brechzentrum im verlängerten Rückenmark (Medulla oblongata) gesteuert. Meist gehen dem Erbrechen Übelkeit, vermehrte Speichelsekretion, starkes Würgen, Magendruck, Schweißausbruch und Bradykardie voraus. Das Erbrechen kann z. T. durch die Atemtechnik beeinflusst werden: Langsames, tiefes Atmen kann den Brechreiz unterdrücken bzw. abmildern.

Arten des Erbrechens

Zentrales Erbrechen wird durch Vorgänge im Gehirn (z. B. Meningitis) ausgelöst, während peripheres Erbrechen typischerweise bei Erkrankungen des Bauchraumes wie Gastritis, Ileus, Koliken oder Atonie des Magens (z. B. nach Narkose) auftritt.

Org. Hirnschäden	Chemische Reize	Emotionale Reize
Tumore	Bakterien	Angst
Traumen	Toxine	Ekel
Blutungen	Medikamente	Aufregung
Infektionen	Hormonumstellung	

Tab. 2.4: Ursachen zentralen Erbrechens

Weitere Brechreiz auslösende Faktoren:

- Reflektorisch bei mechanischer Reizung der Rachenhinterwand (Berührung bei der Mundpflege o. Ä.)
- Chemische, toxische Reizung des Magen-Darm-Traktes (verdorbene Nahrungsmittel, Vergiftungen)
- Störung des Gleichgewichtsorganes (kinetisches Erbrechen als Reise- oder Bewegungskrankheit)
- Medikamentös bedingt (z. B. Nebenwirkung mancher Schmerzmittel).

Aus der Art des Erbrechens können Rückschlüsse auf die Ursache gezogen werden.

Würgendes Erbrechen bei:

- Schwangerschaft
- Intoxikationen
- Reisekrankheit.

Explosionsartiges Erbrechen bei:

- Zerebralem Erbrechen
- Pylorusstenose des Säuglings.

Überlauferbrechen findet sich beim Ileus. Vom Patienten selbst provoziertes Erbrechen findet sich bei psychosomatischen Störungen wie Anorexia nervosa oder Bulimie.

Zeitpunkt des Erbrechens

Häufig sind Zeitpunkt und Art des Erbrechens charakteristisch für verschiedene Erkrankungen:

- Nüchternerbrechen bei Schwangerschaft, Alkoholismus
- Nach dem Essen bei Leber-, Galle-, Pankreaserkrankungen
- Unabhängig von der Nahrungsaufnahme bei zentralem Erbrechen
- Anhaltendes Erbrechen bei Tumoren.

Menge und Beschaffenheit des Erbrochenen

Menge und Farbe des Erbrochenen werden immer aufmerksam registriert. Besonders durch die Farbe können wichtige Informationen gewonnen werden.

Farbe:

- Gelbgrün (Galle)
- Hellrot (frisches Blut)
- Braun, kaffeesatzartig (geronnenes, älteres Blut)
- Grünlich (Magensaft)
- Kotig (Ileus).

Riecht das Erbrochene sauer, so ist Magensaft beigemischt. Ist es übel riechend, so sind die Speisereste meist älter und bereits angedaut.

Konsistenz:

- Breiig (angedaute Nahrung)
- Flüssig (nur Magensaft oder Galle)
- Schaumig-voluminös (vom Vortag)
- Mit unverdauten Nahrungsbrocken (direkt nach dem Essen)
- Fremdkörper (z. B. Spulwürmer).

■ ***Häufigkeit, Menge und Beschaffenheit des Erbrochenen sind genau zu beobachten.***

Pflegerische Aktivitäten

Zur Hilfestellung beim Erbrechen stützen die Pflegekräfte den Kopf des Patienten, indem sie die Hand auf die Stirn legen. Bei Operierten wird mit der Hand leichter Gegendruck auf die OP-Wunde ausgeübt (besonders wichtig bei Bauchoperationen, Leistenoperationen).

Lagerungsmöglichkeiten:

- Oberkörperhochlagerung (erleichtertes Abfließen)
- Seitenlage oder Kopf zur Seite drehen (Schwerkranke)
- Bauchlage (zur Magenspülung von intoxikierten, bewusstlosen Patienten).

Nach dem Erbrechen:

- Mund spülen lassen
- Mundpflege anbieten
- Waschen von Händen und Gesicht
- Wäschewechsel
- Frische Nierenschale und Zellstoff bereitstellen, Dokumentation
- Flüssigkeit anbieten (evtl. schwarzer- oder Kamillentee)
- Zimmer lüften.

2.9 Ernährungszustand

Eine Beurteilung des Ernährungszustandes (EZ) ist häufig unter objektiven Gesichtspunkten nicht möglich. Ein normales Gewicht bedeutet nicht unbedingt einen guten EZ (es könnte z. B. ein Eiweiß-, Vitamin- oder Mineralienmangel bestehen). Er gilt aber als Anhaltspunkt. Bei der Beobachtung und der Beurteilung des EZ sind die Kultur und die Lebensumstände des Einzelnen zu berücksichtigen.

Körpergröße und Körpergewicht

Zur Ermittlung des normalen Körpergewichtes (KG) gibt es verschiedene Regeln und Formeln, die aber immer nur Anhaltszahlen liefern.

Normalgewicht:

- Body-Mass-Index = Körpergewicht : Köperlänge^2 (z. B. 80/[1,7 m x 1,7 m]), normal: < 25,1
- Körperlänge mal mittlerem Brustumfang/250
- Körperlänge minus 100 (105): Broca-Formel.

Wohlfühlgewicht:

- Normalgewicht +/- 10 %.

Gewichtskontrollen

Sie sind immer durchzuführen bei:

- Änderung der Ernährung (Reduktionskost)
- Auszehrenden Erkrankungen (Tumorerkrankungen, Verbrennungskrankheit)
- Niereninsuffizienz
- Herzinsuffizienz
- Aszites (vor und nach der Punktion)
- Medikamentendosierung nach Körpergewicht (z. B. mg x kg KG)
- Lungenfunktionsprüfungen.

Wichtig zur Durchführung:

- Gleiche Waage
- Gleiche Zeit (nüchtern oder nach dem Frühstück)
- Gleiche Kleidung (Schlafanzug, Nachthemd, Schuhe).

Normaler Ernährungszustand

Zeichen eines normalen Ernährungszustandes sind:

- Gewicht entspricht der Körpergröße, abhängig von Alter, Geschlecht und Körperbau
- Subkutanes Fettgewebe ist vorhanden
- Elastische Haut von gesunder Hautfarbe
- Abgehobene Hautfalten verschwinden wieder
- Normale Leistungsfähigkeit.

Reduzierter Ernährungszustand

Veränderungen des EZ können vom leicht reduzierten EZ bis zur völligen Auszehrung (Kachexie) reichen.

Ursachen:

- Appetitlosigkeit
- Unzureichende Ernährung
- Langanhaltende Durchfälle, Erbrechen
- Resorptionsstörungen (chronische Darmerkrankungen)
- Stoffwechselsteigernde Erkrankungen (Hyperthyreose, Tuberkulose)
- Störungen des Hungergefühls (Depressionen, org. Hirnschäden z. B. durch Alkohol).

Pflegerische Aktivitäten:

- Patienten beraten
- Vitamin- und eiweißreiche Nahrungsmittel anbieten
- Ggf. psychische Ursachen berücksichtigen.

Nach Rücksprache mit dem Arzt können spezielle Diäten angeboten oder eine künstliche Ernährung mit Sondennahrung oder Infusionen eingeleitet werden.

Spezielle Veränderungen des Nahrungsverhaltens sind die Bulimie (Heißhunger im Wechsel mit provoziertem Erbrechen und Nahrungsverweigerung) sowie die Anorexie (herabgesetztes Verlangen nach Nahrungsaufnahme mit Appetitlosigkeit).

Tab. 2.5: Kennzeichen des redizierten EZ – Kachexie

Herabgesetzter EZ	Kachexie (Auszehrung)
reduziertes Körpergewicht	hochgradige Abmagerung
reduziertes subkutanes Fett	fehlendes subkutanes Fett
Infektanfälligkeit	evtl. Untertemperatur
Leistungsabfall und Müdigkeit	trockene, spröde Haut
	stehende Hautfalten

Adipositas

Die Fettleibigkeit (Fettsucht, Adipositas zeigt sich durch eine Überschreitung des Normalgewichtes um mindestens 15 – 30 % mit überdurchschnittlicher Ausbildung des Fettgewebes. Die Haut ist blass und gespannt.

Ursachen:

- Hohe Kalorienzufuhr mit kohlenhydrat- und fettreichen Nahrungsmitteln
- Zu geringer Kalorienverbrauch
- Alkoholmissbrauch (Bier)
- Endokrine Störungen (Hypothyreose, Morbus Cushing)
- Medikamente (Kortison)
- Psychische Faktoren (z. B. Essen als Ersatzbefriedigung).

Medizinische Bedeutung:

- Belastung von Herz, Kreislauf und Skelettsystem
- Neigung zu Hautentzündungen (vermehrtes Schwitzen)
- Mangelnde Beweglichkeit
- Folgeerkrankungen wie Arteriosklerose, Hypertonie, Diabetes mellitus, Gicht und Arthrose.

Pflegerische Aktivitäten:

- Aufklärung
- Hilfestellung bei der Ernährungsumstellung (Kurse, Gesprächskreise u. Ä.)
- Prophylaxen (Thrombose, Dekubitus und Pneumonie)
- Hautpflege.

Veränderungen bei der Nahrungsaufnahme

Normalerweise regelt der Appetit (Lust am Essen) die Menge der Nahrungsaufnahme. Der Appetit ist abhängig von:

- Essgewohnheiten
- Arbeit und Bewegung
- Außentemperatur (bei Wärme, Hitze mehr leichte Kost)
- Alter (ältere Menschen essen weniger, jüngere in der Entwicklung meist mehr)
- Geruch, Geschmack und Aussehen der Speisen („das Auge isst mit")
- Kulturabhängigen Einstellungen zum Essen.

Pflegerische Aktivitäten bei Appetitmangel:

- Physische Ursachen ergründen und beseitigen (z. B. Mundpflege)
- Hilfestellung geben
- Zimmer lüften (schlechte Luft)
- Auf Wünsche eingehen
- Kleinere Portionen (für den Patienten übersehbar)
- Getränke anbieten (ausgetrockneter Mund).

Psychische Ursachen	Physische Ursachen
Angst und Aufregung	hohes Fieber
Kummer	Schmerzen
Ekel vor bestimmten Speisen	Zahnfäule
mangelnde Bewegung	Schleimhautschäden im Mund
unangenehme Gerüche	keine Kaumöglichkeiten

Tab. 2.6: Ursachen des Appetitmangels

Appetitsteigerung und Heißhunger

Ursachen:

- Jugendliche, Sportler und schwere körperliche Arbeit (physiologisch)
- Rekonvaleszenz (Genesung)
- Ggf. Kompensation seelischer Defizite (evtl. als Bulimie).

Nahrungsverweigerung und Hungern

Hunger ist ein subjektives Gefühl des Nahrungsbedürfnisses und stark abhängig vom Appetit.

Ursachen von Nahrungsverweigerung:

- Depressionen, Suizidgedanken
- Ablehnung bestimmter Speisen
- Pankreas- und Lebererkrankungen (Abneigung gegen Fett)
- Magenkarzinom (Ekel vor Fleisch).

■ ***Vollkommener Nahrungsentzug bei normaler Flüssigkeitszufuhr führt nach ca. 75 Tagen zum Tod.***

Exsikkose (Austrocknung)

Exsikkose kann durch starke, langandauernde Durchfälle, häufiges Erbrechen und durch große Verluste von Flüssigkeit über Sonden und Drainagen entstehen.

Bei der Austrocknung zeigen sich:

- Raue, schlaffe Haut
- Nach Anheben bleiben Hautfalten längere Zeit bestehen
- Reduzierte Harnmenge und Schweißabsonderung
- Muskelschwäche
- Apathie, Bewusstseinseintrübung
- Trockene, borkige Zunge.

■ ***Vollkommener Flüssigkeitsentzug führt in der Regel nach 3 – 5 Tagen zum Tod.***

2.10 Bewusstsein

Das „normale" Bewusstsein zeigt sich in aufmerksamer und beobachtender Anteilnahme an der Umwelt, zwischenmenschlichen Kontakten und interessiertem, verständnisvollem Verhalten gegenüber Krankheit und Behandlung.

Plötzliche Veränderungen des Bewusstseins und der Psyche (z. B. Interessenlosigkeit und Gleichgültigkeit) sind Alarmzeichen. Wenn die Änderung der Bewusstseinslage nicht richtig erkannt wird, kann der Patient Schaden nehmen, z. B. Aspiration von Speisen oder Erbrochenem bei Bewusstseinseintrübung.

Die Veränderungen des Bewusstseins lassen sich in verschiedene Stufen und Kategorien einteilen:

Quantitative Bewusstseinsstörungen

Bewusstseinslage	Kennzeichen
Benommenheit (leichter Grad der Bewusstseinsstörung)	verlangsamtes Denken und Handeln erschwerte Orientierung ungenaue Reaktion
Somnolenz (krankhafte Schläfrigkeit)	durch äußere Reize weckbar mangelnde Aufmerksamkeit erschwerte Ansprechbarkeit Beantwortung einfacher Fragen
Sopor (stärkere Bewusstseinsstörung)	nur durch starke Reize weckbar Beantwortung einfacher Fragen nur bei gleichzeitigem Schmerzreiz möglich
Präkoma (leichte Bewusstlosigkeit)	nicht durch äußere Reize weckbar gezielte und ungezielte Reaktionen auf Schmerzreize erhaltene Reflexe
Koma (tiefe Bewusstlosigkeit)	keine Reaktion auf Schmerzreize Erlöschen von Reflexen evtl. Atemstillstand

Tab. 2.7: Bewusstseinsstörungen

Qualitative Bewusstseins- und Wahrnehmungsstörungen

Bei Halluzinationen (Sinnestäuschungen) nehmen die Patienten nicht vorhandene Sinneseindrücke war. Dies kann sich in akustischen, optischen, geschmacklichen und Geruchshalluzinationen äußern. Zeitliche und inhaltliche Gedächtnislücken in anterograder (zeitlich vor dem Ereignis, z. B. Unfall, liegend) und retrograder (zeitlich nach dem Ereignis, zurückliegend) Form werden als Amnesie bezeichnet. Das Delirium stellt die traumhafte Trübung des Bewusstseins dar. Es tritt bei Fieber, Alkoholmissbrauch (hier vor allem bei Alkoholentzug) und Infektionen auf und zeigt sich in Sinnestäuschungen, Bewegungsunruhe, wechselnden Stimmungslagen und weitgehender Erinnerungslosigkeit.

2.11 Schlaf

Schlaf dient der Erholung und Entspannung des Körpers. Schlafen bedeutet eine physiologische Bewusstseinsunterbrechung (Steuerung im Zwischenhirn) und ist ein aktiver Prozess im Gesamtgeschehen des Organismus. Versucht man dem Schlaf auszuweichen und krampfhaft wach zu bleiben, treten nach etwa zwei Tagen immer stärker werdende Halluzinationen auf, bis Zwangsschlaf eintritt. Schlaf bedeutet auch Schutz vor Übermüdung.

Physiologische Körperreaktionen im Schlaf:

- Mindererregbares ZNS
- Atmungsverlangsamung
- Reduzierte Herzkreislauffunktion
- Herabgesetzte Stoffwechsel- und Drüsenfunktion
- Verringerter Muskeltonus.

Das Schlafbedürfnis ändert sich mit den Lebensabschnitten.

Schlafdauer:

- Neugeborene: bis 23 Stunden
- 1. Lebensjahr: 18 – 20 Stunden
- 6. – 11. Lebensjahr: 10 – 11 Stunden
- 12. – 16. Lebensjahr: 9 – 10 Stunden
- 16. – 18. Lebensjahr: 8 – 9 Stunden
- Erwachsene: 6 – 8 Stunden
- Im Alter: bis 6 Stunden.

Ausgeschlafen ist man, wenn ca. 10 – 20 Minuten nach dem Erwachen keine objektiven Ermüdungserscheinungen vorhanden sind.

Schlafverlauf und Schlafphasen

Der Schlaf setzt nach Ermüdung und Schlafreizen ein. Durch die Tonusminderung der Skelettmuskulatur sinken die Augenlider herab und es entsteht ein müder, schläfriger Gesichtsausdruck (ärmere Mimik). Das herabgesetzte Auffassungsvermögen zeigt sich durch die Abnahme geistiger Leistungen. Vermehrtes Gähnen stellt sich als Reflex des Atemzentrums auf ein Sauerstoffdefizit ein.

Im Laufe des Schlafes durchläuft der Mensch verschiedene Phasen:

- Einschlafphase
- Leichter Schlaf
- Beginnender Tiefschlaf
- Tiefschlaf
- REM-Schlaf.

Schlafbeurteilung

Schlaf lässt sich nach folgenden Kriterien beurteilen:

- Einschlafen (schnell, langsam, ruhig, unruhig)
- Durchschlafen (schläft durch, öfter wach)
- Schlafqualität (ruhig, unruhig, schwitzend).

Schlafstörungen

Nervöse Schlafstörungen zeigen sich häufig bei Angst, Unruhe sowie bei seelischen und psychischen Belastungen. Organische Schlafstörungen treten bei Herzerkrankungen, zerebralen Störungen, Atemnot oder Schmerzen auf.

Symptomatische Schlafstörungen:

- Nach schweren Mahlzeiten
- Ungewohnte Umgebung (Bett, schlechte Luft, grelles Licht)
- Stuhl- oder Harndrang
- Juckreiz.

Toxische Schlafstörungen:

- Weckamine
- Coffein (Kaffee oder coffeinhaltige Getränke, z. B. Tee)
- Nikotin.

Unverarbeitete Erlebnisse können zu Einschlafstörungen führen. Bei Durchschlafstörungen wird die normale Schlaftiefe nicht erreicht, sodass man sich am Morgen „wie gerädert fühlt". Das Gefühl, nicht geschlafen zu haben, entsteht bei frühzeitigem Erwachen. An Schlafumkehr leiden meist ältere, an Arteriosklerose erkrankte Menschen. Sie schlafen tagsüber vermehrt und sind nachts häufig wach.

■ ***Bei älteren Menschen mit Schlafumkehr wirkt eine Tasse Kaffee (Gehirn wird besser durchblutet) meist sehr gut als Schlafmittel.***

Maßnahmen bei Schlafstörungen

Physikalische Maßnahmen:

- Bewegung (vor dem Schlafengehen)
- Wärmezufuhr (lokal mittels Decke)
- Absenkung der Raumtemperatur.

Weitere Maßnahmen:

- Ablenkung mit leichter Lektüre
- Aufklärung durch den Arzt, Aussprache mit Seelsorger, Sozialarbeiter o. Ä.
- Fern halten von unruhigen, aufregenden Besuchen
- Entspannungsübungen.

Pharmakologisch darf nur auf Anordnung des Arztes eingegriffen werden.

2.12 Lage und Haltung des Patienten

Wenn der Patient seine Lage ohne fremde Hilfe verändern kann, sich drehen, wenden und aufsetzen kann, spricht man von einer aktiven Lage. Der Patient empfindet diese Lage als angenehm und fühlt sich wohl. Es liegen keine Behinderungen für ihn vor. Kann der Patient seine Lage nicht verändern, spricht man von passiver Lage.

■ ***Gelähmte und bewusstlose Patienten liegen stets so (passive Lage), wie sie gelagert werden. Es besteht die Gefahr des Lagerungsschadens!***

Bei der Schonlage (Zwangslage) liegt der Patient auf der kranken Seite, entlastet und stellt somit die verletzte Seite ruhig (z. B. Rippenfellentzündung). Sitzen Patienten mit aufgestützten Armen im Bett (Aktivierung der Atemhilfsmuskulatur), so kann Atemnot (z. B. Asthma bronchiale) vorliegen. Bei Schmerzen im Bauchraum werden die Beine angezogen und somit die Bauchdecke entspannt (z. B. Peritonitis, Appendizitis). Typisch für Krämpfe oder Koliken ist das Krümmen oder Hin- und Herrollen des Patienten (z. B. Gallen- und Harnleiterkolik).

2.13 Aussehen und Verhalten des Patienten

Das Allgemeinverhalten äußert sich in Mimik, Gestik, Haltung, Gang, Interesse an der Umwelt und in der Sprache.

Gesichtsausdruck und Mimik

Der Gesichtsausdruck ist von verschiedenen Gegebenheiten abhängig und beeinflusst. Er ist Spiegel der Erlebnisse und Empfindungen eines kurzen Momentes, eines Tages oder gar eines Lebens. Weiter ist er vom Alter und der Hautbeschaffenheit geprägt.

Die Mimik ist eine vorübergehende Ausdrucksform der Empfindungen und Erlebnisse im Zusammenspiel mit der mimischen Muskulatur und/oder Sprache.

Tab. 2.8: Normaler und veränderter Gesichtsausdruck

Normaler Gesichtsausdruck	Veränderter Gesichtsausdruck
individuelles Gepräge des Gesichtsausdruckes	verkrampft, schmerzerfüllt, traurig, ausdruckslos, verfallen
lebhaftes Minenspiel lebendige Gesichtszüge	Angst, Erschöpfung, Müdigkeit, Spannung
lebendig und koordiniert	übertrieben, wild, Bewegungsdrang, müde, verarmt

Gestik

Die Gestik ist in Verbindung mit Mimik, Sprache und dem Interesse an der Umwelt die Gesamtheit der Ausdrucksbewegung. Die normale Gestik (Gesamtheit der Gebärden) ist lebendig und koordiniert, je nach Erkrankung und psychischer Verfassung des Patienten kann sie aber auch wild, müde oder verarmt erscheinen.

2.14 Schmerz

Schmerz ist eine unangenehme Empfindung, die durch mannigfaltige Störungen im und am Körper verursacht werden kann. Er ist ein Warnsignal, eine lebenswichtige Alarmanlage. Auch psychische Missstimmungen können sich mit Schmerzen (z. B. Kopf- und Magenschmerzen) äußern.

Schmerzqualität (wie?):

- Stechend (Lungenkrankheiten, Migräne, Krämpfe)
- Brennend (Verätzungen, Verbrennungen, Schleimhautverletzungen)
- Ziehend, reißend (Zahnschmerz, Verletzung der Muskeln oder Gelenke)
- Stumpf, beengend (Bauchschmerz, Herzschmerz)
- Krampfartig (Meteorismus, Herzinfarkt, Muskelkrämpfe, Menstruationsschmerz)
- Klopfend, bohrend (Entzündungen, Wunden, Kopfschmerzen).

Schmerzlokalisation (wo?):

- Lokal (Fußsohle, Kopfschmerz)
- Diffus, keine genaue Angabe möglich (Gliederschmerz)
- Phantomschmerz (Schmerzempfindung im amputierten Gliedmaß).

Auftreten von Schmerzen (wann?):

- Vor, während, nach dem Essen
- Bei Belastung
- In Ruhe
- Bei Wetterumschwung
- Bei Berührung.

Schmerzdauer (wie lange?):

- Akut, kurz (Stichverletzung)
- Periodisch, wellenförmig (Magenkrämpfe, Geburtswehen)
- Chronisch als unterschwelliger Schmerz (Tumor-, Kopf- oder Zahnschmerz).

Schmerzäußerungen zeigen sich durch Wehklagen des Patienten, Verkrampfung, gekrümmte Haltung, evtl. auch durch Anstieg von Blutdruck und Herzfrequenz sowie Schweißausbruch. Schmerz kann auch zu Unruhe oder Aggressivität des Patienten führen.

Hilfestellung bei Schmerzzuständen

Zügiges und vorsichtiges Arbeiten am Patienten, Information und Anleitung des Patienten zur Mithilfe (z. B. Gegendruck auf Bauchoperationswunde beim Husten oder Niesen) tragen zur Erleichterung bei. Weitere Maßnahmen:

- Schmerzbekämpfung (Analgetika)
- Schmerzentlastung durch Lagerung
- Atemübungen
- Wärme-, Kälteanwendungen
- Massagen, Akupressur
- Mobilisation, Krankengymnastik.

■ ***Schmerzerleichternd kann beim Patienten schon allein die Anwesenheit, die Anteilnahme und Berührung durch das Pflegepersonal sein.***

3 Allgemeine Pflegemaßnahmen

Die allgemeinen Pflegemaßnahmen unterstützen den Patienten bei den normalen Verrichtungen des täglichen Lebens.

3.1 Körperpflege

Zu den Grundbedürfnissen und Aktivitäten eines jeden Menschen gehört die Körperpflege. Körperpflege ist lebensnotwendig und wichtig für die Gesundheit. Die Einstellung zur Körperpflege ist individuell verschieden, aber auch den Normen der Gesellschaft unterworfen. Bei der Durchführung der Körperpflege berücksichtigen die Pflegenden immer die Bedürfnisse des Patienten sowie die Situation, in der sich der Patient befindet, und beziehen den Patienten unter Berücksichtigung seiner Gewohnheiten in die Verrichtungen der Körperpflege ein.

Aufgaben der Körperpflege

Bei der Körperpflege wird die Haut von Schmutz, Schweiß, Talg und abgeschilferten Hautteilchen gereinigt. Durch die Steigerung der Hautdurchblutung und Hautatmung wirkt die Körperpflege kreislaufanregend und bietet somit Schutz vor Infektionen durch Pilze und Bakterien sowie vor dem „Wundliegen" (Dekubitus). Optimale Körperpflege führt beim Patienten zu Entspannung und Erfrischung. Berührung bei der Körperpflege kann dem Patienten ein positives Gefühl (Nähe) vermitteln (siehe unten). Ein gepflegtes Äußeres, die Anwendung eigener Kosmetika und die individuelle Frisur steigern das Selbstbewusstsein. Um Keimverschleppungen zu verhindern und den Patienten so wenig wie möglich zu belasten, wird hygienisch (Wasserwechsel) und der Situation des Patienten angepasst gearbeitet.

Berührung

Berührungen werden prinzipiell angekündigt. Werden sie sicher, aber nicht zu fest, klar und deutlich sowie mit Ruhe ausgeführt, vermitteln sie dem Patienten das Gefühl von Sicherheit. Zu vorsichtige und oder zittrige Berührungen können den Patienten verunsichern, insbesondere bei der Mobilisation.

3.1.1 Arten der Körperpflege

Ist vor dem Frühstück die Ganzkörperwaschung nicht möglich, wird dem Patienten eine einfache Morgentoilette angeboten.

Einfache Morgentoilette:

- Waschen von Gesicht und Händen
- Zähneputzen und Mund spülen
- Haare kämmen.

Abendtoilette:

- Mund- und Zahnpflege, evtl. Reinigung und Ablegen von Zahnprothesen
- Gesichtsreinigung.

Teilwäsche:

Eine Teilwäsche wird meist nach Verschmutzung eines Körperteils bzw. einer -region durchgeführt:

- Gesichts- und Mundpflege, Händewaschung nach Erbrechen
- Intimpflege nach Stuhlgang oder Urinieren ins Bett.

Das Fußbad gehört auch zu den Teilwaschungen. Zum Wohlbefinden des Patienten wird es nach Möglichkeit regelmäßig durchgeführt.

Ganzkörperpflege:

Grundsätze:

- Patienteneigene Seife verwenden (evtl. Waschlotion vom Krankenhaus)
- Seife gut abspülen
- Haut und Hautfalten gut trocknen (Gefahr von Pilzinfektionen).

■ ***Beim Benutzen von Waschlotion als Zusatz im Waschwasser immer die Herstellerangaben beachten. Wird Flüssigseife direkt ins Waschwasser gegeben, muss diese immer durch „Nachspülen" entfernt werden.***

Bei der Ganzkörperwäsche berücksichtigen die Pflegenden die Ressourcen des Patienten: Kann er die Körperpflege am Waschbecken selbständig durchführen oder benötigt er Hilfe zur Reinigung bestimmter Körperpartien (Rücken, Füße)? Muss die Ganzkörperwäsche mit oder ohne Hilfe im Bett stattfinden?

■ ***Ein Patient mit einem Kompressionsverband darf nicht ohne Verband aufstehen (Emboliegefahr). Die Beine werden aus diesem Grund nicht am Waschbecken, sondern vorher im Bett vorsichtig gewaschen.***

Waschen im Bett

Zur Ganzkörperwaschung wird folgendes Material benötigt:

- 2 Einmalwaschlappen
- 2 frische Waschlappen
- 2 frische Handtücher
- Handschuhe
- Seife
- Waschschüssel
- Zahnpflegeutensilien
- Körperpflegemittel
- Bettwäsche
- Ggf. Lagerungshilfsmittel und Material für Prophylaxen.

Pflegerische Aktivitäten vor dem Waschen:

- Ca. $^1/_2$ Stunde vor dem Waschen das Fenster schließen und die Zimmertemperatur regeln
- Abstell- und Abwurfmöglichkeiten für Waschschüsseln, Pflege- und sonstige Utensilien schaffen
- Patienten informieren und nach seinen Wünschen in Bezug auf Wassertemperatur und Seifenbenützung (eigene Seife oder Waschlotion vom Krankenhaus) oder sonstigen Gewohnheiten befragen
- Hände desinfizieren
- Patienten abschirmen (Intimsphäre) mit Sichtschutz (Span. Wand), Vorhänge schließen bei Arbeiten im Zimmer mit Licht.

Vorbereitung des Patienten:

- Kopfkissen entfernen
- Halb hohe Oberkörperhochlagerung
- Nachthemd entfernen und als Kälteschutz auf dem Oberkörper ablegen
- Handtuch unter den Kopf legen (Nässeschutz).

Das Waschen der Körperregionen beginnt in der Regel beim Gesicht und erfolgt dann in folgender Reihenfolge:

Gesicht:

- Augen von außen nach innen ohne Seife reinigen
- Ohren und Hals waschen
- Vorsichtig Seife abspülen und trocknen.

Arme und Hände:

- Handtuch unterlegen (vom Pflegepersonal körperferner Arm)
- Waschen und trocknen.

Körperstamm (Brust, Achsel, Bauch):

- Ggf. Hemd, Jacke entfernen
- Einseifen und abwaschen
- Nabel evtl. extra mit Stieltupfer reinigen
- Abtrocknen.

Zur Rückenwaschung setzt sich der Patient, wann immer es möglich ist, auf. Nach dem Trocknen wird sofort ein frisches Hemd angezogen.

Bei Schwerkranken wird evtl. die Unterstützung einer zweiten Pflegekraft benötigt. Folgende Schritte werden durchgeführt:

- Patienten zur Seite drehen
- Rücken waschen
- Handschuhe anziehen
- Gesäß waschen (eigener Waschlappen)
- Handschuhe wechseln
- Ggf. Prophylaxen durchführen
- Handschuhe ausziehen
- Nach dem Zurückdrehen auf den Rücken frisches Hemd anziehen.

Intimpflege:

Die Intimpflege möchten die Patienten in der Regel selbst durchführen. Ist der Patient dazu nicht in der Lage, werden das Schamgefühl und die Intimsphäre berücksichtigt (gleichgeschlechtliche Pflegekraft).

Tab. 3.1: Intimpflege

Frau	Mann
Handschuhe anziehen	Handschuhe anziehen
Waschen von Symphyse zum Anus (nicht umgekehrt!)	Vorhaut zur Reinigung zurückziehen (Entfernung von Smegma)
gründliches Nachtrocknen	nach Trocknen Vorhaut wieder vorziehen
bei liegendem Dauerkatheter Harnröhreneingang mit Wasser und Seife reinigen	bei liegendem Dauerkatheter Harnröhreneingang mit Wasser und Seife reinigen
bei Menstruation regelmäßiges Wechseln von Tampons oder Vorlagen	

Beinwaschung:

Zwischen Intimpflege und Beinwaschung erfolgt ein Wasserwechsel. Die Bein- und Fußwaschung erfolgt sinngemäß wie die Armwaschung. Viele Patienten empfinden es als sehr angenehm, wenn nach der Beinwaschung ein Fußbad durchgeführt wird.

Fußbad im Bett:

- Gummituch o. Ä. an den Beinen unterlegen
- Waschschüssel auf das Tuch stellen
- Beine anwinkeln lassen
- Füße in die Waschschüssel stellen lassen
- Waschen.

Nach der Körperpflege wird evtl. die Bettwäsche gewechselt und der Patient gelagert. Vor der Mundpflege sollte bei Männern die Rasur durchgeführt werden, da eine elektrische Rasur auf der feuchten Haut schwierig auszuführen ist.

Nach dem Waschen werden die gebrauchten Materialien korrekt entsorgt und es erfolgt eine hygienische Händedesinfektion.

Zahnpflege

Die nachfolgende Zahnpflege wird bei allen bewusstseinsklaren Patienten durchgeführt. Die Häufigkeit richtet sich nach dem Wunsch des Patienten. Sie erfolgt in der Regel nach jeder Mahlzeit, ferner nach Erbrechen und Sondierungen.

Pflegerische Aktivitäten:

- Hände desinfizieren
- Oberkörperhochlagerung
- Handtuch vorlegen
- Nierenschale unter das Kinn
- Becher halb füllen, Mund spülen lassen
- Mund weit öffnen lassen und Zähne bürsten lassen
- Mund ausspülen lassen
- Mund abwischen
- Material entfernen
- Patienten wieder lagern
- Pflegeutensilien reinigen und aufräumen.

Zahnprothesenpflege:

- Häufigkeit wie bei Zahnpflege
- Handschuhe anziehen
- Schale bereithalten und Prothese herausnehmen lassen
- Unter fließendem Wasser Prothese gründlich bürsten und abspülen (Vorsichtsmaßnahme siehe unten)
- Prothese in Wasser anreichen.

Die Aufbewahrung der Prothese über Nacht erfolgt in einem speziellen Prothesengefäß mit Prothesenreiniger. Bei Bewusstlosen wird sie sauber und trocken in einer gekennzeichneten Schale im Nachtkästchen des Patienten verwahrt.

Zahnprothesen (Teil- oder Vollersatz) sind sehr teuer. Sie dürfen bei der Pflege weder beschädigt werden (Fallen ins Waschbecken), noch sollten sie verloren gehen. Das Krankenhaus bzw. das Pflegepersonal haftet ggf. für zerbrochene oder verlorene Prothesen.

■ ***Prothesen niemals in Mull, Zellstoff o. Ä. einwickeln. Sie landen so sehr leicht im Abfall!***

Bei der Reinigung etwas Wasser ins Waschbecken füllen, um einem Zerbrechen der Prothese vorzubeugen, falls sie bei der Reinigung aus der Hand rutscht.

Mundpflege

Die Mundpflege ist bei allen Patienten durchzuführen, die nicht in der Lage sind, ihre Zähne zu putzen bzw. den Mund zu spülen, also grundsätzlich bei Bewusstlosen, Bewusstseinsgetrübten und ggf. bei Sterbenden. Da diese Patienten meist auch nichts oder wenig trinken können, dient die Mundpflege nicht nur zur Reinigung, sondern auch zur Anfeuchtung und damit Gesunderhaltung der Mundschleimhaut.

Material:

- Kleines Tablett
- Mulltupfer (steril)
- Gebogene Kornzange mit Sperrvorrichtung (sterilisiert)
- Zahnbürste
- Metallspatel (sterilisiert)

- Gummikeil
- Taschenlampe
- Glas mit Mundpflegelösung (Kamillentee, Salbeitee, 1 % Wasserstoffperoxyd).

Für die Lippenpflege kann Vaseline/Fettstift verwendet werden.

■ ***Spezielle Rachendesinfektionslösungen nur auf ausdrückliche Anweisung des Arztes anwenden.***

Pflegerische Aktivitäten:

- Patienten informieren
- Hände desinfizieren
- Handschuhe anziehen
- Mundhöhle inspizieren
- Tupfer einklemmen, mit Flüssigkeit tränken, gut ausdrücken
- Ggf. Gummikeil einsetzen
- Mundhöhle, Backentaschen, Zähne gut aus- und abwischen
- Tupfer häufig wechseln
- Mundhöhle nochmals inspizieren
- Ggf. festhaftende Borken mit einem kleinem Stück Butter oder 1 %iger Wasserstoffperoxydlösung aufweichen
- Lippen eincremen
- Kornzange, Spatel und Mundkeil nach jedem Gebrauch austauschen
- Mundpflegetablett (-set) abdecken; 1x täglich Wischdesinfektion.

■ ***Keine Watte zur Mundpflege verwenden.***

Augenpflege

Die Augenpflege soll das Auge bei fehlendem Lidschluss vor Austrocknung und damit vor Schädigungen der Hornhaut bewahren. Sie wird bei Patienten mit fehlendem Lidschlag (Bewusstlose u. a.), Augenlidlähmung, Glaukom, Augenprothesen oder bei Verkrustung der Augenlider durchgeführt.

Auf ein Tablett werden sterile Tupfer, ein steriles Gefäß mit 0,9 %iger Kochsalzlösung und eine Abwurfschale gestellt. Je nach Anordnung des Arztes ist eine Augensalbe zu verwenden. Bei der Anwendung von Augensalbe ist der Patient darüber zu informieren, dass nach der Anwendung für ca. 30 Minuten mit „Schlierenbildung“ (Sehbehinderung) zu rechnen ist.

Pflegerische Aktivitäten:

- Patienten informieren
- Hände desinfizieren
- Oberkörperhochlagerung bzw. Rückenlage des Patienten
- Unterlid mit einem Tupfer nach unten ziehen
- Einen Tropfen Lösung mit Tropfenpipette in den inneren Augenwinkel geben
- Auge kurz schließen lassen
- Auslaufende Flüssigkeit mit Tupfer aufsaugen.

Ohrenpflege

Die Ohrenpflege wird bei allen Patienten, die sie nicht selbständig ausführen können, durchgeführt. Sie fördert durch das Sauberhalten des äußeren Gehörgangs und der Muschel das Wohlbefinden des Patienten und beugt Entzündungen des Gehörganges vor. Die Materialliste entspricht der für die Augenpflege. Zusätzlich werden noch sterile Watteträger benötigt.

Pflegerische Aktivitäten:

- Patienten informieren
- Hände desinfizieren

- Seitenlage des Kopfes
- Reinigung des äußeren Anteils des Gehörganges
- Reinigung der Ohrmuschel.

Nasenpflege

Durch die Nasenpflege wird der Entstehung von Druckulcera bei liegender Magen- bzw. Sauerstoffsonde vorgebeugt und das Austrocknen der Nasenschleimhaut verhindert. Zudem dient sie der Steigerung des Wohlbefindens und der Verbesserung der Atmung.

Bei folgenden Patienten ist die Nasenpflege durchzuführen:

- Patienten mit Magen- bzw. Nasensonde
- Frischoperierte
- Gelähmte, Bewusstlose, Schwerkranke
- Patienten mit Armbrüchen.

Das Material entspricht wieder dem der Augenpflege. Zusätzlich werden benötigt:

- Nasensalbe
- Waschbenzin (zum Entfernen von Klebstoffresten)
- Pflaster
- Schere.

Pflegerische Aktivitäten:

- Patienten informieren
- Hände desinfizieren
- Borken mit Nasensalbe einweichen, entfernen
- Nasenschleimhaut mit 0,9 %igem NaCl befeuchten.

Bei liegender Sonde erfolgt die Nasenpflege nach folgendem Schema:

- Sonde und Nasenöffnung reinigen
- Sonde etwas zurückziehen (Graduierung beachten)
- Entfernung von Pflaster und Rückständen
- Platzierung der Sonde
- Fixation.

Haarwäsche im Bett

Bei längerem stationären Aufenthalt mit Bettlägerigkeit muss die Haarwäsche zwangsläufig im Bett erfolgen. Bei Patienten mit frischem Herzinfarkt, Wirbelfrakturen und anderen Erkrankungen, bei der durch die stärkere Bewegung Lebensgefahr besteht (z. B. auch Patienten mit Schädelbasisbruch), erfolgt die Haarwäsche nur nach Rücksprache mit dem Arzt.

Durchführung:

- Liegend, mit Wasserablauf nach hinten (Entfernen des Kopfbrettes) oder zur Seite
- Sitzend, den Kopf seitlich aus dem Bett hängend, oder Waschschüssel im Bett vor dem Patienten.

Material:

- 2 große Gummitücher
- 1 Kopfkissen als Rolle unter die Schultern
- 1 Hocker
- 2 Handtücher
- 1 Waschlappen
- Große Waschschüssel oder Wanne
- Kannen mit warmen Wasser
- Haarpflegemittel
- Kamm, Bürste
- Föhn.

Die Haarwäsche ist für den Patienten weniger anstrengend, wenn sie von zwei Pflegekräften durchgeführt wird. Während eine Pflegekraft den Kopf des Patienten stützt, wäscht die andere die Haare.

Pflegerische Aktivitäten:

- Patienten informieren
- Hände desinfizieren
- Arbeitsfläche schaffen (Nachttisch u. a. entfernen)
- Kopfbrett und Kopfkissen entfernen, Flachlagerung
- Gummituch als Bettschutz ausbreiten
- Schemel für die Schüssel ans Kopfende oder Wanne ins Bett stellen
- Restliche Gegenstände bereitstellen
- Waschlappen als Augenschutz auf die Stirn legen
- Haare waschen und Haarpflegemittel gut ausspülen
- Haare mit Handtüchern trocknen
- Patienten hoch lagern
- Haare kämmen (bürsten) und ggf. föhnen
- Kopfkissen wieder einlegen, Patienten wie gewünscht lagern
- Zurückstellen der Gegenstände (Nachttisch, Kopfbrett u. a.)
- Material korrekt entsorgen.

Reinigungsbad

Neben der Reinigung (allgem. Körperpflege, Reinigung vor Operationen und Untersuchungen) fördert ein Bad das Wohlbefinden, führt zur Entspannung und damit zur Förderung des Schlafes. Patienten mit schweren Herzkrankheiten, strenger Bettruhe, Bewusstlosigkeit und hohem Fieber dürfen keinesfalls gebadet werden. Ein Bad sollte nicht vor oder unmittelbar nach dem Essen durchgeführt werden.

Vorbereitung:

- Hände desinfizieren
- Badezimmer lüften, Raumtemperatur ca. 25 °C
- ca. $^1/_2$ Stunde vor dem Baden das Fenster schließen
- Rutschsichere Badematte vorlegen
- Hocker oder Stuhl bereitstellen
- Klingelanlage überprüfen
- Nackenstütze und rutschfeste Wanneneinlage anbringen
- Badewasser ca. 38 °C, Wanne maximal zu $^3/_4$ füllen
- Badezusätze nach Wunsch des Patienten
- Evtl. Badelifter oder Patientenheber bereitstellen
- Material ähnlich wie Ganzkörperwaschung vorbereiten
- Patienten fragen, ob er Blase und Darm vorher entleeren möchte
- Patienten beim Auskleiden helfen.

Durchführung:

- Schild mit „Besetzt" an der Badezimmertür anbringen
- Dauer des Bades ca. 15 Minuten.

Zum Einsteigen in die Badewanne bedarf es manchmal der Mithilfe einer zweiten Pflegekraft oder der Anwendung eines Patientenhebers. In der Regel sitzt der Patient auf dem Stuhl und hängt beide Beine in die Wanne. Die Pflegekraft fasst unter die beiden Achseln des Patienten und lässt ihn langsam und vorsichtig in die Badewanne gleiten. Die Hilfestellung beim Waschen erfolgt je nach Situation des Patienten.

Beobachtung während des Bades:

- Aussehen, allgemeines Verhalten und Bewusstseinslage
- Atmung
- Schmerzen, Übelkeit.

Bei Komplikationen ist sofort der Alarmknopf zu drücken und das Wasser abzulassen. Mit Hilfe wird der Patient aus der Badewanne gehoben. Zur Unterstützung des Kreislaufes sind die Beine hoch zu lagern. Nach erfolgter Vitalzeichenkontrolle wird der Patient im Bett abgetrocknet und anschließend ein Bettwäschewechsel durchgeführt. Die Haare werden erst im Zimmer geföhnt. Da Baden sehr anstrengend ist, sollte der Patient anschließend die Möglichkeit zum Ausruhen haben.

Nachbereitung:

- Badezimmer lüften
- Desinfektion und Reinigung von Badewanne und Wanneneinlage
- Material aufräumen.

3.2 Lagerungen

Je nach Erkrankung und Situation bedürfen die Patienten unterschiedlicher Lagerungen. Die Lagerungshilfsmittel sind immer dem Zustand des Patienten anzupassen und müssen individuell auf den Patienten abgestimmt werden. Nachfolgenden Körperstellen sollten bei längeren Lagerungen unterstützt werden:

- Nacken
- Hals (bei Seiten- oder Bauchlage)
- Lendengegend
- Taille (Seitenlage)
- Kniekehlen
- Achillessehnen.

Lagerungsmaterial und Hilfsmittel:

- Nackenrolle, kleines Kissen
- Emulsions- oder Gelkissen (Dekubitusprophylaxe)
- Spreu- oder Hirsekissen (Weichlagerung)
- Sandsäcke (Ruhigstellung, Druckkissen auf Punktionsstellen)
- Schaumstoffkissen
- Luftring (Entlastung nach Gesäßoperationen)
- Felle (Naturfelle), Fersenschuhe (Dekubitusprophylaxe)
- Spezielle Polster und Matratzen (z. B. Dekubitex®)
- Bettbogen, -gabel (Druck der Bettdecke wird abgefangen)
- Bettgitter (als Widerlager/Rückenstütze bei der Seitenlage).

Je nach Lagerung liegen bestimmte Körperteile auf und müssen entsprechend beobachtet bzw. gestützt werden.

Um optimale Lagerungsbedingungen zu erhalten, sind nachfolgende Punkte vor jeder Lagerung und dem Einsatz jedes Lagerungshilfsmittels zu beachten:

- Meidung von Lagerungsschäden, Auflagedruck gering halten
- Lagerungshilfsmittel: So viel wie nötig, so wenig wie möglich
- Hilfsmittel dem Zustand des Patienten anpassen
- Entspannte und angenehme Lagerung des Patienten
- Lagewechsel so zügig wie möglich durchführen
- Hohllagerung vor Weichlagerung.

Tab. 3.2: Auflagestellen bei verschiedenen Lagerungen

Rückenlage	Seitenlage	Bauchlage
Hinterhauptsbein	Ohrmuschel	Stirn
Schulterblätter	Schulteraußenseite	Humeruskopf
Ellenbogengelenk	Ellenbogengelenk	Beckenkamm
Steißbein	Trochanter major	Kniescheibe
Fersen	äußeres / inneres Knie	Schienbeinkopf
	beide Knöchel	Zehen

Halb sitzende Lagerung

Die halb sitzende Lagerung wird auch als normale Lage bezeichnet. Sie erfolgt dann, wenn keine anderen Lagerungen zur Anwendung kommen. Diese Lagerung wird als angenehm empfunden, bietet Bewegungsfreiheit und wirkt atmungserleichternd.

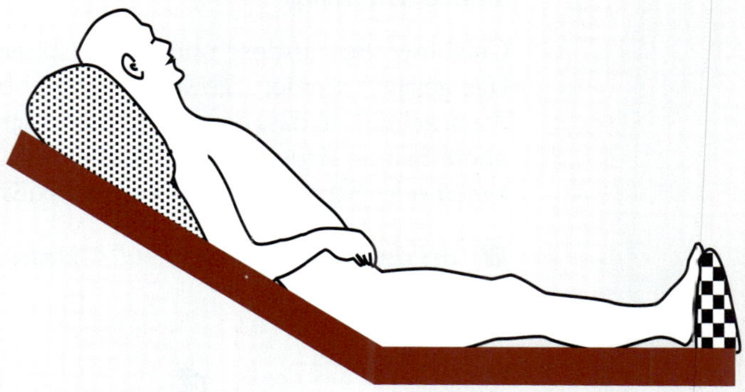

Abb. 3.1: Halb sitzende Lagerung

Oberkörperhochlagerung

Sie führt zu Vergrößerung der Bewegungsfreiheit, so dass sich Patienten z. B. selbst waschen können. Die Oberkörperhochlagerung wird bei allen Formen der Herz- und Lungeninsuffizienz (Infarkt, Asthma, Lungenödem usw.) und beim Essen angewendet. Hier muss der Patient so gelagert sein, dass der Kopf nicht überstreckt wird.

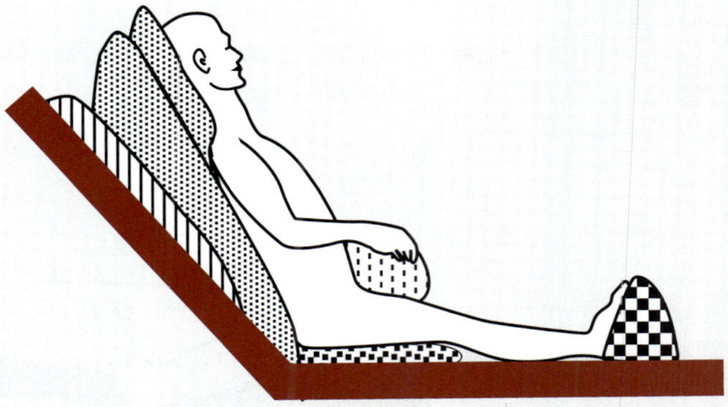

Abb. 3.2: Oberkörperhochlagerung

Flache Rückenlagerung

Die flache Rückenlagerung dient der Ruhestellung und Entlastung nach Operationen an der Wirbelsäule und im Beckenbereich. Sie wird auch beim Transport von Unfallverletzten angewendet.

■ *Bei Aspirationsgefahr den Kopf zur Seite lagern.*

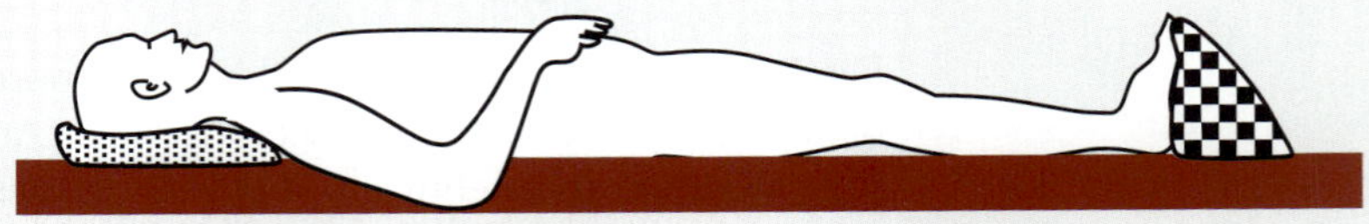

Abb. 3.3: Flache Rückenlagerung

Stabile Seitenlage

Gelähmte, Bewusstlose und Schwerstkranke können sehr gut zeitweise in Seitlage gelagert werden. Sie verhindert bei bewusstlosen Patienten die Aspiration. Zu beachten ist, dass das untere Bein nach hinten in Streckstellung und dass das obere Bein in Beugestellung darüber liegt. Als Hilfsmittel dienen mehrere Kopfkissen oder Schaumstoffblöcke, evtl. Fußstütze.

■ *Bei der Seitenlagerung auf Atemfreiheit achten.*

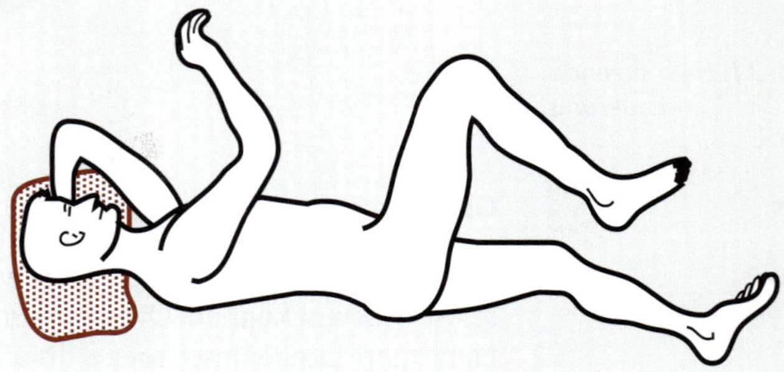

Abb. 3.4: Stabile Seitenlagerung

Kopftieflagerung (Trendelenburg'sche Lagerung)

Befinden sich Patienten im Schock oder in Ohnmacht oder müssen Gefäße punktiert werden (z. B. Vena subclavia, Vena jugularis), wird der Patient mit dem Kopf nach unten gelagert.

■ *Vorsicht bei Patienten mit Verdacht auf intracranielle Blutungen und bei Schädelhirnverletzten.*

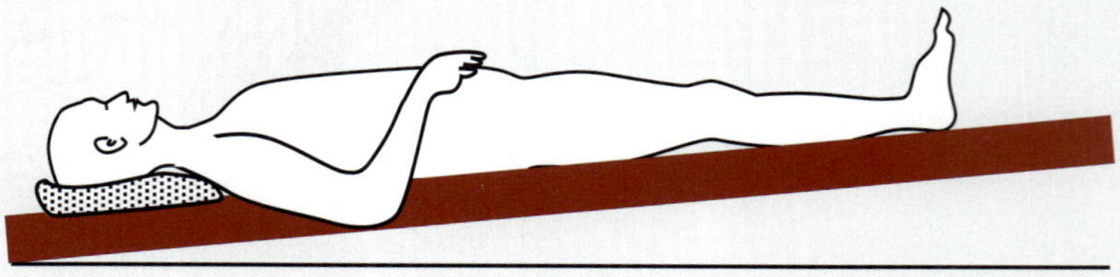

Abb. 3.5: Kopftieflagerung (Trendelenburg)

Bauchlagerung

Die Bauchlagerung kommt bei Patienten mit Dekubitus am Steißbein, Verbrennungen am Rücken oder nach Rückenoperationen zeitweise zur Anwendung. Der Patient wird hier zwischen Rippenbogen und Becken bzw. Brust abgestützt.

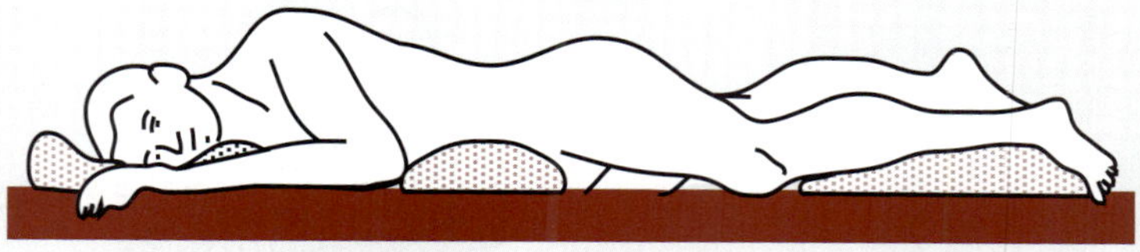

Abb. 3.6: Bauchlagerung

Oberkörperhochlagerung mit Hochlagerung des Armes

Zur Vermeidung von Ödemen, Verhinderung eines Sudeck-Syndroms (sekundäre, schmerzhafte Dystrophie an den Extremitäten) bzw. zum Abschwellen der Extremität nach Unfällen oder Operationen wird der Arm hochgelagert. Zusätzlich unterstützt diese Lagerung den venösen Rückfluss und den Lymphabfluss.

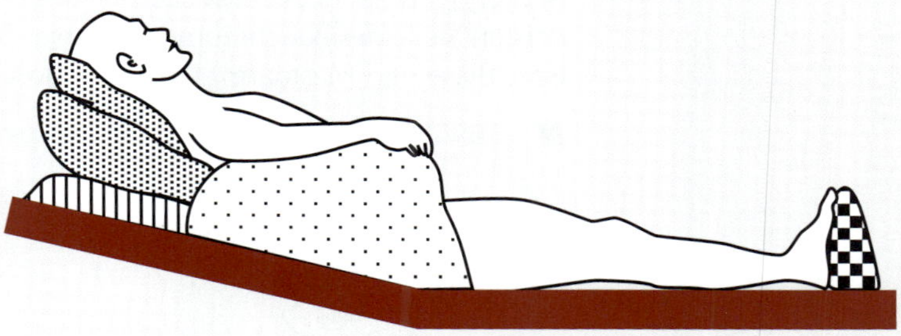

Abb. 3.7: Hochlagerung der oberen Extremität

Hochlagerung der unteren Extremität

Patienten mit Thrombophlebitis, Unterschenkelgeschwüren (Ulcus cruris), Ödemen (z. B. beim Erysipel) bzw. nach Operationen der unteren Extremität werden mit hochgelagerten Beinen gelagert.

Zu beachten:

- Kein großer Knick in der Kniekehle
- Tibia-, Fibulakopfpolsterung.

Material:

- Schienen z. B. Braun'sche
- Kissen.

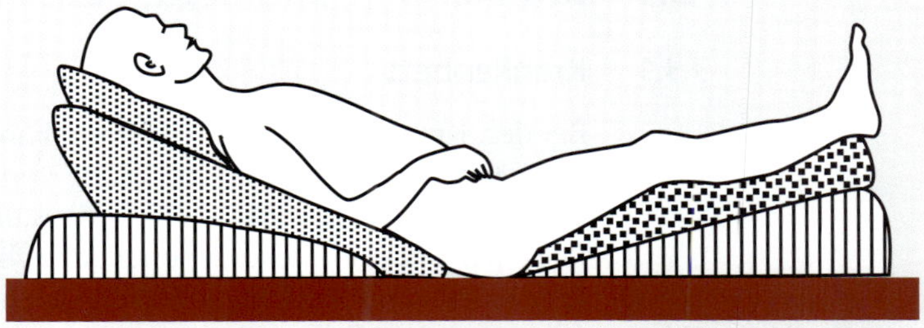

Abb. 3.8: Hochlagerung der unteren Extremität

Tieflagerung der unteren Extremität

Mit der Tieflagerung der unteren Extremität (Anti-Trendelenburglagerung) werden die bei arteriellen Durchblutungsstörungen auftretenden starken Schmerzen gelindert. Des Weiteren dient die Tieflagerung zur Entlastung bei Herzinsuffizienz und/oder Lungenödem.

■ *Bei arteriellen Durchblutungsstörungen darf das Bein nicht am Bett anstoßen.*

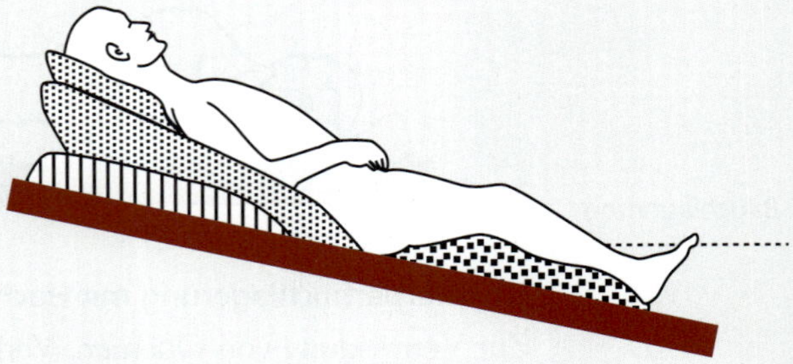

Abb. 3.9: Tieflagerung der unteren Extremität

Beckentieflage (Douglaslage)

Beim Verdacht auf einen entzündlichen Prozess (mit Eiterbildung) im kleinen Becken wird die Beckentieflagerung angewendet. Der Eiter sammelt sich an der tiefsten Stelle des Bauchraumes (Douglas-Raum zwischen Uterus und Mastdarm bzw. Blase und Mastdarm) und kann dort gut abpunktiert werden.

■ *Steißbein als tiefste Stelle am Körper lagern.*

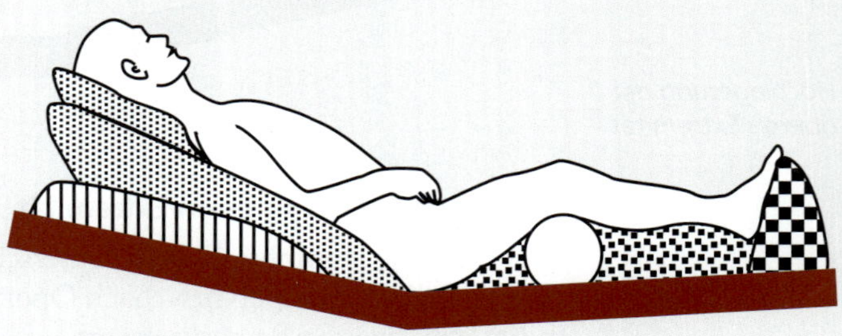

Abb. 3.10: Beckentieflage

30 Grad-Lage

Die 30 Grad-Lage entlastet einzelne Körperregionen (Dekubitusprophylaxe), dient der Pneumonieprophylaxe. Bei der 30 Grad-Lage kann der Patient durch eine einzelne Pflegekraft leicht und ohne Anstrengung „umgelagert" werden. Es kann hier die Matratze um ca. 30 Grad mittels einer Unterlage angehoben und so eine Auflageveränderung erreicht werden.

3.3 Krankenbett und Betten des Patienten

3.3.1 Krankenbett

Bei den Krankenhausbetten steht die Funktionalität im Vordergrund. Das normale Krankenbett ist mit einer Höhe von 60 – 80 cm höher als das Privatbett. Es ermöglicht mit seinen verschiedensten Einstellmöglichkeiten (Höhe) dem Pflegepersonal ein rückenschonendes Arbeiten, den Patienten ein nahezu müheloses Ein- und Aussteigen. Durch eine Spezialbeschichtung ist es leicht zu reinigen und desinfizieren.

Bettentypen

Für verschiedene Erkrankungen können Spezialbetten verwendet werden.

Bei einem **hydraulischen Bett** ist jede Stellung des Bettes möglich, es gibt keine Rasten oder Stufen. Nach dem Arbeiten ist das Bett immer wieder in die Normalhöhe zurückzustellen (Sturzgefahr). Das **Elektrobett** bietet durch Elektromotoren problemlose und leichte Verstellmöglichkeiten an. Es ist Hilfe und Erleichterung für Patienten und Personal. Mit dem **Drehbett** oder Röhnradbett kann jede gewünschte Lage erreicht werden. Es ist dadurch besonders zum „Kreislauftraining" im Bett geeignet. Durch das **Sandwichbett** können Patienten mit Hilfe von zwei Matratzen vom Rücken auf den Bauch und zurück gedreht werden. Mittels verschieden großer Schaumstoffblöcke ist die Liegefläche beim **Blockbett** individuell auf die Größe (Körperlänge, Armlänge usw.) des Patienten ausbaubar. Wird ein Blockbett eingesetzt, benötigt der Patient jedoch noch ein „normales" Krankenbett für die Rückenlage. Elektro-, Dreh-, Röhnrad-, Sandwich- und Blockbetten sind hervorragend für die unterschiedlichen Lagerungen bei Querschnittgelähmten, schwer Brandverletzten und Patienten mit Dekubitus geeignet.

■ *Bei allen Manipulationen am Bett immer den Zustand des Patienten berücksichtigen. Keine schnellen und ruckartigen Verstellungen durchführen!*

Zubehörteile und Anforderungen

Die großen und kleinen Kopfkissen sind mit Federn oder Schaumstoffflocken gefüllt.

Matratzenmerkmale:

- Schaumstoff oder Federkern
- leicht abziehbar
- desinfizierbar
- Bezug voll waschbar.

Als Schutz für Kissen und Matratzen eignen sich Folien oder gummierter Frottee- und Baumwollstoff. Als Decke kommen in der Regel Steppdecken zum Einsatz. Die Leintücher sind aus Baumwollstoff. Sie sind „lose" oder als Spanntuch gearbeitet. Stecklaken („Durchzieher"), werden als Schutz für Leintuch und als Abdeckung der flüssigkeitsundurchlässigen Unterlage verwendet.

Mögliches Zubehör:

- Bettbügel bzw. „Strickleiter"
- Infusionsständer
- Verstellbare Fußstützen (kippbar, federnd)
- Keile, Schaumstoffblöcke
- Einhängbare Seitengitter
- Einhängbare Trittstufen.

3.3.2 Betten des Patienten

Beim Betten von Patienten gelten folgende Richtlinien:

- Rückenschonende Arbeitsweise mit möglichst wenig Schritten
- Aufwirbeln von Staub vermeiden
- Gebrauchtwäsche direkt in den Abwurfsack geben
- Strikte Trennung von gebrauchter und sauberer Wäsche.

Vorbereitung zum Betten:

- Informationen über den Patienten einholen
- Uhren, Schmuck (auch Jacken) ablegen
- Vorbereitung des Wäschewagens und eines Abwurfsacks für Schmutzwäsche
- Schutzkittel umbinden
- Hände desinfizieren
- Kontaktaufnahme mit dem Patienten

- Arbeitsraum schaffen (Nachttisch, Infusionsständer o. Ä. wegrücken)
- Bett flach- und feststellen.

■ ***Bei allen Handlungen und Gesprächen am Patienten(-bett) wird dieser immer einbezogen.***

Ab- und Beziehen von Patientenbetten

Am Anfang werden die Kopfkissen abgezogen und auf einen freien Stuhl gelegt. Nachdem die Decke gelöst und abgezogen wurde, wird sie ziehharmonikaartig zusammengefaltet und über den Stuhl gelegt. Der Durchzug und das Gummituch werden entfernt und abschließend das Laken gelöst und zusammenlegt.

■ ***Schmutzwäsche nie auf den Boden, auf Einrichtungsgegenstände legen oder mit dem Körper in Berührung bringen (Hospitalismusgefahr durch Keimverschleppung!).***

Beziehen:

Vor dem Einspannen des Bettlakens wird dieses längs auf die Matratze gelegt und geöffnet. Anschließend wird es von oben nach unten eingespannt. Der gespannte Durchzug sollte eine evtl. eingelegte flüssigkeitsabweisende Unterlage vollkommen bedecken. Weiteres Vorgehen:

- Decke ins Bett legen
- Deckenbezug „auf links" darüber legen (evtl. festbinden bzw. in die Decke einknöpfen)
- Decke einziehen
- Decke und Bezug halten, Bezug herabstreifen bzw. leicht ausschütteln
- Decke seitlich und unten einschlagen.

Der Kissenbezug wird „auf links" gefasst. Eine Person reicht das Kissen an, die andere greift mit beiden Händen in den Bezug, fasst beide Ecken und lässt die andere Person den Bezug über das Kissen ziehen.

Besondere Situationen beim Betten

Das Betten kann in verschiedenen Varianten durchgeführt werden:

- Patient kann mit Hilfe aufstehen
- Patient kann sich ans Bettende setzen
- Patient kann sich auf die Seite drehen
- Patient kann sich hochheben.

■ ***Verschlechtert sich der Zustand des Patienten beim Betten, so ist das Betten abzubrechen.***

Bei Schwer- und Schwerstkranken benötigt man zwei Pflegekräfte zum Betten. Beim Betten von Querschnittsgelähmten sind bis zu fünf Personen notwendig. Nach dem Betten sind alle Gegenstände, die entfernt wurden, wieder in die vorherige Position zurückbringen (Nachttisch, Klingelschnur, Infusionsständer). Ebenso wichtig ist die Überprüfung des Allgemeinzustandes des Patienten.

3.4 Prophylaxen

Prophylaxe bedeutet Vorbeugung. Es ist aber nicht nur an die Vorbeugung von Krankheiten bzw. deren Komplikationen gedacht, sondern allgemein ist jede gesundheitsfördernde oder -erhaltende Maßnahme (Unfallverhütungsvorschrift, Lauftraining, Gymnastik und Bewegung) im weitesten Sinne eine Prophylaxe. In Zusammenarbeit und Rücksprache mit dem Arzt übernehmen oder unterstützen die Pflegenden den Patienten bei Maßnahmen, die der Patient durch seine Erkrankung nicht mehr selbst durchführen kann.

Um das Risiko für den Patienten einschätzen zu können, sollten folgende Punkte bekannt sein:

- Welche Sekundärkrankheiten treten gehäuft auf?
- Welche Patienten sind besonders wofür gefährdet?

- Welche Ursachen haben diese Erkrankungen?
- Welche Faktoren begünstigen die Entstehung?
- Welche Maßnahmen sind bei diesem Patienten geeignet, um Sekundärkrankheiten zu verhindern?

Generell ist jeder Patient gefährdet, der in mehreren **Aktivitäten des täglichen Lebens** (siehe Kap. 1) eingeschränkt ist. Eine überdurchschnittlich hohe Gefährdung besteht aber bei Patienten mit multiplen Körperfunktionsausfällen:

- Schwerstkranke
- Alte Menschen
- Bewusstlose
- Gelähmte
- Patienten mit Abwehrschwäche
- Psychisch sehr labile Patienten (dadurch reduziert Abwehrkräfte).

Häufigste Sekundärerkrankungen:

- Nosokomiale Infektionen (mikrobieller Hospitalismus) z. B. Harnwegsinfektionen
- Dekubitus (Druckgeschwür)
- Pneumonie (Lungenentzündung)
- Thrombose (Verschluss einer Vene durch ein Blutgerinnsel)
- Kontraktur (Gelenkversteifung)
- Parotitis (Entzündung der Ohrspeicheldrüse)
- Stomatitis (Entzündung der Mundschleimhaut).

Ausreichende und optimale Ernährung unterstützen die Prophylaxe. Auch hygienisches Arbeiten in allen Bereichen, Bewegung bzw. Mobilisation, regelmäßige und angepasste Körperpflege, die Unterstützung zur normalen Atmung und die psychische Betreuung des Patienten dienen der Vorbeugung.

3.4.1 Dekubitusprophylaxe

Dekubitus ist eine durch Druckeinwirkung und damit verbundene Minderdurchblutung ausgelöste Hautschädigung. Sie reicht von Hautrötung bis zum Gewebsuntergang (Nekrose). Die besonders gefährdeten Körperregionen (festaufliegende Körperstellen) zeigt die nachfolgende Abbildung.

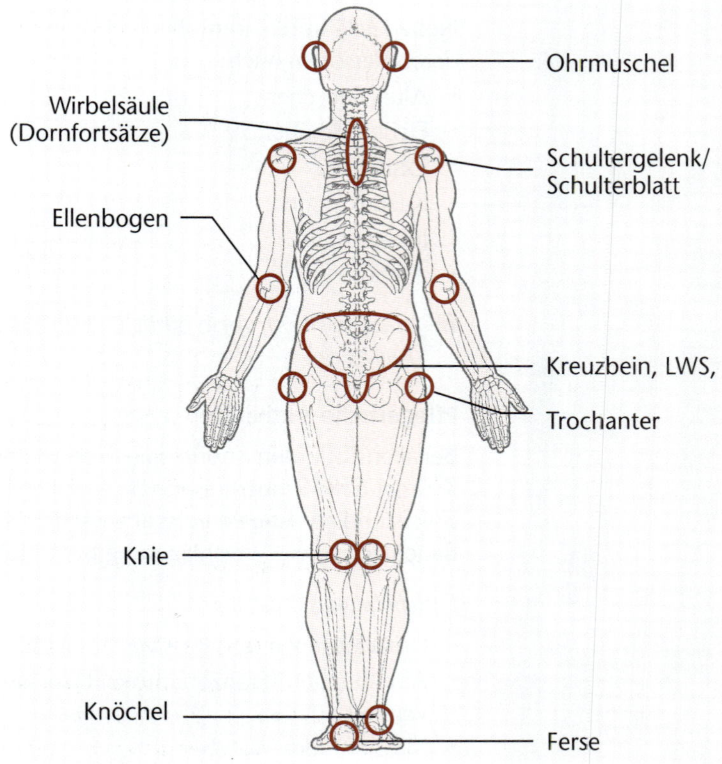

Abb. 3.11: Dekubituslokalisation

Einteilung:

- I. Grad (bleibende Rötung bei intakter oberster Hautschicht)
- II. Grad (Blasenbildung, Abschürfung der obersten Hautschicht)
- III. Grad (tiefe, meist schmierige Wunde; evtl. mit Nekrosenbildung)
- IV. Grad (Haut und Knochen sind geschädigt, Gefahr der Knochenentzündung).

Prädisponierende Faktoren

Je nach Erkrankung des Patienten können verschiedene begünstigende Faktoren auftreten.

Durchblutungsstörungen:

- Adipositas (Fettgewebe ist ohnehin schon schlechter durchblutet)
- Schock (generelle Zirkulationsstörung)
- Ödeme
- Kälteeinwirkung (Gefäße sehr stark verengt).

Stoffwechselstörungen:

- Diabetes mellitus
- Koma.

Sensibilitätsstörungen:

Mangelnde Schmerzempfindung und evtl. Nervenlähmungen verhindern ein selbständiges Umlagern des Patienten, z. B. bei:

- Bewusstseinstörungen
- Lähmungen
- Durchblutungsstörungen (Diabetes mellitus im Spätstadium).

Weitere Risikofaktoren:

- Schlecht gepolsterte Schienen, Gipsverbände oder Extensionen
- Ernährungsstörungen (Kachexie, Vitaminmangel)
- Störungen des Hautmilieus (Inkontinenz, starke Schweißabsonderung, Pilzerkrankungen, parasitäre Erkrankungen).

Gefährdeter Personenkreis:

Neben gelähmten, immobilen und operierten Patienten gehören zu den gefährdeten Personen auch:

- Alte Menschen
- Fiebernde über 39 °C.
- Exsikkierte
- Kachektische
- Inkontinente
- Adipöse

■ ***Hauptrisikogruppe eines Dekubitus sind gelähmte und immobile Patienten.***

Pflegerische Aktivitäten

Bei allen Patienten ist prinzipiell zusätzlicher Auflagedruck zu vermeiden. Falten, Krümel bzw. Schutzhülsen von Kanülen u. Ä. sind aus dem Bett fern zu halten. Zweistündiger **Lagewechsel** zwischen Rücken- und re./li. Seitenlage, ggf. auch Bauchlage sowie Weichlagerung bzw. Hohllagerung wirken prophylaktisch.

Durchblutungsförderung:

- Umlagerungen und passive Mobilisation
- Abreibungen (Franzbranntwein trocknet aus, besser mit Rosmarin oder Lavendel)
- Massierendes Waschen.

Ernährung:

- Erhöhte Zufuhr von Eiweiß, Vitamin A und C
- Erhöhung der Flüssigkeitszufuhr (Verbesserung der Fließeigenschaft des Blutes und des Hautturgors).

Hautpflege:

- Absolute Reinlichkeit (alkalifreie Seifen)
- Pflegeschaum zum Reinigen bei Inkontinenz
- Haut immer trocken halten.

Pflegemaßnahmen bei Dekubitus siehe Kapitel Pflege bei Hautkrankheiten.

3.4.2 Pneumonieprophylaxe

Die Pneumonieprophylaxe stellt neben der Dekubitusprophylaxe eine der wichtigsten Maßnahmen bei der Pflege dar. Ihre Wirkung wird häufig unterschätzt.

Prädisponierende Faktoren

Bei ungenügender Belüftung oder Durchblutung der Lunge steigt das Risiko, an einer Lungenentzündung zu erkranken, stark an. Gefährdet sind vor allem:

- Patienten mit flacher Atmung oder Schonatmung (bei Schmerzen, vorbestehenden Lungenerkrankungen, postoperativ)
- Ältere, immobile Menschen
- Patienten mit fehlendem Hustenreiz (Bewusstlose, aspirationsgefährdete Patienten, Patienten nach Narkose).

Benommene und bewusstlose Patienten werden zur Aspirationsprophylaxe seitlich gelagert. Besondere Vorsicht ist bei der Verabreichung von Nahrung bei Patienten mit Schluckstörungen (Hemiplegiker u. a.) geboten.

Ziele der Pneumonieprophylaxe

Mit der Pneumonieprophylaxe sollen Sekretanstauung und Aspiration von „Fremdstoffen" und durch ausreichende Belüftung der Lungen absteigende Infektionen verhindert werden.

Pflegerische Aktivitäten zur besseren Belüftung der Lunge:

Neben der Schleimlösung fördern Lagewechsel, Atemgymnastik und örtliche Hyperämisierung (Steigerung der Durchblutung) die Belüftung der Lunge. Hochlagerung der Arme bewirkt eine Brustkorberweiterung. Hochlagerung des Oberkörpers mit Abstützung der Arme unterstützt die Atemhilfsmuskulatur. Frischluftzufuhr, Atemgymnastik, häufige Aufforderung zum „tief durchatmen" und Ab- und Einreibungen sowie das Anlegen eines Brustwickels stellen Stützen der Pneumonieprophylaxe dar. Die Inhalation mit dem Kaltvernebler (Ultraschallvernebler) befeuchtet die Atemwege. Auf Anordnung können Medikamente zur Sekretlösung bzw. -verflüssigung verwendet werden. Im Winter sind die Zimmer regelmäßig zu lüften. Trockene Luft der Zentralheizung begünstigt das Austrocknen der Schleimhäute und damit die Schleimverfestigung.

Abklopfen erleichtert das Abhusten von Sekret. Durch das Abklopfen mit der hohlen Hand bzw. Kleinfingerkante werden Vibrationen ausgelöst. Es wird immer von unten nach oben bzw. zum Lungenhilus hin durchgeführt. Der Patient wird dabei zum „tiefen Durchatmen" aufgefordert.

■ ***Niemals Patienten mit Lungenembolie, Herzinfarkt bzw. Wirbelsäulen- und Schädeltraumen abklopfen.***

Absaugen von Sekret

Patienten, die das Sekret nicht abhusten können, müssen ggf. regelmäßig abgesaugt werden, da Sputum einen guten Nährboden für Keime bildet.

Material:

- Absaugkatheter
- Sterile Handschuhe
- Sterile physiologische Kochsalzlösung
- Zellstoff und Abwurfmöglichkeit.

Durchführung:

Der Patient wird aufgefordert, mehrere Male tief durchzuatmen. Die Pflegekraft führt eine Händedesinfektion durch, bereitet das Material vor und zieht Handschuhe an. Der feuchte Katheter wird ohne Sog oral oder nasal eingeführt (maximale Tiefe: Strecke zwischen Nasenspitze und Ohrläppchen). Nach dem Ansetzen des Soges wird der Katheter langsam zurückgezogen und der Patient dabei maximal 15 Sekunden abgesaugt. Abschließend erfolgt eine gründliche Mundpflege.

Beurteilung des Sputums

Geringere Mengen an Sputum sind normal. Bei Entzündungen steigert sich die Menge des Sputums und verändert das Aussehen. Wie beim Urin bzw. beim Stuhl kann auch das Sputum nach Farbe, Menge und Konsistenz beurteilt werden.

Eitriges Sputum:

- Bronchitis, Lungenabszess (grün-gelblich, zäh, klumpig).

Zähes Sputum:

- Bronchitis, Pneumonie.

Blutiges Sputum:

- Hellrot-schaumig (Lungenödem, Tuberkulose)
- Rostfarben (Pneumonie)
- Rot und klumpig (Lungenembolie)
- Blutfäden (Lungeninfarkt).

Dreischichtiges Sputum entsteht bei Bronchiektasen. Steht es für längere Zeit, so ist es oben schaumig, in der Mitte dünnflüssig und unten eitrig.

3.4.3 Thromboseprophylaxe

Eine Thrombose ist ein Verschluss bzw. Verengung einer Vene durch einen Blutpfropf (Thrombus). Die Thrombose ist eine der häufigsten Komplikationen in der Klinik.

Tab. 3.3: Thrombose-entstehung (Virchow-Trias)

Veränderung der Blutströmung	Veränderung der Venenwand	Veränderung der Blutzusammensetzung
Bettruhe, Immobilisation, verminderte Herzleistung, Varizen, Abknickung von Gefäßen, gestörter Rückfluss	Entzündungen (Phlebitis), Sklerose, Verletzungen, Operationen am Gefäßsystem	Blutgerinnungen (AT III-Mangel), hoher Hämatokrit, „Pille", Schwangerschaft

Physikalische Maßnahmen

Maßnahmen zur Verhinderung einer Thrombose gehören zu den wichtigsten Maßnahmen in der Klinik:

- Frühmobilisation (so früh wie möglich nach Immobilität oder Operationen, sie aktiviert mit der Sohlen- und Wadenmuskelpumpe die Blutzirkulation)
- Kompression mit Antithrombosestrümpfen oder elastischen Binden
- Entstauende Lagerung (das Fußende des Bettes wird erhöht um besseren Rückfluss des Blutes zu ermöglichen)

- Fuß-Bein-Massage, spezielle Bewegungsübungen mit dem Bettfahrrad, Krankengymnastik und Bewegungstherapie.

■ ***Keine Fuß-Bein-Massage bei bereits bestehender Thrombose.***

Medikamentöse Maßnahmen

Spezifische Maßnahmen sind der Einsatz von gerinnungshemmenden Medikamenten. Medikamentöse Antikoagulation erfolgt in der klinischen Routine in der Regel mit subkutanen Heparingaben, die an mehreren Stellen die physiologische Blutgerinnung hemmen. Kumarine (Marcumar®) dienen zur Langzeittherapie und werden nur bei strenger Indikationsstellung (z. B. operativer Herzklappenersatz) oral verabreicht.

■ ***Während medikamentöser Antikoagulation ist immer auf Zeichen erhöhter Blutungsneigung (blutiger Urin oder Stuhl, leicht blutende Schleimhäute) zu achten.***

Spezielle Pflege von Patienten mit oberflächlicher bzw. tiefer Thrombose siehe Kapitel 7.3.

3.4.4 Kontrakturenprophylaxe

Kontrakturen sind Fehlstellungen oder Versteifungen eines Gelenkes durch Inaktivität dieses Gelenkes.

Ursachen von Kontrakturen können sein:

- Inaktivität durch Gipsverbände oder Extensionen
- Lähmungen
- Koma, Bewusstlosigkeit, Immobilität
- Muskel- oder Nervenerkrankungen
- Gelenkübergreifende Verbrennungen.

Pflegerische Aktivitäten

Ein großer Teil der pflegerischen Handlungen trägt zur Kontrakturenprophylaxe bei. Zu den wichtigsten gehören Lagerung und Bewegung der Patienten.

Lagerung in Mittelstellung der Gelenke:

- Schulter: 45 Grad abgewinkelt (abduziert), 30 Grad nach vorne gewinkelt
- Ellenbogen: 90 Grad abgewinkelt
- Handgelenk: leichte Dorsalflexion
- Finger: leichte Greifstellung
- Knie: leicht angewinkelt
- Fuß: 90 Grad gewinkelt (Anti-Spitzfußstellung durch weiche Fußstütze oder knöchelhohe Sportschuhe „Basketballschuhe" [Kontraindikation z. B. Durchblutungsstörungen an den Beinen]).

■ ***Der Fuß ist bei Langzeitkranken besonders gefährdet. Eigengewicht und Gewicht der Bettdecke drücken den Fuß nach vorne in „Spitzfußstellung".***

Bei den passiven Bewegungsübungen werden alle Gelenke „bewegt". Dies kann sehr leicht im Rahmen der Körperwaschung geschehen. Der Schultergürtel wird intensiv mit langsamen und großen Bewegungen bewegt, wobei die „Strecker" stärker als die „Beuger" trainiert werden. Beugen fällt jedem Patienten leichter. Die Pflegenden achten auf Schmerzanzeichen durch Verziehen des Gesichtes o. Ä. und bewegen nie über die Schmerzgrenze hinaus. Zu den aktiven Bewegungsübungen ist der Patient immer wieder zu ermuntern. Die Wichtigkeit der Maßnahme muss ihm erklärt werden. Es sind zuerst einfache Bewegungen wie Beugen und Strecken ausführen zu lassen. Das Training auf der gesunden Seite wirkt sich positiv auf die kranke Seite aus. Immer wiederkehrende Mobilisation, auch in kleinen Schritten wie Heraussetzen zum Waschen, Essen u. Ä., sind besser als Bewegungsübungen im Bett.

3.5 Mobilisation

Bei der Mobilisation bestimmt der Arzt in Zusammenarbeit mit dem Pflegepersonal **wer**, **wann**, **wie** und **wie lange** mobilisiert wird.

Mobilisationsstufen:

- Sitzen im Bett
- Stehen vor dem Bett, einige Schritte tun
- Schritte um das Bett, Schritte im Zimmer
- Größere Entfernungen auf dem Flur der Station
- Treppen steigen.

Vor der Mobilisation müssen immer die Vitalzeichen des Patienten überprüft werden insbesondere vor der ersten. Von diesen Befunden hängt das weitere Vorgehen ab (Abbruch oder Durchführung). Das Pflegepersonal hat die Verantwortung für den Patienten (Über- und Unterforderung) und die Leitung bei der Mobilisation (Art der Mobilisation). Dies geschieht sehr oft in enger Zusammenarbeit mit der Krankengymnastik.

Gefahren:

- Embolie
- Kreislaufkollaps.

Den Gefahren der Mobilisation kann mit Beine wickeln, Anlegen von Antithrombosestrümpfen, optimaler Beobachtung und sofortigem Reagieren bei den ersten Anzeichen einer Kreislaufstörung begegnet werden.

■ ***Der erste Schritt zur Mobilisation ist das Sitzen an der Bettkante.***

Aufsetzen:

- Patient rutscht liegend an den Bettrand
- Kopfende des Bettes leicht erhöhen
- Patienten oberhalb und unterhalb des Beckens leicht anfassen
- Den Patienten so drehen, dass er sitzt und die Beine über den Bettrand hängen lassen kann
- Patient auffordern, Beine und Zehen leicht zu bewegen.

In dieser Situation ist der Patient gut zu beobachten und bei den ersten Anzeichen einer Kreislaufstörung sofort ins Bett zurückzulegen.

Sitzt der Patient längere Zeit am Bettrand, so ist er vor Kälte zu schützen. Das Bett wird abgesenkt oder ein Schemel für die Beine untergestellt. Für die nötige Seitenstabilität sorgt ein seitliches Lagerungskissen. Auf dem bereitgestellten Nachtkästchen werden die von ihm gewünschten Gegenstände (Brille, Zeitung, Getränke o. Ä.) bereitgelegt. Die Klingelschnur ist in Griffweite anzubringen.

■ ***Vor dem ersten Aufstehen muss immer eine Vitalzeichenkontrolle durchgeführt werden.***

Aktivitäten bei Kreislaufstörung/Kollaps:

- Ruhe bewahren
- Patienten sofort ins Bett bringen, bzw. langsam und vorsichtig zu Boden gleiten lassen
- Vitalzeichenkontrolle
- Ggf. Hilfe herbeiholen
- Aufnahme des Patienten mittels Patientenheber oder Rauteckgriff.

■ ***Jeder Zwischenfall muss sofort dem Arzt gemeldet werden.***

Sitzt der Patient längere Zeit im Stuhl, wird er mit entsprechender Kleidung und ggf. einer Decke vor Kälte geschützt. Hier soll der Patient viel Bewegungsspielraum und eine sinnvolle und angepasste Beschäftigung haben.

Tragen

Patienten müssen während des Krankenhausaufenthaltes oft mehrere Male zu verschiedenen Untersuchungsstätten transportiert werden. Dem Tragen eines Patienten sollte, wann immer möglich, die „kinästetische Umlagerungsmethode" vorgezogen werden.

Tragen:

- Nur in Ausnahmefällen
- Beide „Lager" vorbereiten (bei Umlagerungen auf eine „Liege", bzw. in ein anderes Bett).

Das Tragen sollte mindestens von zwei, besser von drei Pflegekräften durchgeführt werden. Hier gibt der „Kopfträger" immer das Kommando, so dass ein „Zerren" am Patienten vermieden wird.

Um der Stolpergefahr und damit schweren Verletzungen für Personal und Patienten vorzubeugen, wird abgesprochen, mit welchem Bein zuerst gegangen wird. Der Patient wird von der Bettmitte, evtl. mit Einsatz eines „Gleiters", an den Bettrand gebracht, ohne Hohlkreuzbildung so sorgfältig wie möglich aufgenommen und auf der anderen Unterlage ablegt. Eine weitere Möglichkeit zum Tragen besteht im Einsatz einer „Schaufeltrage", wie sie im Rettungsdienst Verwendung findet.

Fahren

Transporte mit dem Bett sollten nach Möglichkeit wegen der Kreuzinfektionen vermieden werden. Sie sind aber bei Patienten mit Extensionen, Drainagen, Intubation o. Ä. unvermeidbar. Der Liegewagen wird für gehbehinderte Patienten, Gelähmte, Geschwächte u. a. eingesetzt.

Prinzipien:

- Immer in Blickrichtung des Patienten fahren (über Unebenheiten möglichst rückwärts fahren)
- Vorsichtig um Ecken, durch Türen und über Schwellen fahren.

Gehen

Beim Gehen hinter dem Patienten kann am Brustkorb oder am Becken gestützt werden.

Bei unsicheren Patienten können zur Unterstützung beim Gehen verschiedene Hilfsmittel angewendet werden:

- Gehwagen
- Gehstöcke.

Der Gehwagen muss immer an die Größe des Patienten angepasst werden. Hierzu wird das Achselpolster ca. 2 cm unterhalb der Achsel festgestellt. Bei der ersten Benutzung wird der Patient durch Pflegepersonal oder Krankengymnast begleitet.

Gehstöcke stellen schon für den gesunden Menschen bei ihrer Anwendung eine Gefahr dar. Die Gehstockbenutzung treppauf und treppab ist sehr schwierig und muss unter Hilfestellung erlernt werden.

Wichtige Punkte bei der Benutzung von Gehstöcken:

- Immer Gummistopfen auf Verschleiß kontrollieren
- Obere Armstütze knapp unter den Ellenbogen
- Körper sollte dabei leicht nach vorne geneigt sein.

Dreipunktgang:

Der Dreipunktgang kommt dann zum Einsatz, wenn nur ein Bein belastet werden darf:

- Beide Gehstöcke nach vorne stellen
- Beim Schritt mit dem gesunden Bein ist das kranke Bein mit nach vorne zu nehmen.

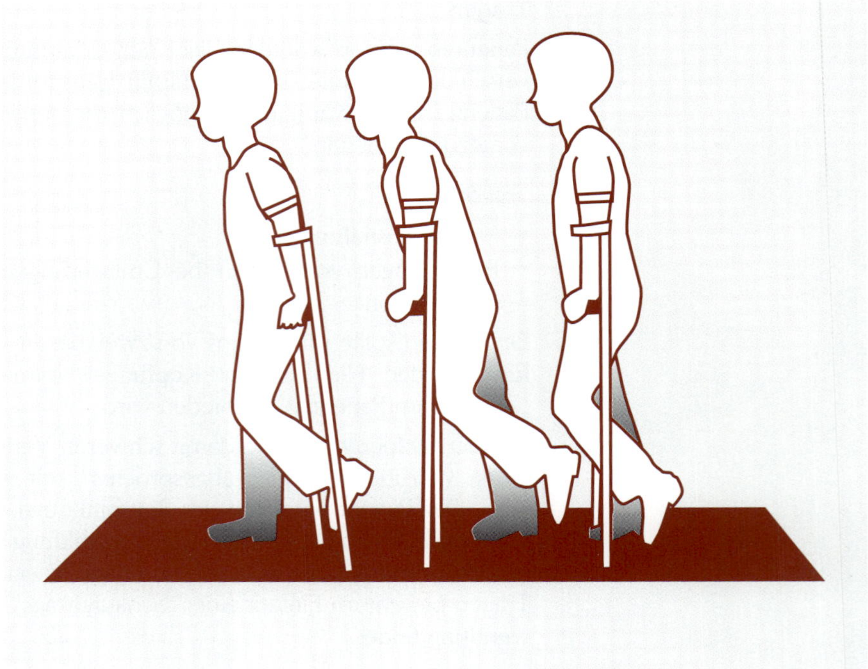

Abb. 3.12: Dreipunktgang

Vierpunktgang:

Beim Vierpunktgang erfolgt eine zunehmende Belastung des kranken Beines:

- Linkes Bein und rechter Stock vorne
- Rechtes Bein und linken Stock nachholen
- Arme und Beine „laufen gegeneinander" wie beim „Marschieren".

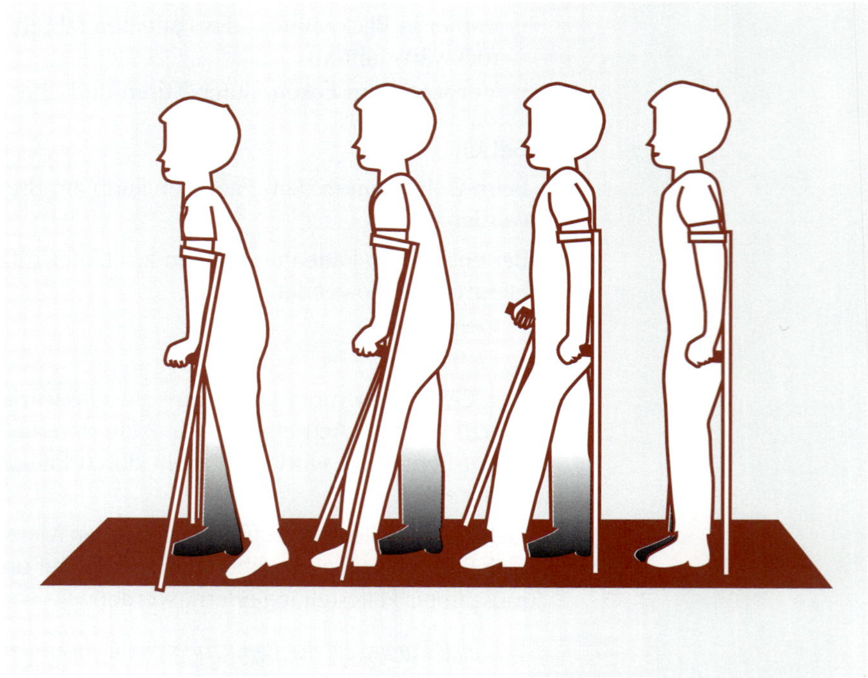

Abb. 3.13: Vierpunktgang

3.6 Unterstützung bei der Nahrungsaufnahme

Die Mahlzeiten bedeuten für die Patienten oft eine willkommene Abwechslung in einem z. T. als monoton empfundenen Tagesablauf im Krankenhaus.

Vorbereitung (Pflegepersonal):

- Händedesinfektion, Hände waschen
- Saubere Kleidung
- Keine Hektik.

Patienten werden zum Essen im Bett aufgesetzt oder – wann immer möglich – sollte sich der Patient an den Tisch setzen. Dies fördert die Kommunikation zwischen den Patienten und die Mobilisation. Des Weiteren bekommen die Patienten Gelegenheit, die Hände zu waschen, den Mund auszuspülen und eine Serviette umzulegen.

Sonstige Aktivitäten:

- Zimmer kurz lüften insbesondere bei unangenehmen Gerüchen im Zimmer
- Tisch vorbereiten (evtl. Tischdecke, Stoffservietten)
- Essen appetitlich anrichten, denn „das Auge isst mit"
- Nach Möglichkeit die Wünsche des Patienten berücksichtigen (viel/wenig Soße usw.).

Durchführung:

- Essen nicht wortlos hinstellen
- Essen bei Bedarf zerkleinern
- Patienten selbst essen lassen
- Einwegverpackungen bei Bedarf öffnen
- Getränke in Griffweite stellen.

Für einige Patienten bringt das Essen eine große Anstrengung mit sich, deshalb ist es langsam darzureichen. Patienten werden nie zum Essen gezwungen. Während der Visite sollte kein Essen gereicht werden. Bei der Bereichspflege kann der Patient immer von der gleichen Pflegekraft, die seine Wünsche und Bedürfnisse kennt und somit leicht Veränderungen feststellen kann, versorgt werden. Jeder Patient erhält sein Menü bzw. seine besondere Kostform. Ein Austauschen von Kostformen ist nur nach Rücksprache mit dem Patienten bzw. dem Arzt möglich.

Nachsorge:

- Nachfragen, ob das Essen geschmeckt hat
- Patienten Gelegenheit geben, Hände und Mund abzuwischen bzw. Mundpflege, Zähne putzen
- Evtl. verschmutzte Körper- oder Bettwäsche wechseln
- Patienten wieder lagern
- Geschirr ohne Hast abtragen
- Nachttisch reinigen.

Nach dem Essen sollte der Patient zur Ruhe kommen und möglichst nicht durch Untersuchungen gestört werden.

3.7 Unterstützung bei den Ausscheidungsvorgängen

Urin- und Stuhlausscheidung gehören wie die Nahrungsaufnahme oder die Atmung zu den primären, menschlichen Bedürfnissen.

3.7.1 Urinausscheidung

Um die Übersichtlichkeit zu wahren, werden in diesem Kapitel neben den allgemeinen Pflegemaßnahmen zur Unterstützung auch spezielle Pflegmaßnahmen beschrieben. Wie jede Körperflüssigkeit, kann auch Urin auf pathologische Veränderungen (Inhalt und Menge) untersucht werden.

Ziele der Uringewinnung:

- Harnanalyse (Einzeldosis oder 24-Stunden-Urin)
- Flüssigkeitsbilanz
- Restharnbestimmung.

Spontanurin

Die häufigste und einfachste Art der Uringewinnung ist der Spontanurin (Urinstatus u. ä.).

Wichtige Punkte:

- Information des Patienten (Sinn der Untersuchung, Auffanggefäße, usw.)
- Intimtoilette durchführen lassen
- Auffanggefäß möglichst keimfrei, -arm
- Urin bald zur Untersuchungsstelle (Keimbefall).

Eine weitere Methode ist die Gewinnung von **Mittelstrahlurin** („weitgehend sterile Uringewinnung ohne Katheter"). Sie kann zu Keimzahlbestimmung und Urinstatus angewendet werden. Viele Patienten können nach einer ausführlichen Information die Mittelstrahluringewinnung selbst durchführen. Es werden hier ein steriles, verschließbares Uringefäß, Desinfektionslösung (z. B. PVP-Jod) mit drei sterilen Tupfern, Handschuhe und eine Abwurfschale benötigt.

Durchführung:

- Hände desinfizieren
- Intimtoilette durchführen lassen
- Handschuhe anziehen
- Bei geplanter bakteriologischer Untersuchung: Vorhaut zurückstreifen, Desinfektion der Glans penis/Klitoris
- Patienten urinieren lassen, Harnstrahl nach ca. 2 Sekunden unterbrechen
- Nachfolgende Urinportion in sterilem Gefäß auffangen
- Patient entleert restlichen Urin.

Katheterisierung

Bei der Katheterisierung erfolgt die Harnableitung über einen Katheter. Die Größe der Katheter wird in Charrière bestimmt (1 Ch. = $^1/_3$ mm). Es gibt sie in verschiedenen Ausführungen (Größe, Material, doppel- und dreifachläufige):

- Nélaton-Katheter (gerade, mit abgerundeter Spitze, zwei seitliche Öffnungen), Anwendung als kurze Version überwiegend bei Frauen
- Zentrallochkatheter (gerade, mit offener Spitze)
- Tiemann-Katheter (für schwierige Katheterisierungen, mit gebogener verjüngender Spitze und seitlichen Öffnungen), Anwendung überwiegend bei Männern
- Mercier-Katheter (gebogene Spitze mit seitlichen Öffnungen), Anwendung nach Operationen im Blasenbereich zum Ablaufen von Blut bzw. zur Spülung
- Foley-Katheter (Ballonkatheter, gerade, mit abgerundeter Spitze und seitlichen Öffnungen), Anwendung als „Dauerkatheter" (DK).

Zweck:

- Bakteriologische Untersuchungen
- Nierenfunktionsprüfung
- Restharnbestimmung
- Entleerung der Harnblase (OP, Abflusshindernisse u. a.)
- Blasenspülung bzw. Instillation von Medikamenten.

Gefahren bei der Katheterisierung:

- Infektionen durch Keimverschleppung
- Verletzungen, Blutungen, Rupturen (bes. bei Strikturen).

Die Keime werden bei ungenügender Asepsis mit dem Katheter in die Blase eingeschleppt. Beim liegenden Katheter können Bakterien durch das Lumen des Katheters in die Blase gelangen. Dies kann beim falschen Umgang mit dem Ableitungssystem z. B. Öffnen der Konnektionsstelle und Heben des Beutels über das Blasenniveau geschehen. Bei mangelnder DK-Pflege gelangen Keime zwischen Katheter und Urethrawand ins Blaseninnere.

Die Katheterisierung erfordert ein einfühlsames Vorgehen.

Allgemeine Punkte:

- Patienten informieren
- Intimtoilette durchführen (lassen)
- Patient vor Zuschauern schützen
- Korrekte Lagerung (Schaumstoffblock)
- Evtl. zweite Person hinzuziehen
- Oberkörper zugedeckt lassen.

Erfolgt die Katheterisierung auf Grund einer Harnverhaltung, werden nie mehr als 300 – 500 ml Urin pro Portion abgelassen. Größere Mengen können hier zur Blasenblutung führen. Baldiges Urinieren nach der Katheterisierung ist meist auf Grund der Irritation der Harnröhre schmerzhaft, darum sollte bei einer Katheterisierung zu diagnostischen Zwecken die Blase möglichst vollständig entleert werden.

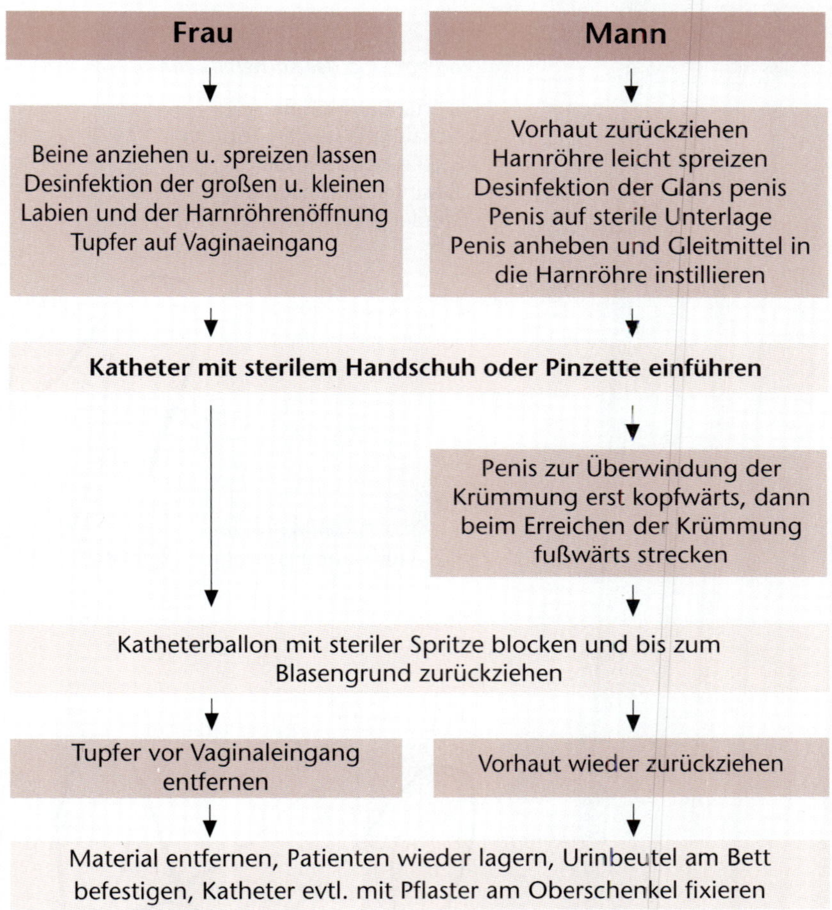

Abb. 3.14: Katheterisierung Frau – Mann

Katheterset (mit nachfolgendem sterilen Inhalt):

- 4 – 6 Tupfer
- 2 Kompressen
- Pinzette
- Handschuhe
- Schlitztuch
- Unterlegtuch (als sterile Arbeitsfläche, meist Einschlagtuch)
- Gleitmittel (anästhesierend)
- Desinfektionslösung (meist PVP-Jod-Lösung o. Ä.)
- Spritze mit 10 ml Aqua dest.
- zusätzlich: 1 – 2 sterile Katheter, Urinableitungssystem.

Einlegen eines Ballonkatheters:

- Patienten lagern, evtl. Schaumstoffblock unter das Gesäß legen
- Ausreichend Arbeitsfläche schaffen
- Hände desinfizieren
- Set öffnen, Beutel als Abfallbeutel aufbewahren
- Innenverpackung als sterile Arbeitsfläche ausbreiten
- Patientenunterlage unter das Gesäß legen
- Sterile Handschuhe anziehen
- Katheter und Zusatzmaterial auf die sterile Arbeitsfläche legen
- Tupfer mit Desinfektionslösung übergießen.

■ ***Jeden Tupfer nur einmal zur Desinfektion verwenden.***

Die folgenden Arbeitsschritte unterscheiden sich bei Mann und Frau.

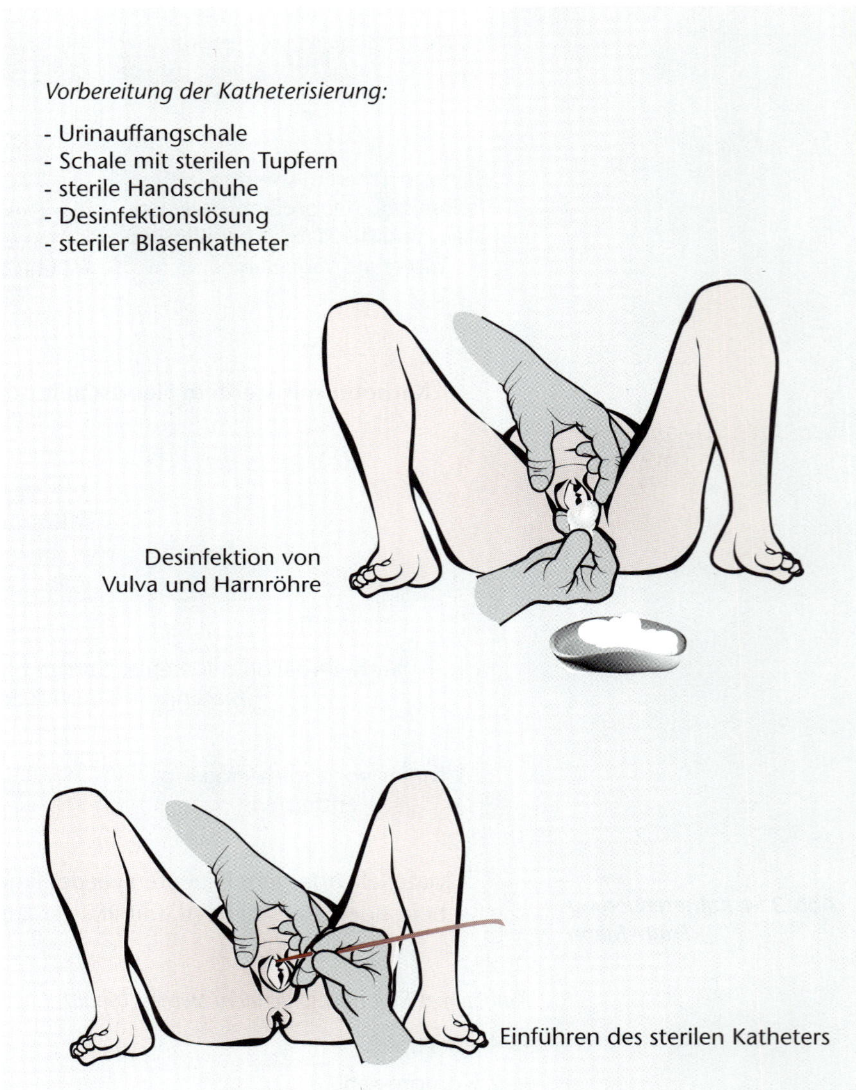

Abb. 3.15: Katheterisierung der Frau

Das Katheterisieren wird sorgfältig dokumentiert: Einmal-, Dauerkatheter, Größe in Charrière, Uhrzeit, Tag und eventueller Wechsel des Dauerkatheters.

Wichtige Punkte beim Legen bzw. bei liegendem Dauerkatheter sind:

- Nur geschlossenes, steriles Harndrainagesystem benutzen
- Ableitung nie abklemmen
- Urinbeutel nie über Blasenniveau anheben.

Zur Vermeidung bzw. Entfernung von Verkrustungen wird der DK täglich einmal mit Wasser und Flüssigseife gereinigt.

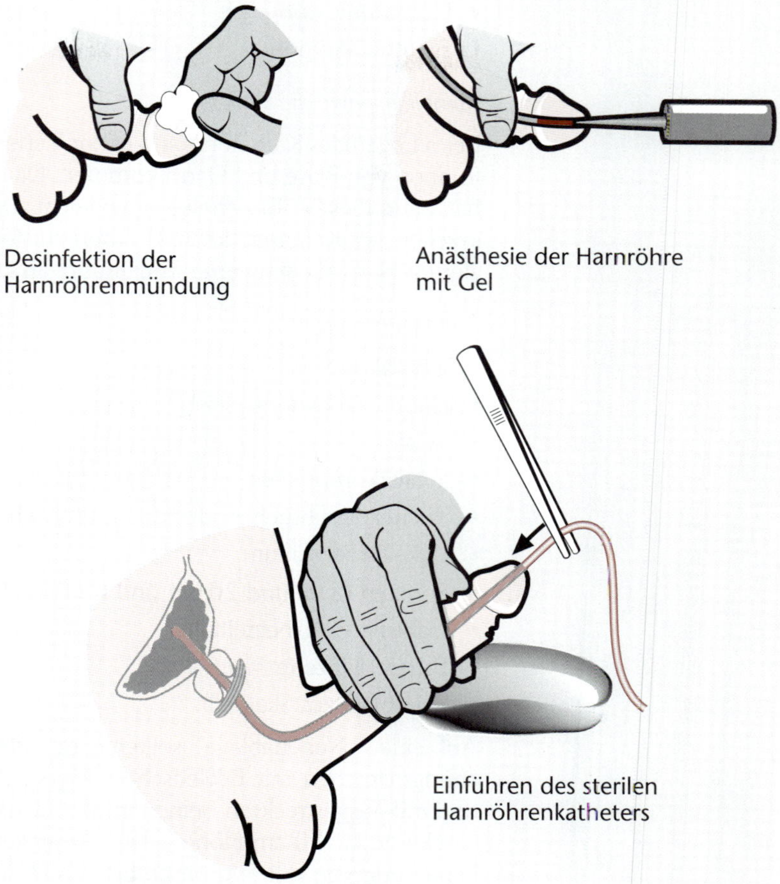

Abb. 3.16: Katheterisierung des Mannes

Dauerkatheterwechsel:

- Hände desinfizieren
- Handschuhe anziehen (Eigenschutz)
- Ballon entblocken (Flüssigkeit ablassen)
- Katheter vorsichtig zurückziehen
- Weiteres Vorgehen wie beim Legen.

■ ***Einen Harnblasenkatheter wegen der großen Infektionsgefahr niemals länger als unbedingt notwendig liegen lassen. Bei maximaler Verweildauer Herstellerangaben beachten.***

Harnblasenpunktion/suprapubischer Katheter

Die Punktion der Harnblase durch die Bauchdecke sowie das Einlegen eines suprapubischen Katheters bzw. die Aufklärung des Patienten ist eine ärztliche Tätigkeit. Das Pflegepersonal wirkt hier nur assistierend. Der suprapubische Katheter bietet gegenüber dem Harnröhrenkatheter viele Vorteile. Selbst wenn der Katheterismus nicht durchgeführt werden kann, so kann im Notfall selbst eine komplette Harnverhaltung therapiert werden. Entzündungen von Nebenhoden, Prostata und Harnröhre können verhindert werden, damit auch Strikturen der Harnröhre als Spätfolge. Ebenso ist der Übergang zur Spontanmiktion jederzeit und ohne Dauerkatheterentfernung möglich.

Kontraindikationen:

- Unzureichend gefüllte Blase
- Schrumpfblase
- Vernarbungen/Verbrennungen im Bereich der Einstichstelle
- Blasendislokation durch Tumoren

- Erweiterung benachbarter Hohlorgane (Schwangerschaft, Ileus u. Ä.)
- Gerinnungsstörungen
- Extreme Adipositas.

Komplikationen und Risiken

Beim Legen des Katheters kann es zur Verletzung des Peritoneums oder zur Perforation von Blase und Darm kommen. Da der Katheter ein sehr kleines Lumen hat, kann dies bei Blasenblutungen leicht zur Katheterverlegung führen. Bei Abknicken des Katheters kann es durch entstehenden Harndruck und bereits infizierten Harn zur schweren Entzündungen kommen.

Material (steril):

- Einmalrasierer
- Hautdesinfektionsmittel
- Tupfer
- Schlitzkompressen
- Tücher (Lochtuch Abdecktuch für Tisch)
- Lokalanästhetikum
- Spritzen (5 ml und 20 ml) und Kanülen (Nr. 1, Nr. 12 und Cystofix®-Set)
- Nahtmaterial, Nadelhalter
- Schere, Pinzette
- Stilett (spitzes Skalpell).

Auf einer „Nebenablage" sollten eine offene Kanülenbox und das Untersuchungsröhrchen mit Begleitschein liegen. Zur Punktion liegt der Patient flach und mit ausgestreckten Beinen im Bett. Unter das Gesäß wird ein Schaumstoffblock von ca. 20 cm Höhe gelegt. Anschließend erfolgt eine Rasur der Schambehaarung von der Symphyse bis zum Nabel. Zum Auffüllen der Blase erhält der Patient ca. 30 – 60 Minuten vor der Durchführung 500 – 1 000 ml Flüssigkeit zu trinken oder eine Infusion (Cave: Bei leerer Harnblase könnte der Darm punktiert werden!). Muss die Punktion sehr schnell durchgeführt werden, kann die Blase retrograd mittels DK aufgefüllt werden.

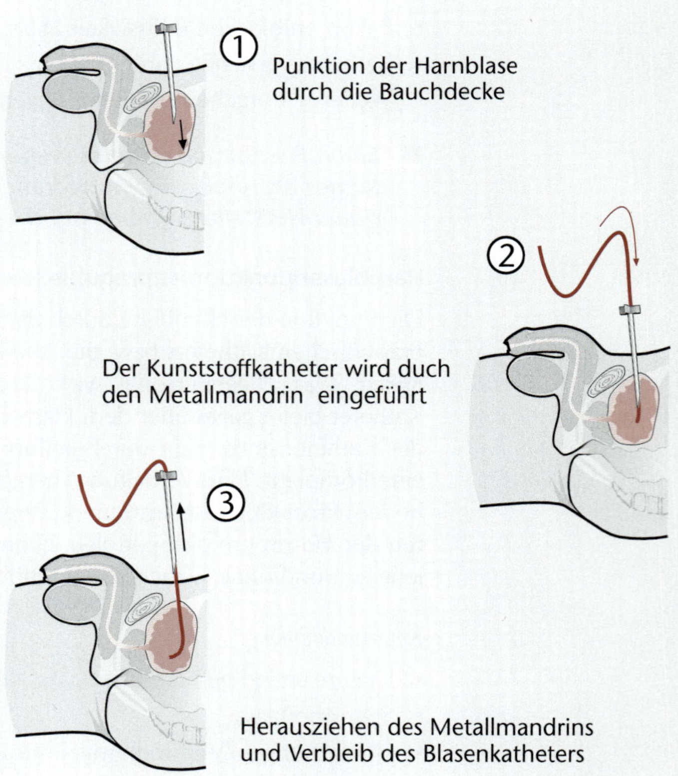

Abb. 3.17: Suprapubischer Katheter

Durchführung und Assistenz:

- Hautrasur und -desinfektion
- Arzt zieht sterile Handschuhe an
- Auflegen des Lochtuches
- Assistenz beim Aufziehen des Lokalanästhetikums.

Der Arzt fasst die sterile Spritze und die sterile Kanüle Nr. 1, das Pflegepersonal hält die desinfizierte Stechampulle. Der Arzt sticht in den Gummistopfen und saugt die Lösung ab. Er entsorgt die Kanüle in die offene Kanülenbox. Das Pflegepersonal reicht eine sterile Kanüle Nr. 12 zur Lokalanästhesie an. Weiteres Vorgehen:

- Injektion des Lokalanästhesie, dann ca. 5 Minuten warten
- Einstichstelle ca. 3 cm oberhalb der Symphyse
- Punktion, Urin aspirieren
- Herausziehen der Punktionsnadel
- Komprimierung der Einstichstelle für ca. 3 Minuten mit Kompresse oder Tupfer
- Anlegen eines Schnellverbandes.

Einlegen eines Dauerkatheters:

- Vorgehen wie bei Punktion, nur nach Probepunktion weiter
- Evtl. Einritzen der Haut mit Stilett
- Einstechen der Spezialpunktionskanüle
- Entfernen der Innennadel
- Einschieben des Katheters bis zur ersten Markierung.

Tritt hier Urin aus, kann der Katheter weiter bis zur zweiten Markierung in die Blase vorgeschoben werden. Er rollt sich dann in der Blase ein. Weiteres Vorgehen:

- Kanüle auf dem Katheter zurückziehen
- Kanüle aufspalten und entfernen
- Katheter annähen
- Schlitzkompresse auf Einstichstelle
- Katheter in die Fixationsplatte einklemmen und fixieren
- Verband anlegen.

Die Dokumentation erfolgt durch den Arzt. Jeden zweiten Tag wird ein Verbandwechsel durchgeführt. Hierbei wird die Einstichstelle auf Rötung, Schwellung, weitere Entzündungszeichen und Verkrustung kontrolliert. Durch Gabe von ausreichender Trink- oder Infusionsmenge wird das kleine Lumen des Katheters reichlich gespült.

■ ***Bei Verstopfung des Katheters muss umgehend ein Arzt informiert werden.***

Harninkontinenz

Menschen mit Harn- bzw. Stuhlinkontinenz sind in ihrer Entfaltung eingeschränkt.

Problematik der Harninkontinenz:

- Eingeschränkte Lebensführung und Mobilität (Verzicht auf Sportarten, Rückzug von der Gesellschaft, evtl. Arbeitsplatzverlust)
- Seelische Belastungen (Angst vor „Gerüchen", Unsicherheit, Gefühl der Unselbständigkeit, Vorlagen)
- Verletzung der Intimsphäre (ständige Kontrollen des Pflegepersonals).

Zusätzlich können finanzielle Probleme auftreten, da Vorlagen und sonstige Pflegeartikel teuer und meist nicht verordnungsfähig sind. Anzeichen für eine Harninkontinenz können Hautreizungen im Genitalbereich und Verlangen des Steckbeckens, obwohl schon vorher eingenässt wurde, sein.

Hilfestellungen:

- Einfühlsame, taktvolle Pflege bzw. Wäschewechsel
- Steckbecken und Urinflasche immer in Reichweite stellen
- Patienten zum regelmäßigen Toilettengang anhalten
- Regelmäßige Körperpflege und Wechseln der Vorlage
- Sorgfältige Hautpflege und Dekubitusprophylaxe
- Zimmer gut lüften.

Die Dokumentation ist hier sehr wichtig. Es müssen Häufigkeit und Zeitabstände der Entleerungen sowie aufgetretene Besonderheiten wie Schmerzen beim Wasserlassen, Spontanurin beim Aufstehen usw. vermerkt werden.

3.7.2 Stuhlausscheidung

Zur Förderung der Stuhlausscheidung bei Obstipation gibt es orale Laxantien, Zäpfchen, Klistiere und Einläufe. Jede Art dieser Unterstützung ist immer an die Anordnung des Arztes gebunden.

Orale Laxantien

Ballaststoffe und Quellmittel wie z. B. Weizenkleie oder Leinsamen quellen auf, vergrößern die Stuhlmasse und regen so die Darmperistaltik an.

■ **Quellmittel müssen mit reichlich Flüssigkeit eingenommen werden.**

Einnahme der Quellstoffe:

- Abends, evtl. zu den Mahlzeiten
- Wirkungseintritt: nach 12 – 24 Stunden.

Nebenwirkungen:

- Blähungen, Völlegefühl und Appetitlosigkeit.

Sennesblätter (Sennoside) wirken lokal schleimhautreizend und sind in Bekunistee, Nedawürfel®, Agiolax®, Senna-Prep® (früher X-Prep®) und Depuran® enthalten. Dulcolax®, M 40®, Leo-Pillen® (Aloe) und Rizinusöl (wird meist nicht mehr verwendet) wirken ähnlich wie Sennesblätter.

Einnahme der Sennoside:

- Morgens (bei Untersuchungen am Vortag um ca. 14.00 Uhr)
- Wirkungseintritt nach 2 – 8 Stunden.

Nebenwirkungen:

- Bauchschmerzen (Bauchgrimmen)
- Gewöhnung.

Einnahme der Salzmittel:

Salinische Mittel (Salze) haben eine osmotische Wirkung und sind in Bitterwasser, Glaubersalz (-wasser) (= Natriumsulfat) und Karlsbader Salz enthalten.

- Frühmorgens oder vormittags einnehmen
- Wirkungseintritt: nach 2 – 6 Stunden.

Unangenehm ist der schlechte Geschmack der salinischen Mittel und ihre Eigenschaft, sehr wässerige Stühle zu produzieren. Sie werden auch als Darm-Lavage-Lösung benützt. Hier muss der Patient morgens 2 – 3 Liter trinken bzw. über Magensonde verabreicht bekommen. Sie ermöglichen eine gründliche Darmreinigung für Untersuchungen des Dickdarmes.

Einnahme von Bifiteral:

- Abends
- Wirkungseintritt: nach 6 – 8 Stunden.

Bifiteral® (Lactulose; mikrobielle Spaltung in Essig- und Milchsäure) verursacht eine starke Reizung der Darmschleimhaut. Es wird häufig bei Patienten mit Leberkoma zur Ammoniakbindung verwendet.

Suppositorien (Zäpfchen)

Suppositorien werden seit vielen Jahrhunderten angewendet. Hippokrates von Kos empfahl 460 v. Chr. bereits Zäpfchen mit Honig und Rindergalle. Bei chronischer Obstipation oder beim Ileus sollten sie nicht als Dauertherapie angewendet werden. Vorteile der Zäpfchen gegenüber einem Einlauf: Sie sind weniger unangenehm und werden von Patienten besser akzeptiert.

Zäpfchenarten:

- Dulcolax®
- Glyzerin.

Bei der Verabreichung von Suppositorien tragen die Pflegekräfte immer Handschuhe zum Eigenschutz. Bei Selbstverabreichung durch den Patienten ist bei Menschen mit geringer Medikamentenerfahrung gute Information über die Anwendung (Handschuh und Technik des Einführens) notwendig, da Zäpfchen sonst gelutscht oder geschluckt werden könnten. Bei empfindlichen Patienten können die Zäpfchen mit ihrem kantigen Ende den Anus reizen. Erfolgt das Einführen mit dem stumpfen Ende, ist der Wirkungseintritt langsamer, die Darmreizung jedoch geringer (ideal bei Applikation von Schmerzzäpfchen).

Klistiere

Unter einem Klistier versteht man einen kleinen Einlauf zur Reinigung der unteren Darmabschnitte wie Sigma und Colon descendens. Früher wurden die Klistierspritze bzw. der Klistierstuhl mit Glyzerin und Wasser 1 : 2 angewendet. Heute werden die Klistiere gebrauchsfertig geliefert.

Klistierarten:

- Mikroclist®
- Macroclist® (Salinisches Klysma)

Zusätzlich können Medikamente über die Klistiere verabreicht werden, z. B. Betnesol® (Kortison bei Colitis ulcerosa), Resonium® (Ionenaustauscher bei Hyperkaliämie) oder Antibiotika zur Darmsterilisation vor Darmoperationen.

Anwendung:

- Patienten informieren
- Patient liegt auf der linken Seite
- Klistier erwärmen (37 °C)
- Plastikschlauch einfetten
- Stift abbrechen
- Vorsichtig in den Anus einführen (max. 7 – 10 cm)
- Klysma ausdrücken, einrollen
- Ggf. Gleitmittelrückstände entfernen.

Nach der Anwendung wird der Patient angehalten, das Klysma möglichst lange (10 – 15 Minuten) zu „halten“ und erst dann die Toilette aufzusuchen.

Darmeinlauf

Der Darmeinlauf dient zur Entleerung bzw. Reinigung des Dickdarmes bei Obstipation, zur Reinigung des Darmes beim Fasten, als OP-Vorbereitung oder vor der Entbindung. Er wirkt postoperativ oder bei chronischer Obstipation darmperistaltikanregend, außerdem können auf diese Weise auch Medikamente eingebracht werden. Die Auswahl der Spüllösung erfolgt nach Arztanordnung.

■ ***Bei Kern- oder Schmierseife als Zusatz besteht eine zu große Gefahr von Komplikationen wie Blutungen, Darmentzündungen und Nekrosenbildung. Sie werden darum nicht mehr angewendet!***

Kontraindikationen:

- Ileus
- Akute und unklare Baucherkrankungen (z. B. Verdacht auf Peritonitis, Perforationen u. ä.)
- Frühe Schwangerschaft (drohende Fehl- und Frühgeburt)
- Frühe postoperative Phase nach Darmoperationen.

Material:

- Darmrohr oder Strauß-Sonde (Darmrohr mit Ballon zur Blockung des Darmes)
- Klemme, Trichter
- Irrigator
- Einmalschürze, Handschuhe
- Nierenschale, Moltex, Zellstoff
- evtl. Gummiunterlage
- Vaseline
- Steckbecken bzw. Nachtstuhl
- Körperwarmes Wasser (ca. 37 °C), Zusätze.

Der Patient wird darüber informiert, dass der Vorgang zwar unangenehm, aber nicht schmerzhaft ist. Während des Einlaufes soll der Patient ruhig atmen und anschließend die Flüssigkeit ca. 5 Minuten halten, um eine optimale Wirkung zu erzielen. Weitere Punkte zur Vorbereitung sind:

- Schamgefühl beachten („Spanische Wand" bzw. Durchführung im Badezimmer)
- Blutdruck- und Pulskontrolle (evtl. Kollapsgefahr).

Tab. 3.4: Wirkung der Darmeinläufe

Mechanisch	Thermisch	Chemisch
Darmrohr (7 – 10 cm) reizt am Rektum Menge und Druck der Flüssigkeit	zusätzlicher Reiz bei Temp. um 40 °C zu kalt – Spasmen zu heiß – Verbrühung zusätzlicher Reiz wenn Spüllösung kälter als körperwarm	Kamille: anregend Paraffin: gleitend Kochsalz: wasserbindend Glyzerin: darmreizend

Zum Einlauf kann der Patient auf die linke Seite gelagert werden (siehe physiologischer Verlauf des Darmes). Bei der Rückenlage im Bett sind die Knie angewinkelt und das Kopfteil des Bettes leicht nach unten gestellt (Schwerkraft). Die Knie-Ellenbogen-Lage ist sehr belastend für den Patienten.

■ ***Kein Einlauf unmittelbar vor bzw. nach dem Essen sowie vor dem Schlafengehen.***

Durchführung:

- Hände desinifizieren
- Handschuhe, Einmalschürze anziehen
- Schutzunterlagen einlegen
- Einlaufgefäß füllen
- Darmrohr anschließen, entlüften, Klemme anlegen
- Darmrohr einfetten (Vaseline).

Das Darmrohr wird vorsichtig und ohne Gewalt, unter leichter Drehung, maximal 10 – 15 cm eingeführt werden (Analkanal ca. 3 cm, Rectum ca. 15 cm lang). In ca. 6,5 cm Tiefe befindet sich die *Kohlrausch'sche Falte.* Vorsicht, sie könnte verletzt und damit eine Perforation ausgelöst werden. Bei Patienten mit inneren Hämorrhoiden besteht zusätzlich Blutungsgefahr.

Weiteres Vorgehen:

- Patient soll beim Einführen leicht (!) pressen
- Klemme öffnen, Flüssigkeit langsam einlaufen lassen.

Die max. Höhe des Beutels darf 60 cm über Körperniveau nicht übersteigen. Hier entsteht ein Einlaufdruck von ca. 0,06 bar (Zum Vgl. ein Autoreifen ist mit ca. 1,8 bar befüllt). Bei einer größeren Höhe entstehen Krämpfe, die zu Hyperperistaltik und Darmeinrissen führen können. Meldet der Patient beginnenden Stuhldrang, so ist eine kleine Pause zu machen wobei der Patient tief durchatmen soll. Beim Abklingen des Stuhldrangs kann der Einlauf fortgeführt werden.

Läuft die Spülflüssigkeit nicht ein, könnte das Darmrohr an der Darmwand anliegen oder die Löcher des Darmrohres mit Stuhl verstopft sein.

Abhilfe:

- Position des Darmrohres verändern
- Kurzfristig Beutel höher halten.

Läuft Flüssigkeit neben dem Darmrohr heraus, ist das Darmrohr nicht tief genug eingeführt worden. Dies kann auch bei Patienten mit Schließmuskelschwäche geschehen.

Abhilfe:

- Darmrohr tiefer einführen
- Evtl. Einsatz der Strauß'schen Sonde.

Bei zu kalter Flüssigkeit oder zu hoher Fließgeschwindigkeit entsteht Unbehagen für den Patienten.

Abhilfe:

- Flüssigkeit nachtemperieren (Beutel neu füllen)
- Beutel tiefer halten
- Ruhe vermitteln, Einlauf kurzfristig unterbrechen, Patienten zum ruhigen Atmen anhalten.

Fließt Blut aus dem Darm, so könnten die Darmschleimhaut oder inneren Hämorrhoiden verletzt worden sein.

Abhilfe:

- Einlauf abbrechen
- Arzt informieren
- Beobachtung der Blutung.

■ ***Bei Frauen immer eine Lagekontrolle des Darmrohres vor dem Einlauf durchführen.***

Zur Beendigung des Einlaufes wird der Schlauch so rechtzeitig abgeklemmt, dass keine Luft einlaufen kann. Zum Entfernen des Darmrohres soll der Patient den Schließmuskel zusammenkneifen. Anschließend wird das Kopfteil des Bettes wieder hoch gestellt und ggf. ein Nachtstuhl oder Steckbecken in Reichweite des Patienten gestellt. Nach dem Entsorgen des Materials werden Einlauf und erfolgte Stuhlausscheidung dokumentiert.

Einlaufarten:

- Hoher Einlauf (mit ca. 1 – 1,5 Liter) zur Reinigung der oberen Darmabschnitte
- Darmspülung (man lässt bis zu 400 ml ein- und ausfließen, bis die Spülflüssigkeit klar abfließt; max. 6 Liter anwenden).

- ***Bei der Darmspülung unbedingt Mengenkontrolle der zurückgeflossenen Flüssigkeit.***

Zur verstärkenden mWirkung kann ein Hebe-Senk-Einlauf (Schaukeleinlauf) durchgeführt werden. Hier wird, wenn die Flüssigkeit zur Hälfte eingelaufen ist, der Irrigator abgesenkt, so dass die Flüssigkeit zum Teil wieder zurücklaufen kann. Anschließend wird dann der Einlauf erneut durchgeführt. Durch diese Technik hat man auch eine gute Kontrolle über die „Aufweichwirkung" des Einlaufes.

- ***Je langsamer der Hebe-Senk-Einlauf durchgeführt wird, desto schonender ist dies für den Patienten.***

4 Spezielle Pflegemaßnahmen

Die Anwendung spezieller Pflegetechniken und -maßnahmen gehört, ebenso wie die Kenntnis der Art und die Anwendung von Instrumenten, zum „Handwerkszeug" des Pflegepersonals. Die Patienten werden auch hier immer über Art und Umfang der geplanten Maßnahme informiert.

4.1 Wundversorgung, Verbände und Schienen

Unter einer Wunde versteht man eine durch Verletzung oder Operation bedingte Kontinuitätsdurchtrennung von Haut, Weichteilmantel oder Knochen.

4.1.1 Wundversorgung

Aseptische Wunden sind unter keimfreien Bedingungen in nicht infiziertes Gewebe gesetzte Wunden. Septische Wunden sind infizierte Wunden (z. B. nach Abszesseröffnung, Verbrennungen, Stich- und Schnittwunden die länger als 8 Stunden zurückliegen, u. a.)

Wundheilung

Die primäre Wundheilung erfolgt unter Zusammenwachsen des Gewebes ohne größere Zwischengewebsnarbe (die Regel bei unkomplizierten Operationsnarben). Bei der sekundären Wundheilung besteht ein klaffender Wundspalt. Die Abheilung erfolgt in mehreren Phasen vom Wundgrund aus unter Bildung eines sichtbaren Granulationsgewebes zwischen den Wundrändern.

Primäre Wundversorgung

Vor dem Wundverschluss werden durch das Ausschneiden von 1 – 2 mm Gewebe an den Wundrändern glatte Wundränder geschaffen. Damit wird die Infektionsgefahr bzw. sekundäre Besiedlung mit Keimen verhindert und eine primäre Wundheilung ermöglicht.

Kontraindikationen:

- Zeitraum nach der Verletzung größer als 6 – 8 Stunden
- Wunden mit tief eingedrungenen Fremdkörpern bzw. Fremdkörperresten
- Wunden mit großen Trümmerzonen (Quetschwunden o. Ä.)
- Verletzungen mit infektiösem Material
- Biss- oder Stichwunden.

Verbandwechsel

Zu jedem Verbandwechsel sind sterile und unsterile Materialien notwendig. Auf einem Verbandwagen sollte sich immer eine größere Menge an Verbandmaterialien und Instrumenten befinden.

Material im Verbandwagen:

Nachfolgendes Material in steriler und unsteriler Form sollte vorhanden sein:

- Nierenschalen
- Einmalhandschuhe
- Unterlagen, Abdecktücher (ungelocht und gelocht)
- Verbandscheren
- Hände- und Hautdesinfektionsmittel
- Einmalrasierer
- Scheren, Pinzetten, Klemmen, Kornzangen, Nahtmaterialien
- Tupfer und Kompressen
- Verschiedene Binden
- Holz-, Metall- und Glasspatel, Watteträger

- Verschiedene Pflaster
- Salben, Puder, Styli (gepresstes Pulver), physiologische Kochsalzlösung, Zinkpaste und -lotio, usw.

■ ***Die sterilen Materialien und Instrumente werden regelmäßig auf Ablauf des „Verfallsdatums" der Sterilität überprüft.***

Ziel des Verbandes bzw. des Verbandwechsels (VW):

- Kontrolle der Wunde und Wundumgebung (Infektionszeichen?)
- Rasche Heilung der Wunde oder Punktionsstelle (Ruhigstellung)
- Blutstillung (Kompressionsverband)
- Schutz vor Erregern und Infektionen
- Linderung von Schmerzen (Schwellung durch Sekretstau)
- Hautschutz durch Aufsaugen von Sekret mittels Verbandstoff (Wundverschluss).

Wichtige Punkte:

- VW nur auf Anordnung des Arztes
- VW meist „trocken" (Medikamente nur auf Arztanordnung)
- Bei aseptischen Wunden meist ersten VW nach 72 – 96 Stunden („Wundruhe")
- Bei septischen Wunden evtl. mehrmals täglich VW
- Entfernen des „alten" Verbandes immer mit Handschuhen (Eigenschutz), danach beides entsorgen
- Alle weiteren Verrichtungen entweder mit sterilen Handschuhen oder Pinzetten (Patientenschutz).

■ ***Bei Patienten mit aseptischen und septischen Wunden immer zuerst die aseptische Wunde versorgen.***

Das Prinzip des VW ist das Fernhalten von Erregern und die Wahrung der Sterilität. Bei stark nässenden Wunden (Sekret, Eiter), immer zuerst die Flüssigkeit mit einem trockenem Tupfer aufsaugen und entfernen. Bei der Desinfektion aseptischer Wunden immer von der Wunde wegwischen („jeder Strich ein Tupfer"), bei septischen Wunden von außen nach innen wischen!

■ ***Vorsicht bei liegenden Drainagen, Zentralen Venenkathetern, Gipsfenstern usw. Sie dürfen nicht herausgezogen, durchgeschnitten o. Ä. werden!***

Beim Entfernen von Fäden wird jeder Faden leicht mit der Pinzette angehoben und sodann mit einer feinen Fadenschere durchtrennt. Es ist darauf zu achten, dass keine Reste des Fadens im Narbenbereich zurückbleiben: Jeder entfernte Faden ist auf Vollständigkeit zu überprüfen. Wundklammern werden mittels eines speziellen Gerätes entfernt.

Zur Fixation von Wundauflagen eignen sich Binden (Mull-, Idealbinden), Schlauchverband, Netzverband oder ein Pflasterschnellverband. Verbandklammern („Schwiegermütter") sollen wegen der Verletzungsgefahr nicht verwendet werden.

Grundsätzliche Anforderungen an Wundverbandmaterialien:

- Haut- und wundfreundlich
- Anschmiegsam
- Sterilisierbar
- Saugfähig
- Zweckmäßig (versch. Größen)
- Kostengünstig (Massenartikel).

4.1.2 Bindenverbände

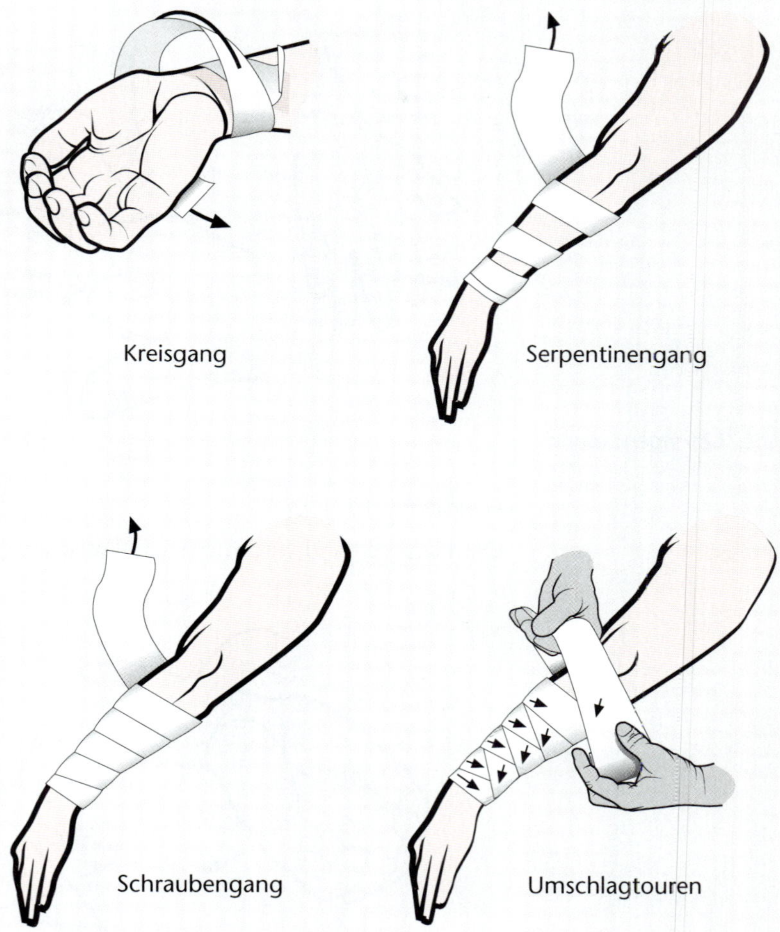

Abb. 4.1: Grundformen der Bindenverbände

Der Kompressionsverband stützt Venenwände (bei Varizen o. Ä.), Gewebe und Muskulatur und verhindert Ödeme. Er kann mit elastischen Binden, Gummibinden, Gummistrümpfen, AT-Strümpfen oder einem Zinkleimverband durchgeführt werden.

Größere Wundbereiche können mit Schienen, Gipsverbänden, Gipsschienen, elastischen Binden (Desault-Verband), selbstklebenden Binden oder Pflasterverbänden (Dachziegelverband, Tape-Verband) ruhig gestellt werden.

Ein Polster- oder Wärmeverband erfolgt mit Wärmebinden (sehr raue Kunststoffbinden, damit vergrößerte Oberfläche), Polsterwatte, Filz oder Schaumstoff.

Das richtige Anlegen von Verbänden erfordert immer währende Übung.

■ ***Ein zu straff angelegter Verband verursacht Stauungen und evtl. bleibende Nerven- und Durchblutungsstörungen.***

Je nach betroffenem Körperbereich kommen verschiedene Wickeltechniken zum Einsatz. Es können die Bindentouren „aufsteigend", also von distal („körperfern") nach proximal („körpernah"), oder „absteigend" von proximal nach distal angebracht werden.

Verbandtechniken

Zur Benutzung der richtigen Bindenbreite gilt: Die Bindenbreite soll dem Durchmesser des zu verbindenden Körperteils entsprechen.

Fingerverband:

Der Fingerverband wird mit einer elastischen Mullbinde von max. 4 cm Breite durchgeführt.

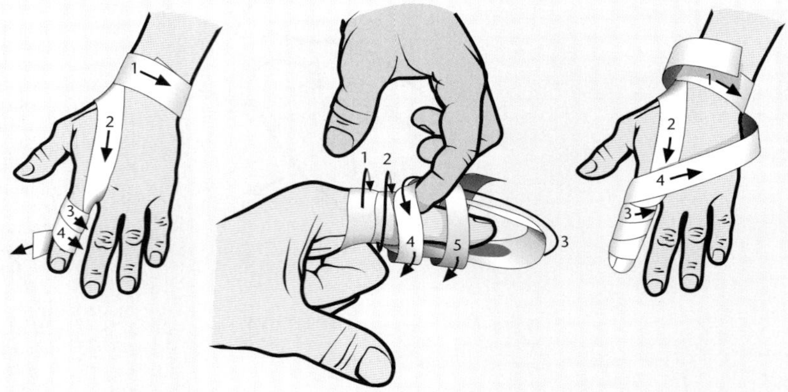

Abb. 4.2: Fingerverband

Handverband:

Der Handverband wird mit einer elastischen Mullbinde durchgeführt.

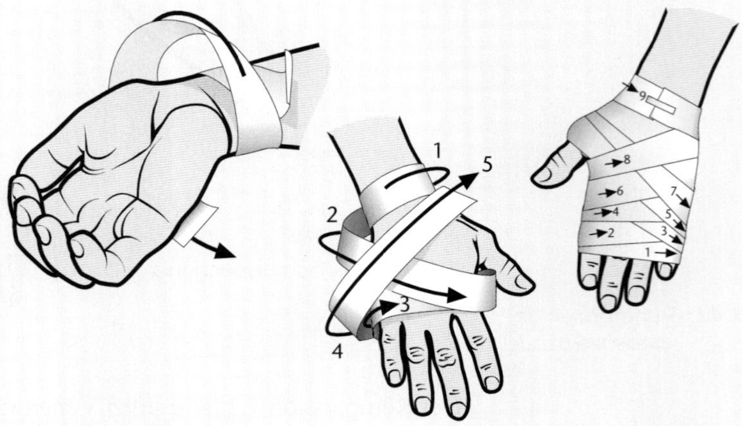

Abb. 4.3: Handverband

Unterarmverband:

Der Unterarmverband wird meist im Kreisgang angelegt.

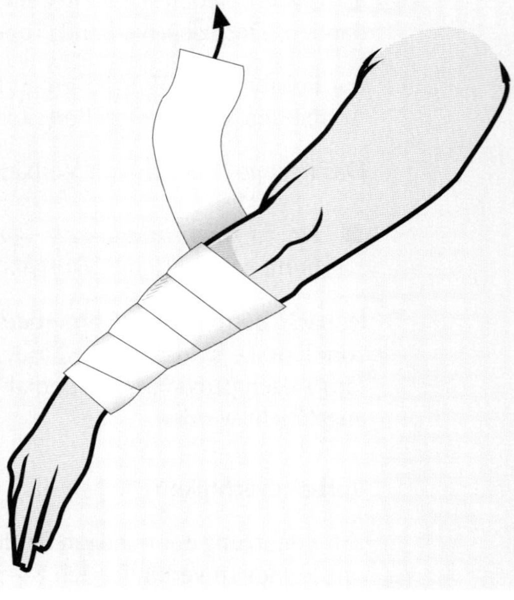

Abb. 4.4: Unterarmverband

Ellenbogenverband (Schildkrötenverband mit auf- oder absteigender Technik):

Der Ellenbogenverband kann in zwei Techniken angelegt werden. Die gebräuchlichste Technik mit absteigenden Touren wird hier gezeigt.

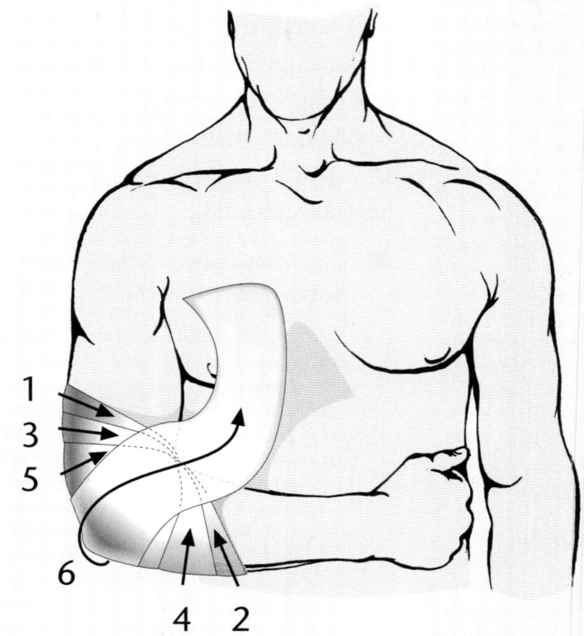

Abb. 4.5: Ellenbogenverband

Schulterverband:

Der Schulterverband erfolgt nach Einpudern der betroffenen Hautstellen. Zu starkes Ziehen beim Anlegen des Schulterverbandes kann eine Stauung bzw. Nervenquetschung verursachen.

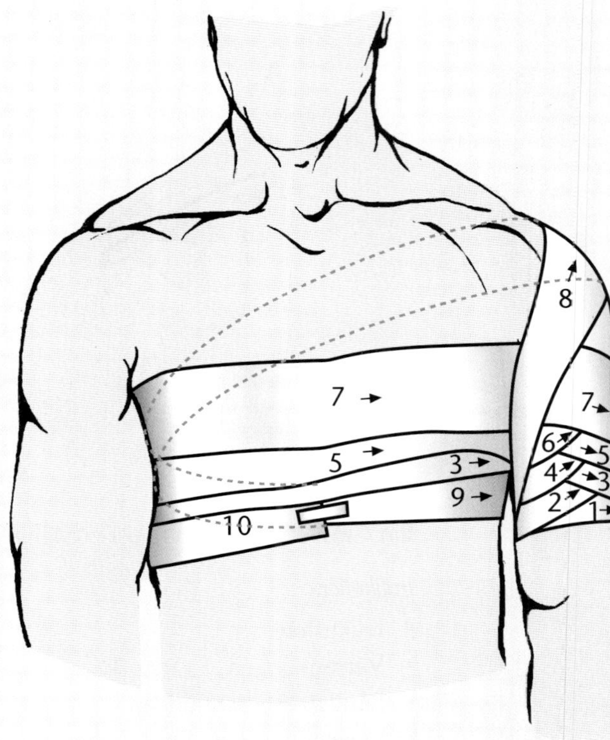

Abb. 4.6: Schulterverband

Verbände an Fuß, Unterschenkel, Oberschenkel, Hüfte und Knie verlaufen sinngemäß wie Handverband, Unterarmverband usw.

Desaultverband:

Der Desault- oder Gilchristverband stellt Achsel, Schulter und Ellenbogen ruhig und wird angewendet bei:

- Distorsion (Verdrehung, Verstauchung)
- Kontusion (Quetschung)
- Schulterblattfraktur
- Subkapituläre Humerusfraktur (Bruchlinie unterhalb des OA-Köpfchens)
- Oberarmkopffraktur
- Oberarmschaftfraktur.

Vor dem Anlegen werden beide Achseln und Stellen, an denen Haut auf Haut liegt, abgeplostert.

■ *Das Hilfswort „ASchE" für gesunde Achsel, kranke Schulter, kranker Ellbogen, hilft zum Auffinden der richtigen Bindentouren.*

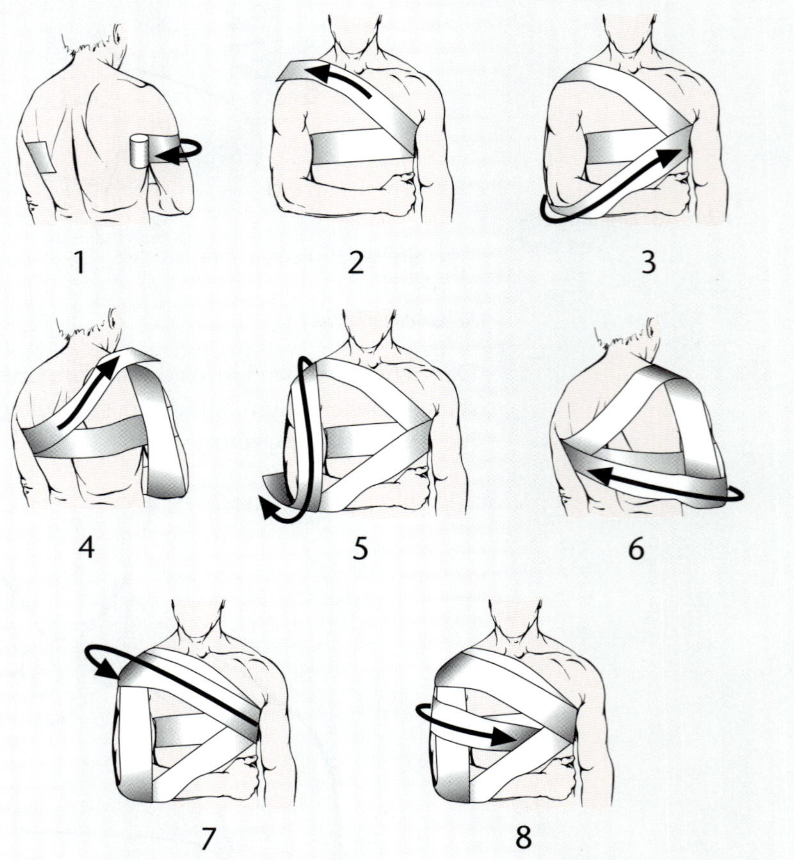

Abb. 4.7: Desaultverband

4.1.3 Gipsverband

Ein Gipsverband wird meist zur längeren Ruhigstellung angelegt.

Indikationen:

- Frakturen
- Verrenkungen
- Bänderriss, -dehnungen
- Langandauernde Entzündungen (z. B. Tendovaginitis [Sehnenscheidenentzündung])
- Korrektur von Deformitäten (Klumpfuß o. Ä.).

Vor dem Anlegen muss ein Hautschutz erfolgen.

Komplikationen:

Nach dem Anlegen muss der Gipsverband 24 Stunden gewissenhaft überwacht werden (siehe unten). Die Kontrolle in den ersten Stunden findet immer durch den Arzt statt. Vor der Entlassung eines Patienten mit Gipsverband erfolgt eine Aufklärung über Gefahren und Komplikationen des Gipsverbandes.

Tab. 4.1: Komplikationen des Gipsverbandes

Komplikation	Symptome	Abhilfe
Durchblutungs-störungen	starke, pochende Schmerzen Blau- oder Grauverfärbung der Haut Schwellung	Längsspaltung des Gipses bis zum letzten Faden aktive Bewegung
Druckschäden	Druckschmerz Bewegungsschmerz	Gipsfenster Gipswechsel
Nervenschäden	Sensibilitätsstörungen Paresen	Gipsfenster an gefährdeten Stellen Abpolsterung

Kontrollen:

Um Komplikationen sehr früh zu erkennen, werden die nachfolgenden Kontrollen durchgeführt:

- Hauttemperatur (Temperaturvergleich der Zehen bzw. Finger gesunde/kranke Seite)
- Hautfarbe: rosig, bläulich (Hämatom, Zirkulationsstörung) oder blass (Durchblutungsstörung)
- Schwellung: Durchblutungsstörung, Hämatome
- Beweglichkeit und Sensibilitätskontrolle.

■ ***Gabe von Schmerzmitteln erst nach Abklärung der Ursache.***

Lagerung:

Die betroffene Extremität ist in den ersten Tagen mit Kissen, Sandsäcken, Schienen usw. hochzulagern. Die Frakturbehandlung erfolgt in der Regel mit folgenden Verbänden:

- Schwellgips (in der Länge gespalten und ca. 1 cm Spaltenbreite)
- Liegegips (verschlossener Schwellgips oder Neuanlage)
- Gehgips (Gipsverband mit verstärkter Sohle und evtl. eingegipstem Absatz)
- Zinkleimverband bzw. Verband mit elastischen Binden.

4.1.4 Schienen

Die Schienen dienen ebenfalls der Ruhigstellung.

Schienentypen

Schienen gibt es in vielfältigen Formen und Bauarten.

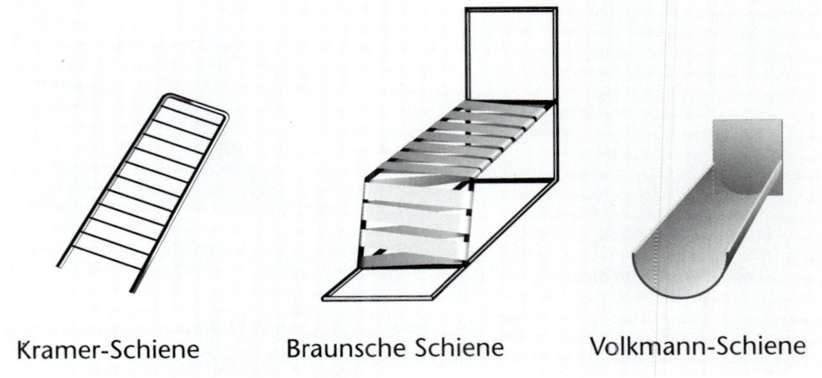

Abb. 4.8: Schienen

Kramerschiene:

- Form einer „Hühnerleiter"
- Muss immer gepolstert werden
- Leicht formbar, somit den Konturen der Extremität sehr gut anzupassen
- Geeignet zur kurz- und längerfristigen Ruhigstellung z. B. für die Dauer einer Infusionstherapie.

Volkmann'sche T-Schiene:

- Dachrinnenförmig
- „Fußgestell" in Form eines T (zur Höhenverstellung)
- Mit Fußstütze
- Zur Ruhigstellung eines Unterschenkelgipses u. Ä.
- Keine Knickung im Kniebereich möglich.

Braun'sche Schiene:

- Aus Drahtgestell oder Schaumstoffblock geformt
- Mit Fußstütze
- Nicht in der Höhe und Länge verstellbar
- Zur Hochlagerung der unteren Extremität gut geeignet.

Schmale, gepolsterte Aluschienen werden überwiegend für einzelne Finger z. B. bei Panaritium (Nagelbettentzündung), Frakturen u. Ä. angewendet.

■ ***Jede Schiene muss ausreichend gepolstert werden und/oder mit einem Schutzbezug (z. B. Schlauchverband, Folienschlauch) oder Binden überzogen werden.***

4.1.5 Extensionen

Eine Fraktur wird meist operativ und/oder mit einem Schienenverband, Gipsverband oder einem Streckverband (Extension) behandelt. Um die Extension anzulegen, bohrt der Chirurg einen speziellen Nagel durch einen distal der Fraktur liegenden Knochen und befestigt damit den Extensionsbügel. Das Pflegepersonal ist für den korrekten Aufbau und die Lagerung des Patienten in der Extension verantwortlich. Das Zuggewicht wird nach ärztlicher Anordnung angebracht bzw. eingestellt.

Als Beispiel ist hier die suprakondyläre Extension, die bei bestimmten Frakturen der unteren Extremität Verwendung findet, dargestellt. Material und Aufbau unterscheiden sich je nach Klinik und Hersteller.

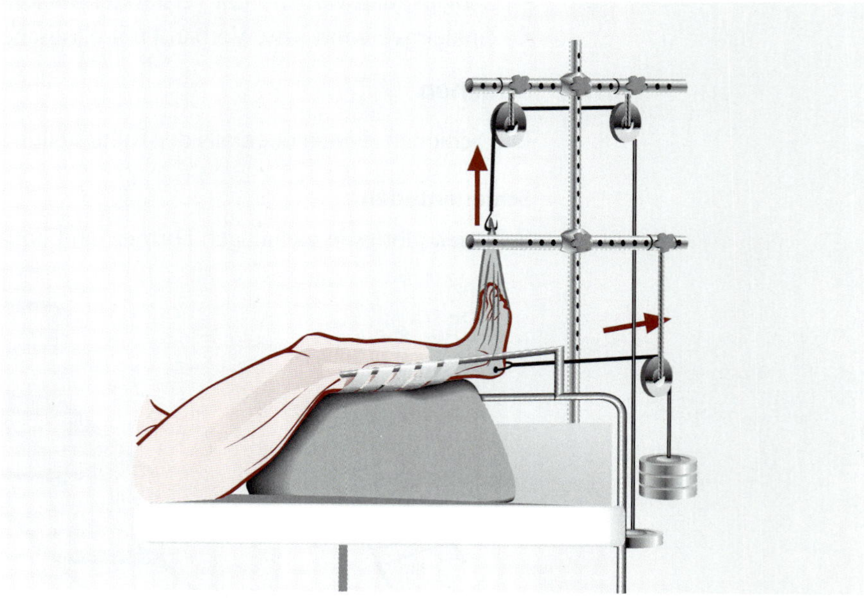

Abb. 4.9: Extension

■ *Vor der Lagerung des Patienten in der Extension werden nochmals alle Schraubräder nachgezogen und alle Verbindungen gesichert.*

Lagerungsprinzipien:

- Bein hoch lagern (Krapp'sche Schiene, großes Kissen)
- Kniegelenk 30 – 45° beugen
- Leichte Außenrotation im Bereich des Oberschenkels.

Eine größere Außenrotation erzeugt Druck auf den N. fibularis und führt zu Lähmungserscheinungen.

■ *Die Verbindungslinie (Zugschnur) zwischen dem vorderen, oberen Darmbeinstachel und dem Zehenzwischenraum (ZZR) der ersten und zweiten Zehe muss über die Patellamitte laufen.*

Polsterungen:

- Am Kniegelenk (Fibulaköpfchen)
- Auf Höhe der Achillessehne (Entlastung der Wadenmuskulatur und Freilage der Ferse)
- Innenkante der Schiene im Bereich des Oberschenkels.

Die Spitzfußprophylaxe am verletzten Bein erfolgt mittels Fußaufhängung mit Schlauchverband und leichtem Gegenzug.

4.2 Instrumente

Viele Untersuchungen oder Behandlungen sind ohne Instrumentarium meist nicht durchführbar. Es gibt eine sehr große Anzahl von Instrumenten, von denen die wichtigsten hier vorgestellt werden.

4.2.1 Schneidende Instrumente

Messer

Am häufigsten im Gebrauch ist das Skalpell zum Durchtrennen der Hautschichten und verschiedener Gewebestrukturen. Skalpelle gibt es mit einer Vielzahl unterschiedlicher Klingenformen (Spitz, rund, gebogen, etc.) als Einmalskalpell oder sterilisierbar mit auswechselbaren Klingen zur Mehrfachbenutzung.

Weitere Messerarten:

- Gipsmesser
- Lanzette, elektrische Messer
- Resektionsmesser, Amputationsmesser.

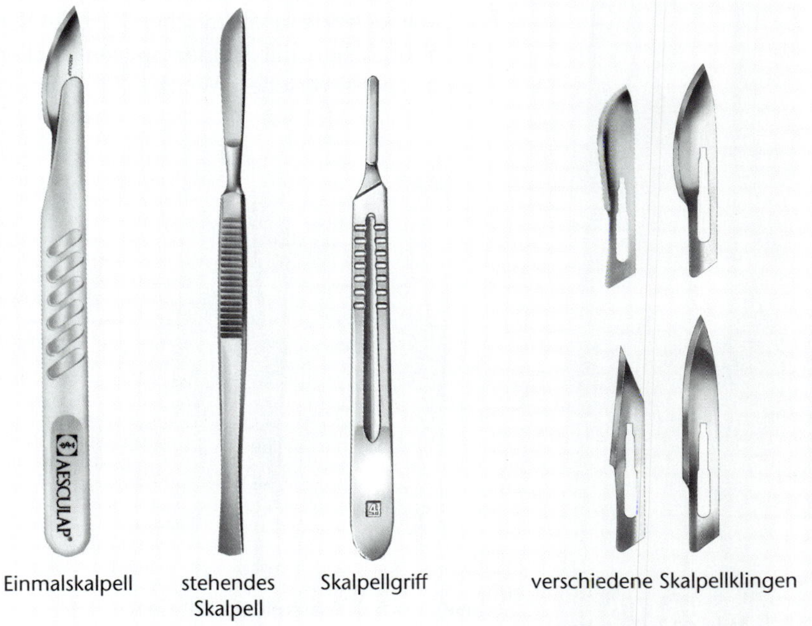

Abb. 4.10: Skalpelle mit verschiedenen Klingen

Scheren

Scheren werden zum Aufschneiden von Verbänden, Nähten und zum Zurechtschneiden von Verbandmaterialien benutzt. Für jede Anwendung gibt es spezielle Formen. Nachfolgend die wichtigsten, der auf Station benützten Modelle:

Zur Auswahl stehen gerade, gebogene, stumpf-spitze, stumpf-stumpfe oder spitz-spitze Blattformen.

Die speziellen Scheren werden in der nachfolgenden Abbildung dargestellt.

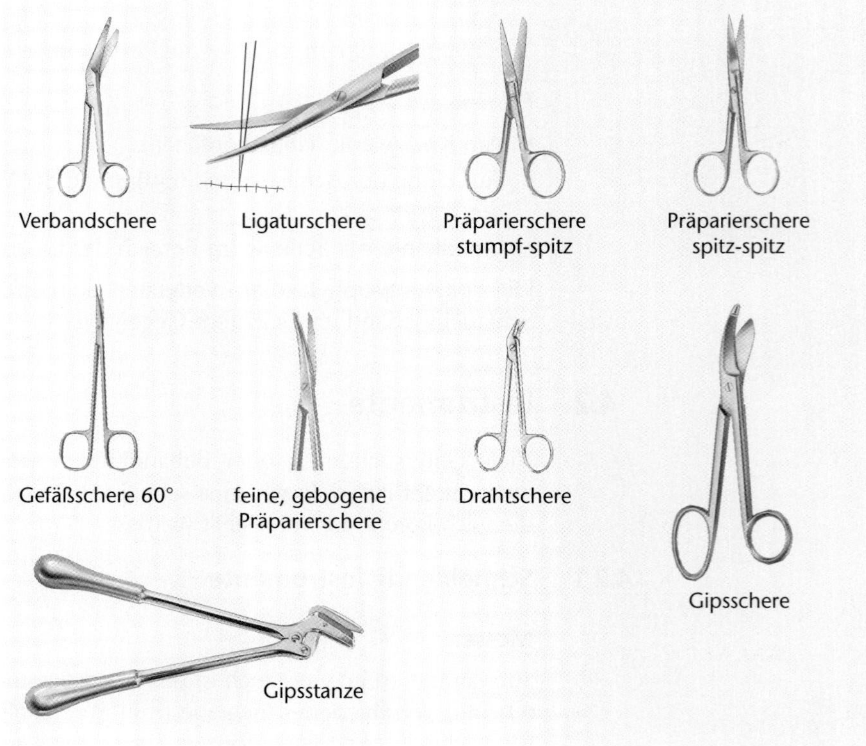

Abb. 4.11: Scheren

4.2.2 Hinhaltende Instrumente

Pinzetten, Klemmen und Zangen werden als haltende oder hinhaltende Instrumente bezeichnet. Mit ihnen werden Gewebe(-teile) richtungsorientiert fixiert.

Pinzetten

Pinzetten gibt es spitz und stumpf, als anatomische oder chirurgische Pinzette. Die Greiffläche der anatomischen Pinzette ist quergerillt (als Gewebeschutz), die der chirurgischen mit kleinen spitzen Zacken (z. B. zum besseren Fassen von Wundrändern) versehen. Weitere Pinzetten entnehmen Sie bitte der Abbildung.

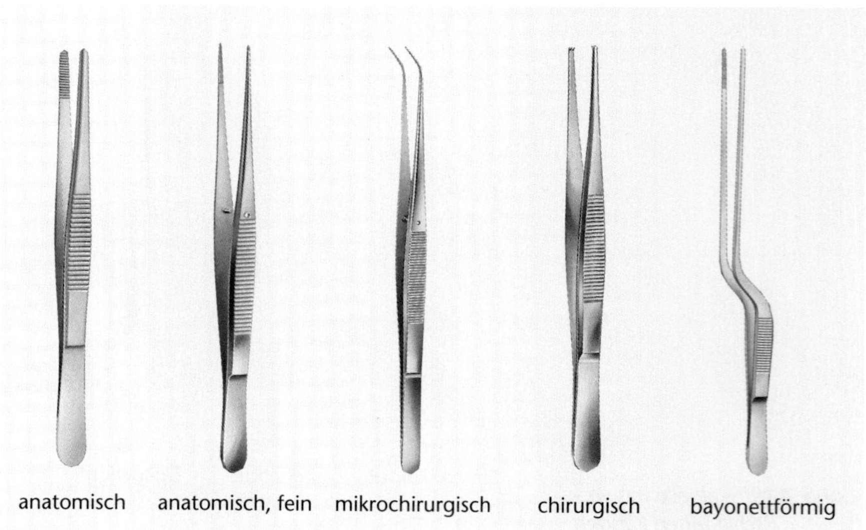

Abb. 4.12: Pinzetten

Klemmen und Zangen

Die gebräuchlichsten Klemmen sind die Kocher-Klemmen, bei denen die Greiffläche gerillt und/oder gezackt ist. Die Peanklemme ist ähnlich der anatomischen Pinzette und dient z. B. dem Einklemmen von Tupfern bei der Mundpflege. Bekannteste Zange ist die Kornzange. Sie dient überwiegend zum Greifen von Tupfern und sonstigen sterilen Gütern aus Mehrfachbehältern. Ihre Greiffläche ist wie die der Peanklemme gearbeitet, nur wesentlich breiter. Alle Klemmen und Zangen gibt es gerade und gebogen.

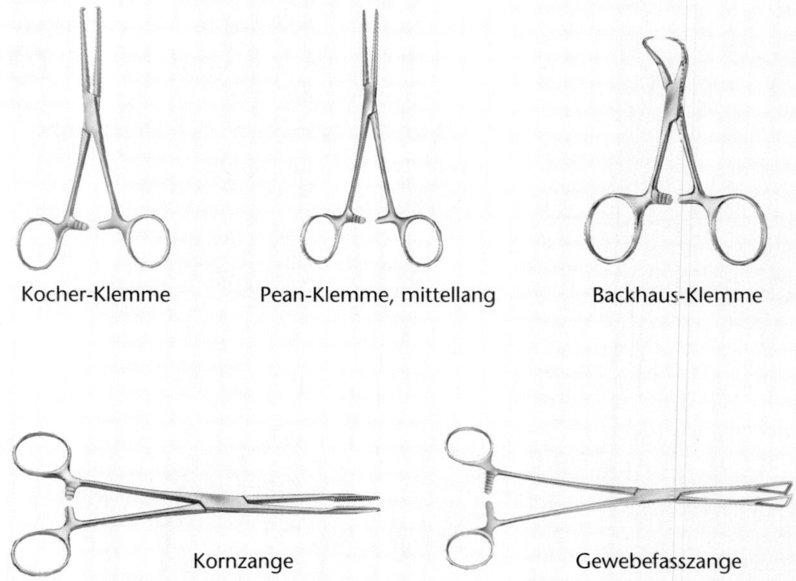

Abb. 4.13: Klemmen

4.2.3 Weghaltende Instrumente

Zu den weghaltenden Instrumente gehören die Haken und Spreizer. Haken gibt es ein- und mehrzinkig, spitz und stumpf. Weitere Hakenformen entnehmen Sie bitte der Abbildung.

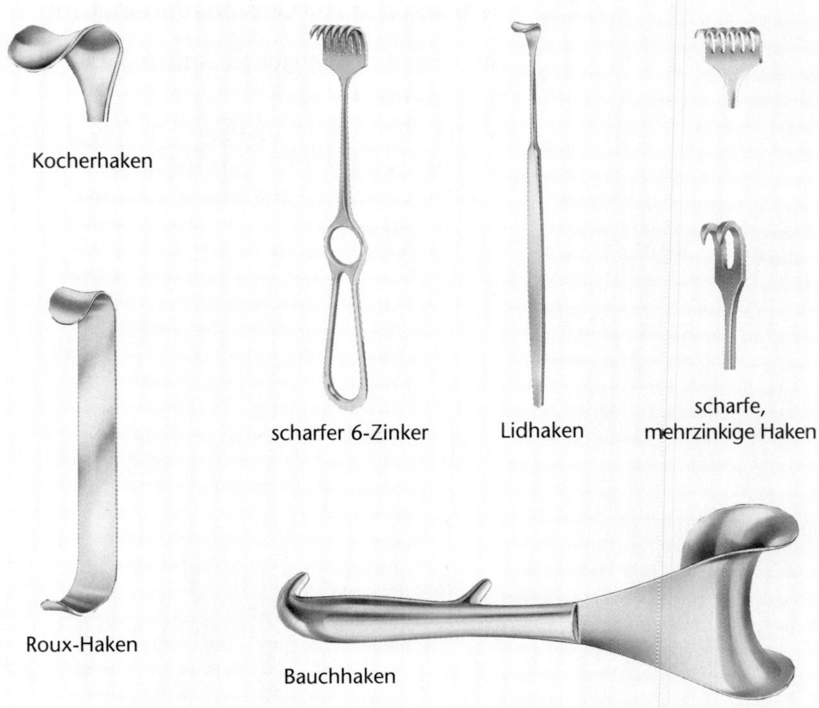

Abb. 4.14: Haken

Spreizer:

- Wundsperrer
- Thoraxspreizer
- Mundsperrer
- Spekulum (Scheidenspekulum)
- Selbsthaltendes Scheidenspekulum (Entenschnabel).

4.2.4 Instrumente zur Blutstillung

Die Blutstillung während einer Operation gehört zu den wichtigsten Arbeiten des Chirurgen. Die bekanntesten Instrumente sind:

- Kocherklemme (z. B. Einspannen von Präpariertupfern u. Ä.)
- Arterienklemme
- Unterbindungsnadeln nach Deschamps
- Rillensonde, Hohlsonde
- Koagulator.

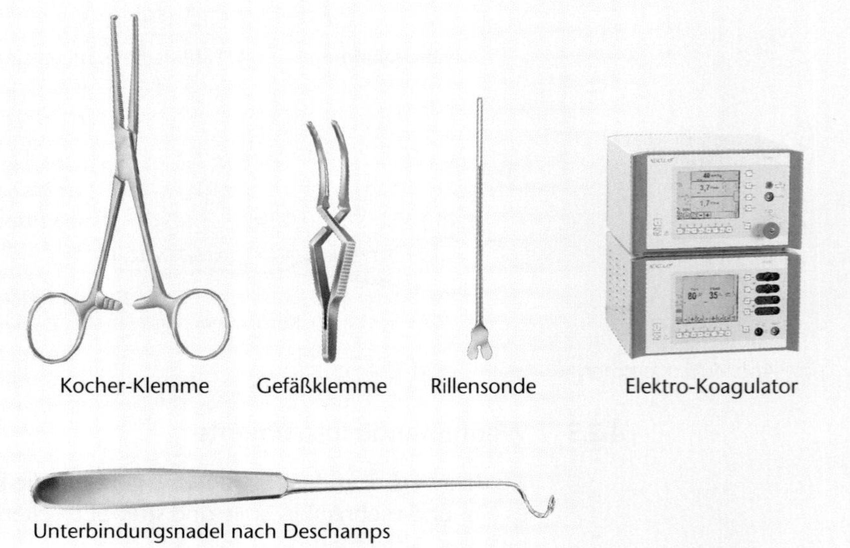

Abb. 4.15: Instrumente zur Blutstillung

4.2.5 Instrumente zur Gewebevereinigung

Zur Gewebevereinigung kommen heute verschiedenste Instrumente und Geräte zur Anwendung:

- Nadelhalter mit verschiedenen Nahtmaterialien (traumatisch, mit Öhr; atraumatisch, ohne Öhr; resorbierbares und nichtresorbierbares Nahtmaterial)
- Klammersetzer, -entferner („Tacker")
- Gewebekleber.

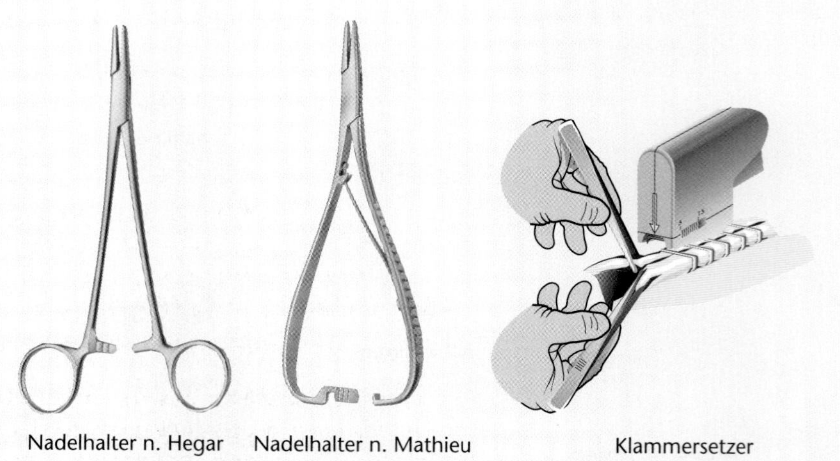

Abb. 4.16: Nadelhalter und Klammergeräte

4.2.6 Instrumente zur Punktion

Zur Punktion werden verschiedene Kanülen bzw. Trokare verwendet.

Kanülen

- Punktionskanülen
- Flügelkanülen
- Lumbalkanülen
- Kanülen zur Sternal- bzw. Beckenkammpunktion
- Knopfkanülen.

Trokare

Trokare (Troicart, Trocart) werden zur Punktion von Körperhöhlen (z. B. Aszitespunktion) verwendet. Trokare bestehen aus einem Metallrohr und einem meist spitzen Mandrin. Dieser kann nach der Punktion entfernt werden. Durch die Metallhülse kann dann z. B. die Aszitesflüssigkeit ablaufen oder eine Optik eingesetzt werden.

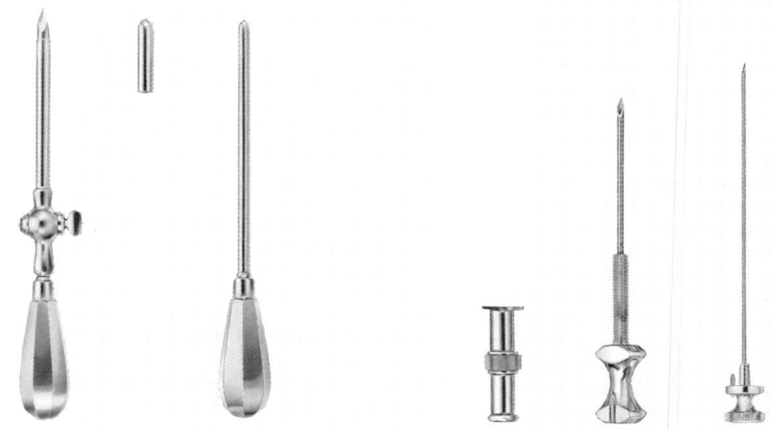

Abb. 4.17: Trokare

4.2.7 Instrumente für bestimmte Körpergewebe bzw. Organe

Es gibt bei der großen Palette von Instrumenten für jedes Organ bzw. jedes Gewebe eigenes Instrumentarium.

Sonden:

- Knopfsonde (zum Austasten von Hohlräumen)
- Uterussonde (mit Zentimetereinteilung).

Scharfe Löffel:

- Zum Ausräumen infizierter Knochen-, Abszesshöhlen
- Zum Entfernen von Wundbelägen.

Uteruskürette:

- Zur Abrasio (Ausschabung) der Gebärmutter.

Weitere Spezialinstrumente sind z. B.: Knochenzangen/Flachmeißel zur Knochenbearbeitung, Hohlmeißel zum Aushöhlen/Abtragen von Knochenspänen sowie Rasparatorien (schabendes Instrument) zur Freilegung des Knochens.

4.2.8 Aufbereitung und Pflege der Instrumente

Schon bei der Herstellung der Instrumente wird auf höchste Reinheit der Legierung (verchromt, vernickelt) im Hinblick auf eine lange Lebensdauer und stärkste Beanspruchung geachtet.

Anforderungen an das Material:

- Sicher sterilisierbar (temperaturbeständig)
- Unempfindlich gegenüber Reinigungs- und Desinfektionsmitteln
- Korrosionsbeständig (rostfrei).

Desinfektion

Bei der Desinfektion müssen die Instrumente vollkommen mit Desinfektionsmittel bedeckt sein. Scheren und Klemmen sind dabei weit zu öffnen.

Reinigung

Sekret, Blut u. Ä. sind nach der Desinfektion gründlich mechanisch mit der Bürste zu entfernen. Außerdem ist das Desinfektionsmittel abzuspülen.

Pflege und Überprüfung

Die desinfizierten und gereinigten Instrumente sind, da sonst Wasserflecken entstehen und evtl. die Sterilisation nicht gewährleistet werden kann, gut abzutrocknen. Anschließend sind die Scheren und Skalpelle auf Schärfe und die Gelenke der Zangen und Klemmen auf Gängigkeit zu überprüfen bzw. leicht einzuölen. Korrodierte Instrumente werden ausgesondert und gegen neue eingetauscht (Instrumentenlager).

Sterilisation

Vor dem Sterilisieren werden die Instrumente doppelt in Papiertüten eingeschweißt und gekennzeichnet, wobei Instrumente mit Gelenken mit geöffneten Gelenken eingepackt werden müssen. Spitze Instrumente sind mit einem Tupfer vor dem Durchstechen der Einschweißhülle zu sichern. Alle Glas- und Metallverbindungen sind zu trennen oder die Apparatur ist mit Gas zu sterilisieren.

4.3 Sonden und Drainagen

Sonden und Drainagen werden angewendet, um Flüssigkeiten in den Körper hinein oder aus dem Körper herauszuleiten.

Patienten können durch Sonden oder Drainagen

- Sich In ihrer Bewegungsfreiheit eingeschränkt fühlen
- Verunsichert sein durch die Menge an Schläuchen und Angst haben vor dem Herausrutschen. Folge kann eine übervorsichtige Atmung sein
- Unter Schlafstörungen leiden (evtl. laute Geräusche z. B. Bülau-Drainage).

4.3.1 Sonden

Sonden sind stab- oder schlauchförmig und zum Einführen in Kanäle oder Hohlräume des Körpers gefertigt. Am häufigsten in Gebrauch sind Magen- und Dünndarmsonden.

Magensonde

Die Magensonden spielen heute in der Diagnostik (ggf. Magensaft zur Tbc-Diagnostik) nur noch eine untergeordnete Rolle. Sie werden überwiegend zur Ableitung von Magensekret evtl. Blut (bei Magenblutung) sowie zur enteralen Ernährung eingesetzt. Eine spezielle Anwendung finden sie noch bei der Magenspülung.

Vorbereitung zum Legen einer Magensonde:

- Patienten informieren (Aufklärung ist Arztaufgabe), dabei nach Verletzungen im Nasen- Rachenraum (Nasenbeinbruch, Septumverschiebung bzw. -defekt o. Ä.) fragen
- Hände desinfizieren
- Handschuhe
- Magensonde nach Indikation auswählen

- Gleitmittel, evtl. Anästhesiesalbe bzw. -Spray
- 20 ml Spritze, Stethoskop, Lackmuspapier
- Nierenschale, Zellstoff, Schutztuch
- Pflaster, Schere, Klemme

Zur Durchführung sitzt der Patient nach Möglichkeit im Bett (Oberkörperhochlagerung) oder auf einem Stuhl.

Weiteres Vorgehen:

- Evtl. Anaesthesiesalbe (auf die Sonde) bzw. -spray (Rachenraum) anwenden
- Brustbereich des Patienten abdecken (Schutztuch)
- Zellstoff mit Nierenschale reichen
- Handschuhe anziehen
- Sonde auspacken und anfeuchten (Wasser oder Gleitmittel)
- Sondenlänge abmessen (Nasenloch-Ohrläppchen-Magengrube) und markieren
- Patienten zum normalen Atmen und Schlucken auffordern (zwei Atemzüge, einmal Schlucken)
- Sonde vorsichtig und langsam in die gewünschte Nasenöffnung einführen
- Bei jedem Schluckakt, Sonde ohne starken Druck bis zur Markierung vorschieben.

Tritt starker Brech- oder Hustenreiz auf, so ist wegen der Gefahr einer Fehllage (Trachea) das Einführen der Magensonde sofort zu stoppen.

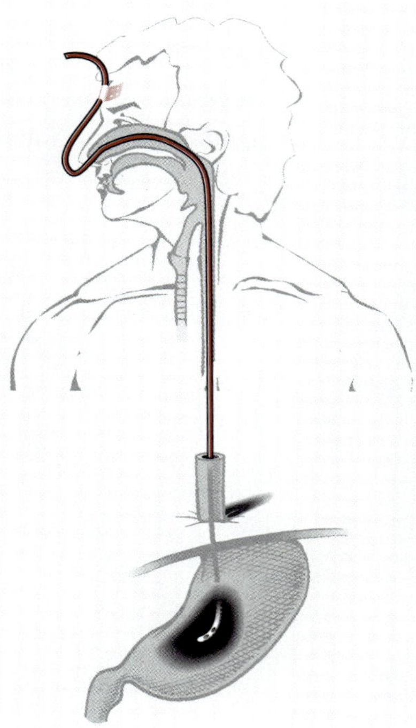

Abb. 4.18: Magensonde

Lagekontrolle:

Vor dem Anlegen von Sog oder der Verabreichung von Sondenkost muss eine Lagekontrolle der Magensonde durchgeführt werden. Sie kann durch Einspritzen von 10 – 20 ml Luft und gleichzeitigem Abhören des Bauches in Magenhöhe (Epigastrium) mit dem Stethoskop geschehen. Es muss ein „Blubbern" zu hören sein. Weiteres Indiz für korrekte Lage ist das Ansaugen von Magensaft (evtl. Kontrolle mit Lackmuspapier).

Nach jedem Legen einer Magensonde und vor jeder Nahrungsapplikation Lagekontrolle durchführen.

Je nach Liegedauer ist die Sonde mit Schaumstoff an der Nasenöffnung zu polstern und zu fixieren (Pflasterstreifen um Sonde und Nasenrücken).

Pflegerische Aktivitäten bei liegender Magensonde:

- Lage- und Fixationskontrolle
- Kontrolle und Dokumentation des Soges und des Sekretes (Aussehen, Menge)
- Mund- und Nasenpflege
- Pneumonieprophylaxe.

Duodenalsonde

Duodenalsonden sind wie Magensonden aufgrund der Ausweitung der Endoskopie zur Diagnostik weit in den Hintergrund getreten. Wichtigste Indikation ist die „Entlastungsdrainage" beim Ileus.

Vorbereitungen:

- Patienten rechtsseitig lagern
- Vorbereitung und Durchführung wie bei der Magensonde
- Über die Sondenlage (Tiefe) entscheidet immer der Arzt.

Ösophagussonden

Das Legen einer Ösophagussonde ist Arztaufgabe, das Pflegepersonal assistiert.

Ösophagussonden dienen zur Tamponade bzw. Kompression einer Ösophagusvarizenblutung. Bei der Anwendung von Kompressionssonden besteht immer die Gefahr von Druckgeschwüren im Nasen- und Ösophagusbereich. Neben der Aspirationsgefahr besteht ebenso die Gefahr der Verlegung der Atemwege durch das Verrutschen der Sonde oder Druck auf den Larynx.

Sondenarten:

- Sengstaken-Blakemore-Sonde
- Linton-Nachlass-Sonde.

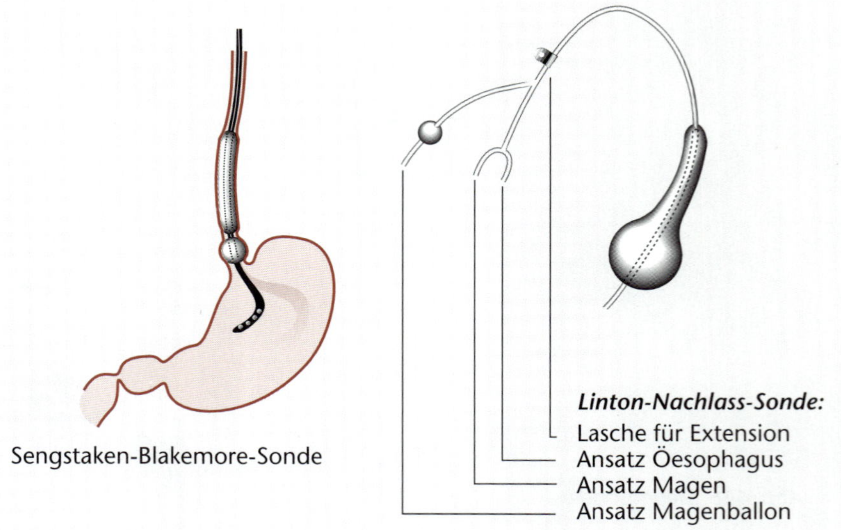

Abb. 4.19: Kompressionssonden

Zur Kompression wird heute überwiegend die Linton-Nachlass-Sonde eingesetzt, da bei der Anwendung der Sengstaken-Blakemore-Sonde nicht immer die Blutungsquelle im Ösophagus bzw. am Übergang zum Magen erreicht wird. Das Material gleicht dem zum Legen einer Magensonde. Zusätzlich wird benötigt:

- Anaesthesiespray
- Blutdruckmanometer und Handpumpenballon
- Laryngoskop, Zungenspatel
- Gewicht (500 ml Plastikinfusionsflasche; max. 500 – 750 g)
- 50 ml Spritze, Wasser (evtl. Eiswasser)
- Intubationszubehör (Notfallwagen), Absauggerät.

Die Überwachung eines Patienten mit einer Ösophaguskompressionssonde umfasst die Kontrolle und Pflege wie bei einer Magensonde und darüber hinaus häufige Lage- und Druckkontrolle (Druckkörper) sowie regelmäßige Vitalzeichenkontrolle (Blutungsgefahr).

4.3.2 Drainagen

Drainagen dienen der Ableitung von Körperflüssigkeiten oder Wundsekret, die durch mangelnde Resorption zu Störungen (Wundheilungsstörung, Entzündung) führen könnten. Sie finden ihre Anwendung hauptsächlich nach Operationen oder bei entzündlichen Prozessen.

Drainagearten:

- Wellendrain (Dachziegeldrain, Wunddrain mit Ableitung in den Wundverband)
- Latexdrain (Wunddrain mit Ableitung in den Wundverband)
- T-Drain (Ableitung von Galle, Schienung der Gallengänge)
- Redondrain (Wunddrain mit Vakuumsog)
- Bülaudrain (Thoraxsaugdrainage)

Die am häufigsten verwendete Drainage ist die Redondrainage zur Ableitung von Wundsekret und Blut nach Operationen. Eine Redonflasche wird immer dann gewechselt, wenn:

- Kein Sog mehr vorhanden ist
- Die Flasche gefüllt ist.

Material:

- Handschuhe (Eigenschutz)
- Neue Redonflasche mit Sog
- Evtl. neues steriles Schlauchsystem
- Abwurfmöglichkeit
- Sterile Klemmen, Desinfektionsmittel.

■ ***Ein Redonflaschenwechsel muss immer unter aseptischen Bedingungen (Konnektionsstelle) durchgeführt werden.***

Durchführung:

- Hände desinfizieren
- Handschuhe anziehen
- Ableitungsschlauch abklemmen
- Alte Redonflasche abklemmen und entfernen
- Offenes Schlauchende desinfizieren und steril halten
- Neue sterile Falsche anschließen
- Handschuhe ausziehen
- Klemme öffnen, Sog vorsichtig öffnen
- Flasche wieder fixieren (anhängen)
- Dokumentation der entsorgten Sekretmenge.

Wichtige Punkte zur Überwachung:

- Evtl. Zugentlastung durch Schlauchfixierung
- Schlauch nicht abknicken
- Sekretkontrolle und Dokumentation (Menge und Aussehen)
- Wundgebiet nie durch Zug reizen
- Auf Durchgängigkeit achten.

■ ***Bei mehreren Redondrainagen die Angaben zu den einzelnen Drainagen bei der Dokumentation nicht verwechseln.***

4.4 Injektionen, Infusionen und Transfusionen

Unter Injektion versteht man das Einspritzen von Flüssigkeiten in Gewebe oder Gefäße; Infusion bezeichnet das Einlaufenlassen meist größerer Mengen von Flüssigkeiten in ein Gefäß oder Gewebe. Eine Transfusion ist die Übertragung bzw. Infusion von Blut oder Blutbestandteilen (Erythrozyten, Thrombozyten, Plasma).

Im Magen-Darm-Trakt können Medikamente (z. B. Insulin) inaktiviert und somit nicht oral verabreicht werden. Bei der parenteralen (intramuskulär, intravenös oder subkutan) Verabreichung wird der Magen-Darm-Trakt umgangen. Außerdem können Medikamente unabhängig von der Bewusstseinslage des Patienten verabreicht werden, sind in der Dosierung genauer steuerbar und haben in der Regel einen schnelleren Wirkungseintritt und eine verbesserte Pharmakokinetik („Verstoffwechslung").

4.4.1 Injektionen

Subkutane und intramuskuläre Injektionen können an Pflegekräfte mit einer entsprechenden Ausbildung delegiert werden. Blutentnahmen und intravenöse Injektionen sollten immer durch den Arzt erfolgen.

Injektionszwischenfälle und Komplikationen:

- Allgemeine Symptome (Hitzegefühl, Juckreiz, Hautrötungen)
- Schmerzen am Injektionsort (meist medikamenten- und spritztechnikbedingt)
- Lokale Hautreaktionen (Exanthem bei Arzneimittelunverträglichkeit)
- Allergische Komplikationen bis hin zum anaphylaktischen Schock
- Gewebeschädigung bis zur Nekrose (z. B. bei versehentlicher Injektion bestimmter Medikamente in Arterien oder Gewebe)
- Infektionen (Spritzenabszess)
- Nachblutungen (z. B. i.m.-Injektion bei Patienten unter Heparin- oder Marcumar®-Therapie)

Maßnahmen:

- Den Arzt informieren
- Dokumentation
- Vorbereitung ärztlicher Anordnung evtl. Lokalanästhesie oder Schockbekämpfung (Antiallergika, Kortisonpräparate, Lagerung, Infusion).

Jede angebrochene und nicht verbrauchte Glasampulle muss sofort nach dem Aufziehen entsorgt werden. Dies gilt auch für angebrochene Betäubungsmittelampullen. Das Verfallsdatum ist meist aufgedruckt oder durch die Chargennummer über die Hausapotheke zu erfahren. Verfallsdaten müssen unbedingt beachtet werden. Je nach Lagerungshinweis sind die Ampullen lichtgeschützt (Schrank) oder kühl (Kühlschrank) aufzubewahren.

Bei jedem Medikament sind die Herstellerangaben zu beachten. Bei jeder neuen Medikamentenlieferung sollte der Beipackzettel gelesen werden, da sich Änderungen in der Injektionstechnik oder Aufbereitung (z. B. bei Trockensubstanzen eine geänderte Zusammensetzung der Trägerflüssigkeit) ergeben könnten.

■ ***Bereits aufgezogene Medikamente müssen sofort verbraucht und dürfen nicht über längere Zeit bei Raumtemperatur gelagert werden.***

Materialien zur Verabreichung von Injektionen:

- Spritzen (Luer- oder Rekordansatz, verschiedene Größen, evtl. „Spezialspritzen")
- Kanülen (je nach Injektionsart und -ort unterschiedliche Größe)
- Injektionslösung
- Sterilisierte Tupfer und Hautdesinfektionslösung
- Evtl. Staubinde, Entnahmeröhrchen
- Unterlegetuch, Schnellverband.

Vor jeder Injektion sollten die nachfolgenden Überprüfungen stattfinden:

- Richtiger Patient?
- Richtiger Zeitpunkt?
- Richtiges Medikament?
- Richtige Konzentration?
- Richtige Dosierung?
- Richtige Injektionsart und -stelle?

Vorbereitung:

- Hände desinfizieren
- Im Kühlschrank aufbewahrte Medikamente vor dem Aufziehen in der Hand anwärmen
- Ampulle öffnen
- Bei Stechampullen Gummistopfen desinfizieren
- Spritze und Kanüle entnehmen, Aufziehkanüle aufstecken
- Injektionslösung steril in die Spritze saugen
- Aufziehkanüle entfernen, abwerfen, Injektionskanüle aufsetzen.

Die benützten Kanülen werden in einen speziellen Kanülenbehälter abgeworfen. Zum Entfernen der Luft werden Kanüle und Spritze nach oben gehalten, der Stempel so lange langsam eingedrückt, bis sich der erste Tropfen im Kanülenansatz zeigt.

■ ***Beim Auffeilen und/oder Aufbrechen von Glasampullen sollte immer ein Tupfer als „Splitterschutz" verwendet werden.***

Die Lagerung des Patienten erfolgt je nach Injektionsart seitlich oder auf den Rücken.

Allgemeine Durchführung der Injektion:

- Hautstelle desinfizieren (Einwirkzeit beachten!)
- Nochmalige Inspektion der Spritze, Kanülenschutz entfernen
- Haut spannen oder Hautfalte abheben (je nach Injektionsart)
- Kanüle zügig einstechen, Lage kontrollieren, ggf. aspirieren
- Injektionslösung langsam und sorgfältig applizieren (Schmerzreduktion kann auch durch schnelles Einstechen der Kanüle und langsame Injektion erfolgen)
- Patienten beobachten
- Nach Beendigung Kanüle schnell entfernen
- Mit Tupfer Stichkanal verschließen, ggf. Kreisbewegung mit Tupfer bei Injektionen.

■ ***Vor jeder i.m. Injektion Aspiration, um Injektionen in ein Blutgefäß zu vermeiden.***

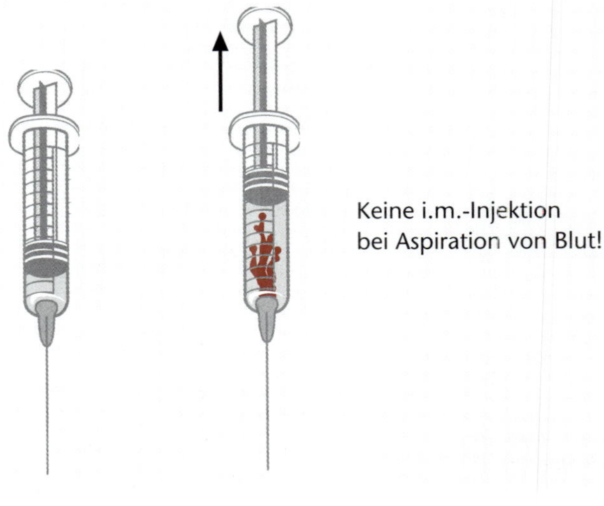

Abb. 4.20: Aspirationskontrolle

Nachbereitung der Injektion:

- Kanülenschutz nicht mehr aufsetzen (große Verletzungs- und damit Infektionsgefahr!)
- Abwurf der Kanüle in Kanülenbox
- Spritze in Abfallbehälter
- Material zurückstellen (Desinfektionsmittel, Staubinde)
- Tablett desinfizieren
- Injektion dokumentieren.

■ ***Das Zurückstecken der Kanüle in die Hülse (Recapping) nach der Injektion ist die häufigste Ursache von Nadelstichverletzungen und Infektionen im Krankenhaus.***

Je nach Medikament und Indikation kommt eine bestimmte Injektionsart zum Einsatz.

Intrakutane Injektion (i.c.)

Intrakutane Injektionen finden vor allem Anwendung bei Allergietests, dem Tine-Test auf Tuberkulose oder in der Lokalanästhesie. Die Injektion erfolgt als Quaddel unmittelbar unter die Oberhaut mit einer Tuberkulinspritze mit feinster Kanüle (Nr. 18 – 20).

Die Haut wird gespannt, die Kanüle fast parallel zur Haut eingeführt und eine kleine Menge Lösung injiziert (ca. 0,01 ml).

Subkutane Injektion (s.c.)

Die subkutane Injektion wird vor allem zur Gabe von Insulin und Heparin vorgenommen. Mit einer Tuberkulinspritze mit feiner Kanüle (Nr. 16 – 18) erfolgt die Injektion in das Unterhautgewebe (Subcutis) von Bauch (im 90-Grad-Winkel), Oberarm oder Oberschenkel.

Eine Aspiration ist in der Regel nicht erforderlich (Hinweise im Beipackzettel beachten.)

Intramuskuläre Injektion (i.m.)

Die intramuskuläre Injektion kann mit mehreren Techniken in bestimmte große Muskeln erfolgen. Wird (mehr als ein Tropfen) Blut aspiriert, so muss die Injektion abgebrochen und mit neuem Medikament und Spritze wiederholt werden.

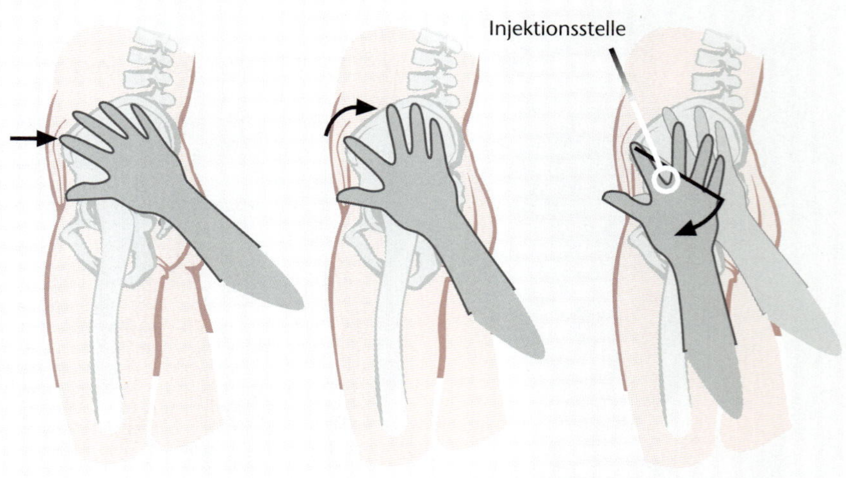

Abb. 4.21: i.m.-Injektion nach Hochstetter

Intramuskuläre Injektion (n. Hochstetter):

- Spritzen- und Kanülengröße je nach Medikament und Patient
- Ermittlung der Einstichstelle (M. glutaeus medius) anhand von knöchernen Orientierungspunkten (vorderer oberer Darmbeinstachel, Höcker am Darmbeinkamm, Trochanter major).

Eine Alternative zur Methode v. Hochstetter ist die „Crista-Methode" nach Prof. P. Sachtleben.

Crista-Methode:

- Seitenlage des Patienten
- Kopf des Patienten liegt rechts vom Injizierenden (Rechtshänder)
- Orientierungspunkt ist die Crista iliaca (Darmbeinkamm).

Andere i.m.-Injektionstechniken:

Andere i.m. Injektionstechniken sollten nur in Ausnahmefällen angewandt werden, da die Gefahr der Verletzung von Nerven und Gefäßen zu groß ist:

- Injektion in den Oberschenkelmuskel (Oberschenkelmitte, mit der Hand ausmessen)
- Injektion in den Oberarmmuskel (meist M. deltoideus, Einstichstelle am Übergang vom oberen zum mittleren Drittel in der Mittellinie).

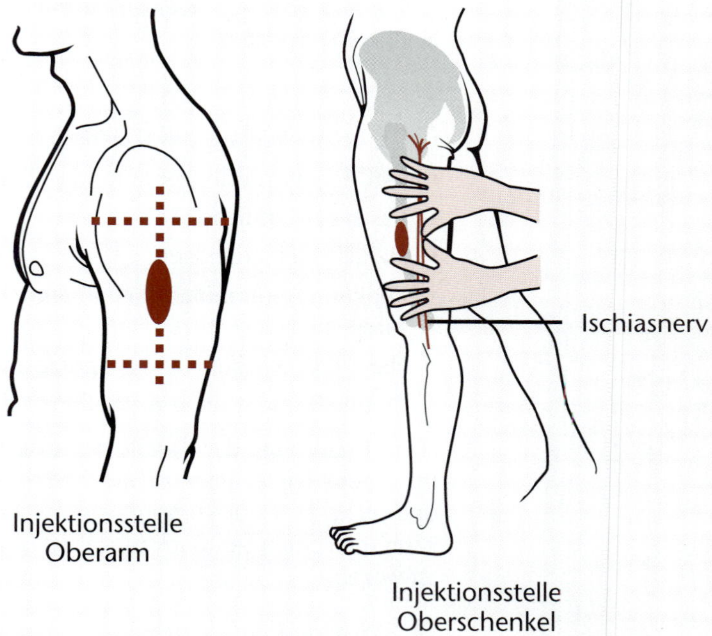

Abb. 4.22: i.m.-Injektion Oberschenkel-Oberarm

Intravenöse Injektion (i.v.)

Bei der i.v.-Injektion tritt die Wirkung des Medikamentes im Gegensatz zur i.m.-Injektion (ca. 20 – 30 min) sofort ein. Die intravenöse Injektion bzw. das Anlegen von Infusionen und die Blutabnahme sind ärztliche Tätigkeiten. Die Teilnahme des Pflegepersonals beschränkt sich auf die Assistenz. Mögliche Punktionsorte sind z. B. V. mediana cubiti, V. basilica, V. brachii, V. cephalica, Venen des Hand- und Fußrückens und die Schädelvenen bei Säuglingen.

Vorgehen:

Mit dem Anlegen einer Staubinde wird die Vene so gestaut, dass der Puls noch fühlbar ist (der Staudruck liegt demzufolge unterhalb des systolischen RR). Durch Öffnen und Schließen der Hand („pumpen") kann eine bessere Venenfüllung erreicht werden. Führt auch diese Maßnahme nicht zur Venendarstellung, so erreicht man eine gute Füllung durch einen feucht-warmen Umschlag.

Weiteres Vorgehen:

- Handschuhe anreichen, Desinfektion
- Punktion, Aspiration
- Je nach Gegebenheit (Injektion oder Blutentnahme) Staubinde öffnen oder belassen
- Blut entnehmen bzw. bei geöffneter Staubinde Medikament langsam injizieren
- Evtl. liegende Staubinde öffnen
- Kanüle schnell entfernen und Einstichstelle ca. 2 Minuten mit Tupfer komprimieren.

■ ***Während des Entfernens der Kanüle nicht mit dem Tupfer auf die Punktionsstelle drücken – es wird sonst beim Herausziehen der Kanüle die Venenwand „aufgeschlitzt".***

■ ***Eine irrtümlich intraarterielle Injektion kann zur Nekrose der Extremität führen.***

Intraarterielle Injektion (i.a.)

Die i.a.-Injektion wird zur Infusion durchblutungsfördernder Medikamente und zu diagnostischen Maßnahmen (Blutgasanalyse, intraarterielle Blutdruckmessung [hier als Punktion]) benutzt. Punktiert werden meist A. femoralis (zur Blutentnahme) oder A. radialis (Blutdruckmessung). Intraarterielle Injektionen sind ärztliche Tätigkeiten.

Vorgehen:

- Flache Rückenlage des Patienten
- Evtl. Schaumstoffblock unter das Gesäß (Leistenbeuge tritt stärker hervor)
- Rasur der Einstichstelle
- Handschuhe anreichen
- Punktion mit Kanüle (Blutentnahme) bzw. Braunüle (Infusion oder RR-Messung)
- Fließt Blut aus der Kanüle, Spritze anreichen
- Blut fließt meist ohne Aspiration in die Spritze.

Nach Entfernung der Kanüle muss die arterielle Punktionsstelle 2 – 3 Minuten mit einem Tupfer (Handschuhe) fest komprimiert werden. Es muss die Arterie und nicht die Haut komprimiert werden, daher kräftiger Druck! Abschließend kann man einen Sandsack für ca. 30 Minuten auf die Punktionsstelle legen oder anwickeln.

■ ***Wird die Kompression nach arteriellen und venösen Injektionen (Punktionen) zu schnell aufgehoben, besteht die Gefahr eines Hämatoms.***

Weitere Injektionsformen

Neben diesen gängigen Injektionsformen gibt es noch eine Reihe weiterer, spezieller Techniken:

- intracardial (Injektion direkt ins Herz bei Reanimationen)
- intraarticulär (Injektion in ein Gelenk, z. B. bei Entzündungen)
- intraspinal (Injektion in den Spinalraum, z. B. zur Spinalanästhesie)
- intrapleural (Injektion in die Pleurahöhle, zur Punktion, Einbringung von Medikamenten).

4.4.2 Infusionen

Infundieren heißt Einfließen lassen meist größerer Flüssigkeitsmengen, wobei die Flüssigkeit den Widerstand des strömenden Blutes überwinden muss.

Infusionsarten:

- intravenös
- intraarteriell (Diagnostik; Röntgendarstellung der Gefäße u. a.)
- subkutan am Oberschenkel (heute nicht mehr angewendet).

Flüssigkeitshaushalt:

Der Mensch benötigt pro Tag ca. 2 000 – 2 500 ml Flüssigkeit. Die physiologischen Ein- und Ausfuhrmengen sind großen individuellen Schwankungen unterworfen. Bei Schwerstarbeit können durch starkes Schwitzen und vermehrte Atemarbeit bis zu 8 – 10 Liter Flüssigkeit pro Tag „verloren gehen".

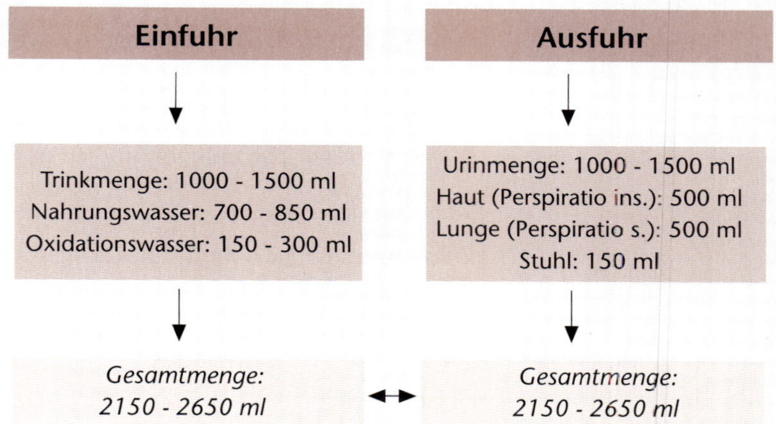

Abb. 4.23: Physiologische Flüssigkeitsbilanz

Infusionszweck:

Ist eine physiologische Einfuhr von Flüssigkeit durch Essen und Trinken nicht möglich (Operierte, Bewusstlose), so muss die Flüssigkeitsbilanz durch eine Infusionstherapie ausgeglichen werden. Die **Erhaltungsbehandlung** deckt den normalen Basisbedarf an Flüssigkeit (Elektrolyte, Kalorienzufuhr). Die **Ersatzbehandlung** deckt den Verlust durch Drainagen, Sonden, Erbrechen oder Durchfall. Mit der **Korrektivbehandlung** wird z. B. ein gestörter Säure- Basen- und Elektrolyt-Haushalt ausgeglichen. Bei **Medikamentation** wird die Infusion als Trägerlösung benutzt. Des Weiteren dienen Infusionen dem „Offenhalten" von Zugängen.

Infusionslösungen

Es gibt für viele Indikationen vorgefertigte Lösungen.

Elektrolytlösungen:

- 0,9 % NaCl-Lösung (isotonisch)
- Tutofusin®
- Ringerlösung.

Isotonische Lösungen dienen in erster Linie als Flüssigkeitsersatz oder Trägerlösung.

■ ***Kalium wird immer verdünnt über Infusionen (zentralen Zugang) infundiert. Kalium reizt die Venenwand und führt bei schneller Infusion zu schweren Herzrhythmusstörungen, Bradykardie bis hin zum Herzstillstand.***

Eiweißlösungen:

- Humanalbumin
- Aminofusin®
- Aminoplasmal®.

Eiweißlösungen werden bei größeren Eiweißverlusten z. B. nach Operationen oder Verbrennungen zugeführt.

Kohlenhydratlösungen:

- Glucose (5 %: isoton; 10 oder 20 %: hyperton)
- Laevulose (Fruchtzuckerlösung)
- Invertzucker (Laevulose + Glucose).

■ ***Hypertone Kohlenhydratlösungen dürfen nur bis 20 % Konzentration in die peripheren Venen infundiert werden (Schädigung der Venenwand).***

Fettlösungen:

- Lipofundin®, Lipovenös®.

Lipide sollten im Bypass mit Aminosäuren zum Ausgleich der Stickstoffbilanz laufen.

■ ***Bei Lipiden ist die Infusionsgeschwindigkeit exakt einzuhalten. Sie dürfen nicht mit Calcium und Kalium gemeinsam einlaufen.***

Plasmaersatzlösungen:

Sie bauen durch ihr hohes Molekulargewicht einen kolloidosmotischen Druck („Sog in das Gefäßsystem") auf und dienen somit in erster Linie der Behandlung von großen Blut- und Flüssigkeitsverlusten.

- Macrodex®, Rheomacrodex®
- Haes-Steril®
- Haemaccel®.

Spezielle Lösungen:

- Osmotische Diuretika (Osmofundin, Sorbit) zur Anwendung bei Hirnödem u. a.
- Lösungen zur Lebertherapie (Hepasteril®, Tutofusin LC®).

Vorbereitung von Infusionen

Zur Verabreichung einer Infusion benötigt man einen venösen Zugang, die Infusionslösung, ein Infusionsbesteck, sterilisierte Tupfer, Desinfektionsmittel und ein Ablaufbehältnis.

Vorgehen:

- Öffnen des Außenverschlusses der Infusionsflasche
- Desinfektion des Gummistopfen
- Tropfenregler verschließen, Dorn einstechen
- Tropfkammer zur Hälfte füllen, Tropfenregler öffnen
- System füllen, entlüften, Tropfenregler verschließen
- Infusion anhängen
- Einlaufgeschwindigkeit einstellen.

■ ***Infusionslösungen werden immer nur zum sofortigen Gebrauch vorbereitet.***

Wechsel der Infusionsflasche:

- Vorbereitung der Flasche siehe oben
- Tropfenregler schließen
- Infusionssystem unter Einhaltung der Asepsis umstecken
- Tropfenregler öffnen und einstellen.

Infusionszuleitungen müssen mindestens alle 72 – 96 Stunden, in speziellen Risikobereichen (Intensivmedizin) alle 48 Stunden komplett ausgewechselt werden.

Dauerinfusionstherapie

Jede Dauerinfusion mit peripherer Plastikverweilkanüle oder zentralem Venenkatheter bedeutet für den Patienten eine zusätzliche Infektionsquelle. Aus diesem Grund müssen alle pflegerischen und ärztlichen Maßnahmen nach strengsten Grundsätzen der Asepsis erfolgen.

Mögliche Kontaminationen:

- Bei der Herstellung von Lösungen, Bestecken, Kathetern
- Anstechen und Wechsel der Infusionsflasche
- Venenpunktion
- Mehrfachverbindungen wie Dreiwegehahn
- Injektionen von Zusätzen in die Infusion
- ZVD-System ohne Filter.

Plastikverweilkanüle (Braunüle®, Venofix® u.Ä.):

Eine Verweilkanüle soll max. 72 Stunden liegen. Im Lumen wird sie dem Gefäß und der Indikation angepasst.

Zentraler Venenkatheter (ZVK):

Die Katheter sind aus silikonisiertem Polyurethan, Teflon, Polyurethan oder Silikon hergestellt. Der ZVK kann in folgende Venen eingelegt werden:

- V. basilica
- V. jugularis interna und externa
- V. subclavia.

Da die Katheterspitze direkt im oberen Hohlvenensystem kurz vor dem rechten Vorhof liegt, können auch über längere Zeit hypertone Lösungen verabreicht werden. Bei einem Schlagvolumen von ca. 80 ml = 1 600 Tropfen und einer Tropfgeschwindigkeit von ca. einem Tropfen pro Sekunde besteht ein Mischungsverhältnis zwischen Lösung und Blut von 1:1 600.

Indikationen zum ZVK:

- Langandauernde Infusionstherapie (Schwerstbrandverletzte, Pankreatitis)
- Unzureichende periphere Venen (Schock, Reanimation)
- Parenterale Ernährung (Operationen im Magen-Darm-Bereich).

Einlegen eines ZVK

Material:

- Einmalrasierer
- Lokalanästhetikum
- Spritzen (5 ml, 10 ml) und Kanülen (Aufzieh- und Punktionskanüle)
- Venen-Katheter
- steriles Unterlege- und Lochtuch
- Haut- und Händedesinfektionsmittel
- Ggf. Staubinde (V. basilica)
- Fixationspflaster
- Zemuko®, Fixomull®
- Sterile Tupfer, sterile Schere und Pinzette
- Sterile Handschuhe und Kittel, Mundschutz.

Beispiel: Vena basilica

Der Patient wird vor dem Legen des Katheters durch den Arzt informiert. Das Pflegepersonal schafft eine Arbeitsfläche (Nachttisch beiseite, evtl. behindernde Lagerungshilfsmittel entfernen u. Ä.). Anschließend wird der Arm des Patienten ausgestreckt und eine Unterlage vorsichtig darunter gelegt. Während der Arzt die Einstichstelle desinfiziert (ggf. rasiert), werden sterile Handschuhe, Kittel und Abdecktuch geöffnet und nach der Desinfektion angereicht.

Weiteres Vorgehen:

- Arzt zieht sich steril an und deckt Arm des Patienten mit sterilem Tuch ab
- Hände desinfizieren (Pflegepersonal)
- Spritze und Aufziehkanüle steril anreichen (Pflegepersonal)
- Steriles Aufziehen des Lokalanästhetikums
- Steriles Zureichen der Punktionskanüle
- Arzt setzt die Lokalanästhesie
- Staubinde umlegen, stauen (Pflegepersonal)
- Venenkatheter-Set vorsichtig öffnen, Arzt entnimmt Kanüle und punktiert die Vene
- Staubinde öffnen (Pflegepersonal)
- Arzt legt Venenkatheter
- Steriles Zureichen des Fixationspflasters.

Abschließend muss der Arzt das Legen des Katheters mit Datum und Handzeichen dokumentieren.

■ ***Nach Legen eines ZVK ist immer eine Röntgen-Thoraxaufnahme erforderlich. Hierbei wird kontrolliert, ob der ZVK die richtige Lage hat.***

Das Zurückziehen des Venenkatheters erfolgt nur nach Anordnung des Arztes. Hierzu wird ein Lineal an die Strecke zwischen der Einstichstelle und des Fixationspflasters angelegt und der Abstand gemessen. Nach vorsichtigem Lösen des Fixationspflasters von der Haut wird der Venenkatheter um die angegebenen Zentimeter bei liegendem Lineal zurückgezogen und neu fixiert. Die Lagekorrektur muss nun noch dokumentiert werden.

Wichtige Punkte:

- Tägliche Kontrolle der Einstichstelle auf Entzündungszeichen
- Auf Durchgängigkeit achten
- Bei peripherem Katheter Blutdruckmessung ausschließlich am infusionsfreien Arm (Thrombosegefahr durch Stauung)
- Dreiwegehahn nach Zuspritzungen immer sofort wieder in die Ausgangsstellung drehen.

Messung des zentralen Venendruckes (ZVD)

Die Messung des zentralen Venendruckes ist primär eine ärztliche Tätigkeit. Der Normwert des ZVD liegt bei 3 – 12 cm Wassersäule.

Voraussetzungen:

- Patient muss flach liegen
- Katheter muss in der Vena cava superior liegen
- Katheter muss durchgängig sein

Material zum Messen:

- Messung nur mit physiologischer NaCl-Lösung
- Nullpunktbestimmung (mit Thoraxschublehre nach Burri und Perren oder 2 Linealen und kleiner Wasserwaage)
- Venendruckmessbesteck mit Dreiwegehahn
- Venotonometer (Messlatte)
- Infusionsständer
- Wasserfester Filz- oder Fettstift zur Markierung des Nullpunkts.

Zur Messung liegt der Patient flach. Die Thoraxschublehre wird an der Mitte des Brustbeins angelegt und mit der Wasserwaage die „Waagerechte" überprüft.

Nach dem Zusammendrücken der Messschenkel an der Thoraxschublehre wird der Nullpunkt (Höhe des rechten Vorhofs) an der Zeigerstellung am Patienten markiert. Wird der Nullpunkt mit zwei Linealen bestimmt, so findet man diesen unterhalb der oberen $^{2}/_{5}$ des Thoraxdurchmessers. (Ein Lineal liegt als „Querbalken“ mit einem Ende und der Wasserwaage auf dem Brustbein, das andere Lineal misst die seitliche Höhe des Brustkorbes.) Weiteres Vorgehen:

- Ausrichten der Messlatte (Nullpunkt-Markierung und Zeigerstellung)
- Auffüllen des Messsystems
- Sonstige Infusionen abstellen (Dreiwegehahn)
- NaCl-Infusion einlaufen lassen (Spülung), dann wieder schließen
- Messen (Verbindung zwischen Patient und Messschenkel öffnen).

Das Messergebnis wird abgelesen, wenn sich der Flüssigkeitsspiegel nicht weiter absenkt. Anschließend wird die abgestellte Infusionen wieder angestellt und der Patient gelagert.

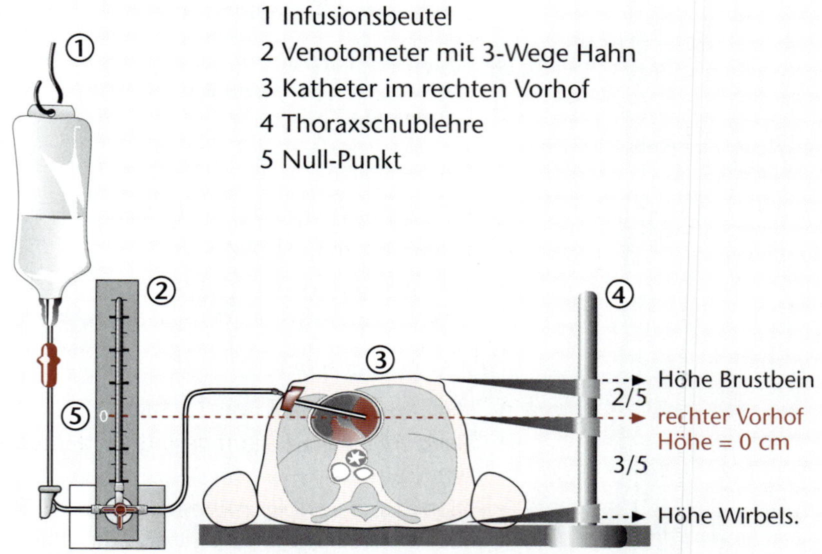

Abb. 4.24: Messung des ZVD

Fehlerquellen bei der Messung:

- Lage des Patienten bzw. des Katheters ist falsch
- Katheter ist geknickt oder verstopft
- Falscher Nullpunkt (Patient oder Messlatte)
- Parallel laufende Infusionen wurden nicht abgestellt
- Keine isotonische Lösung.

4.4.3 Bluttransfusion

Unter Bluttransfusion versteht man die direkte oder indirekte Übertragung von Blut oder Blutbestandteilen. Sie ist mit einem Risiko (Unverträglichkeit/Infektion) verbunden. Um dem Vorzubeugen werden zunehmend autologe Verfahren wie Eigenblutspende vor Operationen oder Verfahren zur „Blutrückgewinnung“ während der Operationen eingesetzt (maschinelle Autotransfusion).

Blutspende(r)

Die Zahl der Blutspender nimmt ab. Dauerspender sind Personen, die nach Aufforderung häufiger als zweimal im Jahr Blut spenden.

Voraussetzungen zum Spenden:

- Alter zwischen 18 und 68 Jahren
- Frauen höchstens 2 000 ml im Jahr (häufiges Spenden führt zu Eisenmangel)
- Männer 3 000 ml im Jahr (entnommenes Blut erneuert sich ca. alle 2 – 3 Monate im Körper).

Blutspender können auf Grund von Erkrankungen oder Eingriffen für den Zeitraum von einer Woche (z. B. kleine OP, Hepatitisimpfung), nach Impfungen mit Lebendimpfstoffen (z. B. Rötelnimpfung) für vier Wochen, für sechs Monate (z. B. nach einer Schwangerschaft) oder dauerhaft (z. B. HIV-Infektion) ausgeschlossen werden.

Vollblut

Unter anderem nach der Zeitspanne, die nach Entnahme bis zur Transfusion vergangen ist, werden Blutprodukte in bestimmte Kategorien eingeteilt.

Frischblut („Warmblut"):

- Transfusion innerhalb von 12 – 24 Stunden nach Entnahme
- Enthält noch funktionstüchtige Granulozyten, Thrombozyten und Gerinnungsfaktoren
- Indikationen: Granulozytopenie, Zytostasebehandlung.

■ ***Bei der Übertragung von Frischblut besteht die Gefahr der Lues-, Hepatitis- bzw. HIV-Infektion, da die Serologietestung der Konserve noch nicht abgeschlossen ist.***

CPDA-Frischblut:

- Transfusionszeitpunkt 3 – 5 Tage
- Enthält noch Thrombozyten
- Überlebenszeit der Erythrozyten nach 24 Stunden noch 90 – 100 %
- Austauschtransfusion, evtl. sofort nach Zytostatikagabe u. a.

CPDA-Vollblutkonserve:

- Haltbarkeit bei 4 °C ca. 21 Tage
- Nach 21-tägiger Lagerung sind nach 24 Stunden noch ca. 70 % der Erythrozyten aktiv
- Die Ausgabe erfolgt frühestens nach 72 Stunden, da nach dieser Zeit keine infektionstüchtigen Luesspirochäten mehr vorhanden sind.

CPDA-Konserven:

- Konserven mit verlängerter Haltbarkeit
- Stabilisator z. B. Adenin.

Extrem seltene Konserven werden in flüssigem Stickstoff eingefroren. Sie sind ca. 5 Jahre haltbar.

Blutderivate

Aus dem Vollblut werden mittels Separatoren Einzelbestandteile „herausgenommen" und weiterverarbeitet. Vollblutkonserven finden nur noch selten Anwendung.

Erythrozytenkonzentrat:

- Vollblut ohne Plasma
- Hämatokrit von ca. 75 % (Norm: 45 %)

Das Erykonzentrat wird überwiegend zur Substitution nach größeren Blutverlusten und bei Anämie eingesetzt.

Gefilterte Erythrozyten:

- Leukozyten, Thrombozyten und Plasma zum größten Teil entfernt.

Sie werden bei einer Allergie auf fremdes Eiweiß eingesetzt.

Thrombozytenkonzentrat:

- Thrombozytenreiches Plasma
- Ohne Leuko- und Erythrozyten.

Thrombozytenkonzentrate kommen bei drohenden bzw. manifesten Gerinnungsstörungen aufgrund von Thrombozytenmangel zum Einsatz.

Bei Leukozytopenie wird ein Granulozytenpräparat (Leukozytenkonzentrat) als leukozytenreiches Plasma verabreicht.

Plasmapräparate

Plasmapräparate sind Lösungen, die Bestandteile des Blutplasmas beinhalten.

Plasmakonserven (GFP = gefrorenes Frischplasma):

- Durch Abzentrifugieren der festen Bestandteile gewonnen
- Bei Eiweißmangel (Leber- und Nierenerkrankungen) und nach größeren Blutverlusten zum Plasmaersatz.

Humanalbumin:

- Lösung aus menschlichen Albumin, Eiweißanteil 5 – 60 % je nach Lösung
- Bei Infektionskrankheiten, Nierenerkrankungen, Tumoren, Verbrennungen, großen Blutverlusten und anderen eiweißverbrauchenden Erkrankungen.

Gammaglobuline:

- Anwendung nur i.m.
- Bei Immunmangel.

Spezifische Immunglobuline (IgG):

- Von Spendern, die nach erfolgreicher Impfung eine hohe Konzentration an Antikörpern haben
- Zur Herstellung von Tetanus-, Rhesus-IG u. a.

Gerinnungspräparate:

- Fraktion Cohn I
- Kryopräzipitate (lyophilisiert = gefriergetrocknet und wasserlöslich)
- Faktor-VIII-Konzentrate
- PPSB (Prothrombinkomplex).

■ ***Beim Auflösen der Trockensubstanz der Gerinnungspräparate Schaumbildung vermeiden, da sonst der Faktor VIII zerstört wird.***

Bestellung von Blutkonserven

Für die Bereitstellung und die Abgabe von Blutkonserven durch den Blutspendedienst muss immer ein Anforderungsformular mit ca. 10 ml Patientenblut abgegeben werden (8 ml Blut zur Blutgruppen- und 2 ml zur Rhesusfaktorbestimmung). Die Beschriftung der Probenröhrchen muss vor der Blutentnahme geschehen. Es gelten die jeweils gültigen Transfusionsrichtlinien.

Vorbereitende Maßnahmen

Zur Bluttransfusion wird der Patient bequem gelagert. Bei der Überprüfung der Blutkonserve muss darauf geachtet werden, dass sich keine sichtbaren Gerinnsel im Beutel befinden.

Überprüfung des Beutels mit Begleitschein:

- Blutgruppe und Rh-Faktor
- Entnahmetag und Nummer des Spenders
- Kreuzprobe muss negativ ausgefallen sein
- Name und Geburtsdatum des Empfängers
- Verfallsdatum
- Unversehrtheit der Konserve.

Vor der Verabreichung wird die Konserve mindestens auf Zimmertemperatur erwärmt, da „kaltes“ Blut eine verringerte Sauerstoffbindung hat. Die Erwärmung des Blutes geschieht durch längeres Stehen lassen bei Raumtemperatur (3 – 4 Stunden) oder auch mittels eines speziellen Diathermiegerätes.

Wichtige Punkte vor der Transfusion:

- Durchmischen der Konserve nur durch vorsichtiges Kippen (Schütteln kann zur Hämolyse führen)
- Nur spezielles Transfusionssystem mit Mikrofilter verwenden
- Für jede Konserve ein eigenes System
- Spiegel des Blutes in der Tropfenkammer hoch einstellen (sonst evtl. Hämolyse)
- Gegenzeichnung des Arztes unter Vorlage des Patienten- und Transfusionsberichtes
- Durchführung des Bed-Side-Tests durch den Arzt
- Anhängen der Transfusion nur durch den Arzt.

■ ***Vor jeder Transfusion Bed-Side Test durchführen.***

Zu Beginn der Transfusion ist die Oehlecker'sche Probe vom Arzt durchzuführen. Hier werden ca. 10 ml Blut zügig transfundiert, anschließend die Transfusion für 3 – 5 Minuten abgestellt und der Patient dabei genau beobachtet. Erfolgt keine Reaktion, kann die Transfusion fortgesetzt werden. Während der gesamten Transfusion ist der Patient engmaschig zu überwachen (Vitalzeichen- und Temperaturkontrolle, auf Äußerungen des Patienten achten).

Die Tropfgeschwindigkeit sollte ca. 40 – 60 Tropfen pro Minute betragen. Das Blut (ein Beutel) sollte unter normalen Bedingungen nicht unter 30 Minuten Einlaufzeit transfundiert werden.

Nachsorge

Nach dem Abschluss der Transfusion erfolgt immer eine Vitalzeichenkontrolle. Der leere Transfusionsbeutel ist mit Transfusionsbesteck zur Klärung eventueller Zwischenfälle noch 24 Stunden aufzubewahren. Der durch den Arzt erstellte Transfusionsbericht ist spätestens nach zwei Tagen an den Blutspendedienst zurückzugeben. Die Transfusion muss mit Menge und Nummer der Konserve dokumentiert werden.

Hinweise auf Komplikationen

Durch Beobachtung und Äußerungen des Patienten können Komplikationen frühzeitig erkannt werden. Jede Besonderheit während der Transfusion muss den sofortigen Transfusionsstop sowie Sicherstellung und Aufbewahrung von Konserve und Empfängerblut zur Folge haben. Dem Blutspendedienst sind bei Reaktionen sogleich 20 ml Nativ- und 5 ml Citratblut sowie der Konservenrest und evtl. eine Urinprobe zu überreichen.

■ ***Säuglinge, Kleinkinder und bewusstlose bzw. verwirrte Patienten müssen besonders aufmerksam beobachtet werden.***

Akutkomplikationen:

Eine relativ einfache Komplikation ist das Hämatom. Es entsteht durch paravenöse Transfusion und wird je nach transfundierter Menge mehr oder weniger schnell resorbiert. Der schwerste Transfusionszwischenfall ist der hämolytische Schock, meist durch Transfusion gruppenungleichen Blutes hervorgerufen. Er zeigt sich mit:

- Hitzegefühl im Kopf (bereits nach ca. 20 ml Blut)
- Schmerzen in Lenden, Beinen und Hinterhaupt
- Beklemmungsgefühl
- Schweißausbruch, Fieber, Schüttelfrost
- Schocksymptomatik
- Erbrechen
- Oligo- bis Anurie.

Durch zerfallene Blutbestandteile in der Transfusion (Thrombo-, Erythrozyten u. a.) kann es zu Mikroembolien in Hirn, Nieren und Lunge kommen.

Tab. 4.2: Zeichen der Transfusionsreaktion

Subjektive Zeichen	Objektive Zeichen
Schmerzen in Brust, Kreuz, Nierenbeckenbereich und Kopf	Unruhe
Übelkeit, Brechreiz, Frösteln	Pulsanstieg, Blutdruckabfall
Juckreiz	Schüttelfrost
Augenflimmern	Erhöhung der Atemfrequenz
Beklemmungsgefühl, Atemnot	Hautveränderungen (Quaddeln, Rötung)

■ ***Bei allen Komplikationen sofortiger Transfusionsstop, venösen Zugang liegen lassen und Verständigung des Arztes, ggf. Notfallmaßnahmen einleiten.***

Maßnahmen:

- Schocklagerung (bei Atemnot Oberkörperhochlagerung)
- Vitalzeichenkontrolle
- Patienten nie allein lassen
- Notfallmedikamente (Kortisonpräparat) aufziehen.

Spätkomplikationen:

- Erregerübertragung (Lues, Malaria, Hepatitis, HIV)
- Hämosiderose (Eiseneinlagerung durch Übertransfuison)
- Serumkrankheit (Reaktion gegen Fremdeiweiß).

4.5 Assistenz bei Punktionen, Biopsien und endoskopischen Verfahren

Für viele Untersuchungen werden Gewebeteile oder Flüssigkeiten aus dem Körper benötigt. Eine Entnahme mittels spezieller Nadel aus Hohlräumen oder Organen wird als Punktion bezeichnet, eine Gewebsentnahme als Biopsie oder Probeentnahme (PE). Die Punktion dient häufig zusätzlich der Entlastung großer Flüssigkeitsansammlungen im Körper bzw. einer Körperhöhle.

Gängige Punktionen:

- Aszitespunktion
- Pleurapunktion
- Sternalpunktion
- Lumbalpunktion
- Blasenpunktion.

Gängige Biopsien:

- Mamma
- Prostata
- Lunge
- Leber
- Haut, Schleimhaut
- Lymphknoten
- Sternum und Beckenkamm.

Für die einzelnen Punktionen und Biopsien gibt es spezielle Punktionsbestecke, die zumeist als Set verpackt sind. Die meisten Punktionen und Biopsien werden nicht auf der Station, sondern in speziellen Funktions- bzw. OP-Räumen durchgeführt.

■ ***Für alle Punktionen und Biopsien gilt: Steriles Arbeiten.***

Nachfolgendes Material wird in aller Regel für jede Punktion bzw. Biopsie benötigt:

- Kanülen, Spritzen, Bestecke bzw. Einmalset
- Einmalrasierer
- Handschuhe, steril und unsteril
- Haut- und Händedesinfektionsmittel
- Lokalanästhetikum
- Sterile Abdecktücher, Tupfer, Kompressen und Verband
- Sterile Auffanggefäße bzw. Probeentnahmeröhrchen, -schalen
- Zellstoff, Abfalleimer
- Evtl. Lagerungsmaterialien (Kissen, Schaumstoffblöcke usw.).

Je nach Eingriff werden vorher verschiedene Laborparameter bestimmt (z. B. Gerinnungsstatus, Blutzuckerwert, Bereitstellung von Blutkonserven usw.). Die Aufklärung ist Aufgabe des Arztes.

4.5.1 Aszitespunktion

Aszites ist eine vermehrte Wasseransammlung in der freien Bauchhöhle. Er ist ein Symptom bei Herzinsuffizienz, Leberzirrhose, Nierenkrankheiten und entzündlichen Prozessen (Appendizitis, Pankreatitis). Bei der Aszitespunktion wird Flüssigkeit durch Punktion des linken Unterbauches zu Untersuchungszwecken oder zur Entlastung gewonnen und der Bauchraum evtl. mit Antibiotika gespült. Bei der punktierten Flüssigkeit wird das spezifische Gewicht gemessen. Liegt es über 1,015 und der Eiweißgehalt ist über 3 %, so nennt man es Exsudat (entzündlich), liegt das spezifische Gewicht zwischen 1,005 und 1,015 und der Eiweißgehalt unter 3 %, so ist es ein Transsudat.

Zusätzliches Material:

- Bauchbinde
- Skalpell und Nahtmaterial.

Vorbereitung des Patienten:

- Bauchumfang messen (vergleichend vor und nach der Punktion)
- Rasur der Einstichstelle.

Überwachung nach der Punktion:

Während und nach der Punktion kann es durch den erheblichen Flüssigkeitsverlust (häufig über 2 Liter) zum Schock kommen. Die wiederholte Messung des Bauchumfanges dient zur „Nachlaufkontrolle" des Ergusses.

Komplikationen:

- Schock
- Perforation des Darmes (Peritonitis)
- Blutung, Nachblutung (Vitalzeichen- und Verbandkontrolle)
- Fistelbildung.

4.5.2 Pleurapunktion

Indikation zur Pleurapunktion ist der Pleuraerguss. Ursache des Pleuraergusses sind Entzündungen, Infektionen und Tumoren. Die Punktion dient der Entlastung der Lunge bzw. diagnostischen Zwecken (bakteriologische bzw. histologische Untersuchung).

Vorbereitung des Patienten:

- Spezielle Haltung (Arm der betroffenen Seite über den Kopf heben bzw. Arme auf die Schulter der vor dem Patienten stehende Hilfsperson legen)
- Ruhige Atmung, kein Husten und Pressen.

Zusätzliches Material:

- Pleurapunktionsset
- Aktuelles Röntgenbild des Thorax.

Die Überwachung nach der Punktion beinhaltet die Kreislaufkontrolle (Blutung) und die Beobachtung der Atmung (Lungenödem).

Komplikationen:

- Kollapsgefahr während und nach der Punktion
- Lungenödem bei zu schneller Entlastung (mehr als 1 000 ml)
- Pneumothorax
- Starke Blutung durch Gefäßverletzung.

Nachbereitung:

- Verband
- Oberkörperhochlagerung.

4.5.3 Sternalpunktion

Die Punktion von Knochenmark kann an Beckenkamm oder Sternum erfolgen. Sie dient in der Regel zur Diagnostik bei Bluterkrankungen (zytologische Untersuchung bei Anämien, Leukämien).

Vorbereitung des Patienten:

- Patienten informieren insbesondere über Schmerz bei der Absaugung
- Lagerung (flach, bei Beckenkammpunktion Bauchlagerung).

Zusätzliches Material:

- Sternal- bzw. Beckenkammpunktionsset
- Objektträger aus Glas.

Komplikationen:

- Nachblutung
- Infektion (Osteomyelitis).

Die Nachbereitung entspricht der Pleurapunktion.

4.5.4 Lumbalpunktion

Die Lumbalpunktion wird durchgeführt zur Liquorgewinnung (Diagnostik bei Entzündungen und ZNS-Erkrankungen), Druckmessung, Kontrastmitteldarstellung (Myelographie) und zur Medikamenteninstillation. Der Patient muss über evtl. Schmerzen, Komplikationen und die Lagerung (sitzend, liegend) ausreichend aufgeklärt worden sein.

Zusätzliches Material:

- Lumbalpunktionsset
- Untersuchungsröhrchen
- Evtl. Messlatte.

Überwachung des Patienten und Hilfestellung:

- Verbandkontrolle (Nachlaufen des Liquors, Blutung)
- Beweglichkeit bzw. Sensibilität der Extremitäten überprüfen
- Viel Flüssigkeit zum Trinken anbieten (1 – 2 Liter)
- 12 – 24 Stunden Bettruhe (flache Rückenlagerung).

Komplikationen:

- Kopfschmerzen (spinaler Kopfschmerz)
- Infektion, Hämatom
- Para- bzw. Tetraplegie (Nervenverletzung, je nach Punktionsstelle), selten Hirnstammeinklemmung (bei Entnahme größerer Mengen an Spinalflüssigkeit).

4.5.5 Endoskopie

Das Gebiet der Endoskopie wurde in den letzten Jahren stetig erweitert und vergrößert. Während es vor Jahren nur die Endoskopie von Darm, Speise-, Luft- und Harnröhre gab, reichen die heutigen Mikroinstrumente bis in kleinste Hohlräume wie z. B. Arterien.

Indikationen:

- Untersuchung der Schleimhäute von Hohlorganen
- Behandlung der erkrankten Region mittels feiner Instrumente
- Gewebe- oder Flüssigkeitsentnahme zur histologischen Untersuchung.

Zugang:

- Durch den Mund
- Durch den Anus
- Durch die Haut.

Je nach Körperregion kann die Endoskopie in Regional- oder Allgemeinnarkose (z. B. Intubationsnarkose [ITN]) erfolgen.

Endoskopische Eingriffe:

- Untersuchung des MDT (Gastro-, Kolo- und Rektoskopie)
- Untersuchung des weiblichen Genitale (Hysteroskopie, Pelviskopie)
- Untersuchung des Bauchraumes (Laparoskopie, Pelviskopie)
- Untersuchung von Gelenken (Arthroskopie)
- Endoskopische Operationen (Cholecystektomie, Appendektomie)
- Untersuchung von Gefäßen (Arterioskopie).

Vorbereitung zur Kolo-/Rektoskopie:

- Am Vortag mittags Suppe, abends Flüssigkeit, am Untersuchungstag nüchtern
- Entleerung und Entblähung des Darmes
- Entleerung der Blase.

Vorbereitung zur Gastroskopie:

- Nüchtern
- Zahnprothese und Schmuck entfernen
- Blasen- und Darmentleerung
- Seitenlage.

Nach der Untersuchung (Magen und Darm) sollte auf Anordnung des Untersuchers (wegen der Gefahr von Aspiration oder Nachblutung) eine zweistündige Nahrungskarenz eingehalten werden. Neben der Beobachtung von Aussehen und Verhalten, werden die Vitalzeichen kontrolliert. Bei Reizung oder Schmerzen des Anus kann nach der Untersuchung eine Wundsalbe aufgetragen werden.

Komplikationen je nach Untersuchung:

- Nachblutung (Verletzung von Blutgefäßen)
- Perforation von Ösophagus, Magen und Darm
- Atemdepression bei zu starker Sedierung
- Herzrhythmusstörung (Reizung des N. Vagus).

Der Kolonkontrasteinlauf ist eine Kontrastdarstellung des Darmes. Der Patient ist genauso vorzubereiten wie zur Koloskopie. Wegen der Anwendung von Röntgenstrahlen während der Untersuchung, muss das Personal sich durch Bleischürzen schützen.

4.5.6 Sonstige Untersuchungen

Angiographie: (Kontrastdarstellung von Blutgefäßen)

- Durchführung in Rückenlage
- Kompression der Einstichstelle und 24 Stunden Bettruhe.

Lymphografie (Kontrastdarstellung der Lymphgefäße):

- Prä- und postoperativ fettfreie Kost
- 24 Stunden Bettruhe
- Nach 24 Stunden Rö-Kontrolle.

Douglaspunktion:

- Durchführung in Steinschnittlage
- Kontrolle der Einstichstelle (Blutung) und Drainagen.

Leberblindpunktion:

- 24 Stunden Bettruhe
- Vitalzeichenkontrolle (Blutung).

Myelographie (Kontrastdarstellung des Spinalraums):

- Spezielle Lagerung je nach Kontrastmittel (Luft: Kopftieflagerung, Wasser: Oberkörperhochlagerung).

4.6 Physikalische Maßnahmen

Unter Physiotherapie versteht man die Anwendung von physikalischen und natürlichen Heilmitteln. Deren Anwendung nimmt in der Behandlung wieder einen größeren Stellenwert als vor zehn Jahren ein.

Hierzu gehören:

- Inhalationen
- Sauerstofftherapie (zu therapeutischen Zwecken)
- Thermotherapie (Wärme und Kälte)
- Phototherapie (Sonnen-, Infrarot-, UV-Licht)
- Hydrotherapie (Wasseranwendung)
- Klimatherapie (Kuren, Luft)
- Krankengymnastik
- Ergotherapie (als Beschäftigung und Arbeitstherapie)
- Balneotherapie (Heilquellen und Bäder)
- Elektrotherapie wie Hochfrequenz, Kurzwelle und Wechselstrom, Galvanisation (frequenzloser Gleichstrom), niederfrequenter Gleichstrom
- Massagen (Teil- und Ganzkörpermassagen).

Indikationen:

- Prophylaxe
- Konservative Schmerzbehandlung
- Rehabilitation.

Sie wirkt auf:

- Haut (Wickel, Bäder, Einreibungen)
- Bewegungsapparat (Gymnastik, Massagen)
- Kreislauf (Gymnastik, Bäder)
- Nervensystem (Reizstrom, Kurzwelle, Ultrakurzwelle).

Die physikalischen Anwendungen fördern zusätzlich das Wohlbefinden.

4.6.1 Inhalationen

Unter Inhalationen versteht man das Einatmen von:

- Dämpfen (Anfeuchtung der Atemwege u.a)
- Zerstäubten Flüssigkeiten (z. B. Medikamenten wie Bisolvon®)
- Staubförmigen Medikamenten
- Gasen für Narkose oder Untersuchungszwecke.

Die Eindringtiefe der Inhalate ist von vier verschiedenen Faktoren abhängig:

- Lumen (Durchmesser) des Bronchialsystems
- Größe der Tropfenteilchen
- Atemtiefe
- Atemfrequenz.

Lumen des Bronchialsystems

Eine Einengung kann erfolgen durch Narbenbildung, Karzinome, Sekrete oder funktionelle Spasmen. Eine Erweiterung findet man bei Bronchiektasen oder Emphysemen.

Größe der Tröpfchenteilchen

Je nach Tröpfchengröße können die Substanzen unterschiedlich tief in das Atemsystem eindringen:

- $^{3}/_{100}$ mm = 30 Mikron (Hauptbronchus)
- $^{1}/_{100}$ mm = 10 Mikron (Bronchien)
- $1 - ^{3}/_{1\,000}$ mm = 1 – 3 Mikron (Alveolen)

Atemtiefe

Je tiefer inhaliert wird, desto größer ist die Kontaktfläche und somit die Wirkung. Somit ergibt sich:

- Flache Atmung: geringe Benetzung der Kontaktfläche
- Tiefe Atmung: große Kontaktfläche.

Atemfrequenz

Die optimale Aufnahme des inhalierten Medikamentes liegt bei einer verlangsamten Atemfrequenz mit Atempausen von ca. 5 Sekunden. Bei Tachypnoe werden nur ca. 10 % des Medikamentes therapeutisch nutzbar.

Wichtige Punkte zur Inhalation:

- Inhalation möglichst im Sitzen unter Verwendung eines Mundstücks mit Nasenklemme
- $^{1}/_{2}$ – 1 Stunde vor und nach den Mahlzeiten nicht inhalieren
- Normale bis langsame Atmung (Frequenz und Tiefe)
- Dauer 10 bis max. 15 Minuten (Verdampfung von ca. 2 ml Medikament bzw. Flüssigkeit).

Kochdampfbad (Kamilledampfbad)

Das Kochdampfbad (Partikelgröße 30 Mikron), angewendet bei Husten, Schnupfen, Heiserkeit und Entzündungen der Nebenhöhlen, bringt sehr gute Ergebnisse.

Durchführung:

- Hände desinfizieren
- Patienten warm kleiden (Füße)
- Fenster schließen
- Haar schützen (Handtuch, Schal, Schlauchverband o. Ä)
- Taschentücher bereitlegen
- Großes Badetuch über Kopf und Schultern des Patienten

- 5 g Kamilleblüten mit 1 – 2 Liter kochendem Wasser überbrühen und etwas stehen lassen
- Patienten 5 – 10 Minuten inhalieren lassen (zwischendurch das Handtuch anheben)
- Gesicht kalt abwaschen und abtrocknen (lassen)
- Mit frischem Handtuch um den Kopf ruhen lassen.

■ ***Vorsicht bei Kindern, älteren oder verwirrten Patienten (Verbrühungsgefahr).***

Kaltdampfvernebler

Kaltdampfvernebler (Partikelgröße 10 – 30 Mikron) werden wegen ihres lauten Motorengeräusches und der großen Gefahr der Keimverbreitung (die in der Verneblerflüssigkeit angesammelten Keime werden mit dem Nebel ausgebracht) nicht mehr angewendet. Sie wurden früher wie der Bronchitiskessel zur Befeuchtung der Atem- bzw. Raumluft eingesetzt.

Aerosolgeräte

Durch Druckluft wird aus wässrigen oder öligen Medikamenten ein „trockener" Nebel (Partikelgröße 1 – 10 Mikron) erzeugt, der durch sein geringes Gewicht fast keinen Niederschlag bildet (Schwebstoffe).

Indikationen:

- Asthma bronchiale
- Bronchitis
- Lungenemphysem
- Atelektasen
- Bronchiektasen
- Pilzerkrankungen der Atemwege
- Bildung von zähem Schleim (z. B. Mukoviszidose u. a.).

Durchführung:

- Hände desinfizieren
- Medikamentenbehälter bis zur Hälfte füllen (Markierung)
- Inhalation über Mundstück oder Maske
- Patienten zu Pausen zwischen Ein- und Ausatmung anhalten
- Dauer ca. 10 – 15 Minuten.

■ ***Das Inhalat darf nicht in die Augen gelangen. Nach dem Gebrauch sind Masken bzw. Mundstück zu desinfizieren.***

Ultraschallvernebler

Mit einem Kristall, das elektrisch in Schwingung versetzt wird, wird ein Nebel (Partikelgröße 3 – 5 Mikron) produziert. Der Ultraschallvernebler hat die gleichen Anwendungsgebiete wie die Aerosolgeräte. Zur Vernebelung wird ein Flüssigkeitsbehälter aus einer Speicherflasche regelmäßig und selbständig mit sterilem Aqua dest. gefüllt. Die Durchflussregelung kann in der Regel stufenlos eingestellt werden.

Aerosolspray

Kleine handliche Spraydosen mit ca. 3 – 5 ml Inhalt. Eine genaue Dosierung des Medikaments erfolgt in Hub (= 1 Druck). Klassische Anwendung des Aerosolsprays bei Angina pectoris und Asthma bronchiale.

Anwendung:

- Spray schütteln
- Patienten ausatmen lassen
- Beim Einatmen Mundstück fest mit den Lippen umschließen und einmal Dose drücken

- Atmung ca. 5 Sekunden anhalten, dann ausatmen
- Anschließend Mundstück mit warmen Wasser ausspülen.

■ *Schneller Wirkungseintritt beim Aerosolspray.*

4.6.2 Sauerstofftherapie

Die Verabreichung von Sauerstoff richtet sich nach den ärztlichen Anordnungen, der individuellen Situation des Patienten, den technischen Möglichkeiten und den häuslichen Gegebenheiten.

Indikation:

- Hypoxie (Sauerstoffmangel im Blut bzw. Gewebe)
- Anoxie (völliges Fehlen von Sauerstoff)
- Notfälle auf der Station.

Vorkommen:

- Respiratorische Insuffizienz (Lungenerkrankungen, postoperative Phase, im Schock)
- Vergiftungen (z. B. Kohlenmonoxydvergiftung)
- Früh- und Neugeborene im Inkubator u. a.

Sauerstoff darf bei chronischen bronchopulmonalen Erkrankungen, außer auf ausdrückliche Anordnung des Arztes, nicht angewendet werden.

■ *Keine unkontrollierte Sauerstoffgabe bei respiratorischer Globalinsuffizienz (häufig bei chron. Lungenemphysem) wegen der Herabsetzung des Atemantriebs durch Gewöhnung an ständig erhöhte Kohlendioxidwerte (pCO_2) im Blut.*

Für den Bezug von Sauerstoff gibt es verschiedene Möglichkeiten:
- Zentraler Wandanschluss
- Tragbare, fahrbare blaue Sauerstoffflaschen (2, 10 und 50 Liter).

Umgang mit Sauerstoffflaschen

Der Inhalt einer Sauerstoffflasche wird nach der Formel berechnet: Druck x Volumen = Vorrat (z. B. 150 bar Druck x 10 Liter Volumen = 1 500 Liter Sauerstoff).

Der Umgang mit Sauerstoff ist in den Unfallverhütungsvorschriften geregelt:
- Immer nur mit Druckminderventil verwenden (150 bar in der Flasche!)
- Kein Fett an das Gewinde (Explosionsgefahr)
- Volle und leere Flaschen getrennt lagern (Verwechslungsgefahr)
- Leere Flaschen kennzeichnen
- Liegend oder angekettet (stehend) lagern (Schutz vor Schlag und Fall)
- Flaschen vor Wärme schützen (Heizkörper, Sonne o. Ä.; Drucksteigerung!)
- Flaschen nur mit Schutzkappe transportieren (Schutz des Öffnungsmechanismus vor Beschädigung – Explosionsgefahr).

Der Anschluss einer Sauerstoffflasche darf nie im Patientenzimmer durchgeführt werden. Um Unfälle durch Stoß o. Ä. zu vermeiden, dürfen die großen Flaschen nicht getragen, sondern nur gefahren werden. Vor dem Anschließen des Druckminderungsventils ist das Hauptventil kurz zu öffnen und damit Staub o. Ä. zu entfernen. Das Druckminderungsventil ist nur von Hand anzudrehen. Ein Schlüssel kann zum Anbau benutzt werden. Nach dem Anschluss wird das Hauptventil geöffnet, der Druck abgelesen und der Vorrat berechnet. Ein Überblick über den Füllungszustand ist vor allem für den Nachtdienst wichtig. Der Anfeuchtungsbehälter wird mit sterilem Aqua dest. bis zur Markierung gefüllt. Anschließend wird mit einem speziellen Schlauch eine Verbindung vom Druckminderer zum Verabreichungsgerät hergestellt, der Durchflussströmungsmesser geöffnet und die genaue Menge an der Literskala des Durchflussströmungsmessers eingestellt. Die Oberkante des „Kügelchens" beim Durchflussmesser zeigt die Durchflussmenge in Liter pro Minute an.

Verabreichungsmöglichkeiten

Der Sauerstoffkatheter hat eine Weite von 8 – 10 Charrière. Vor dem vorsichtigen Einführen wird der Katheter angefeuchtet. Der liegende Sauerstoffkatheter wird mit zwei Pflasterstreifen an der Nase fixiert.

Nasensonde nach Poulsen:

- Sonde mit Schaumstoffansatz, nur 1 cm in die Nase einführen

Mit dieser Methode kann der Sauerstoff zusätzlich durch die Nase angefeuchtet und angewärmt werden.

Oro-pharyngealer Katheter

Die Länge, die eingeführt wird, entspricht der Strecke von der Nasenspitze bis zum Ohrläppchen (siehe Abbildung).

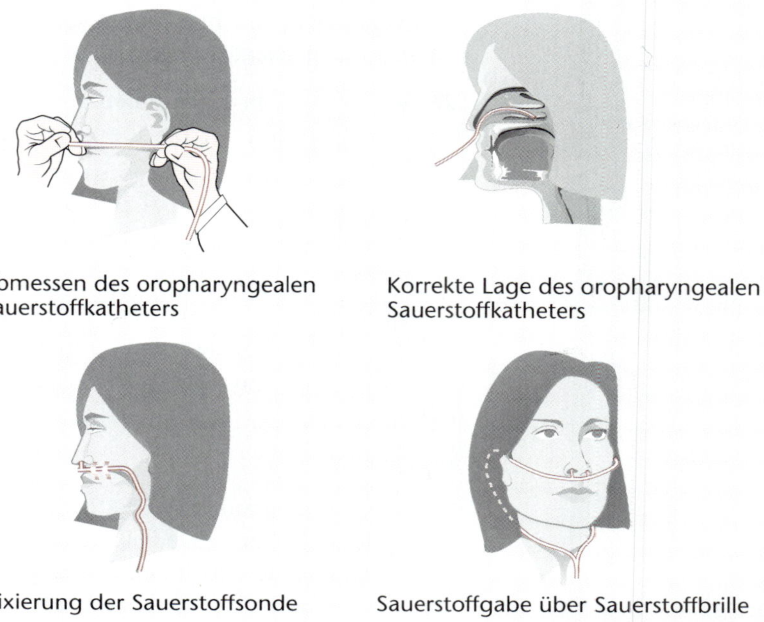

Abmessen des oropharyngealen Sauerstoffkatheters

Korrekte Lage des oropharyngealen Sauerstoffkatheters

Fixierung der Sauerstoffsonde

Sauerstoffgabe über Sauerstoffbrille

Abb. 4.25: Arten der Sauerstoffgabe

Sauerstoffmaske:

Die Sauerstoffmaske ist eine Gummi- oder Kunststoffmaske mit Einwegventil und schließt Mund und Nase vollständig ab. Man erreicht nahezu 100 % O_2-Konzentration in der Einatmungsluft. Ein Gummi- oder Plastikbeutel dient als Sauerstoffreservoir. Diese Art der Verabreichung sollte nur für kurze Zeit z. B. im Notfall angewendet werden, da sie den Patienten psychisch sehr stark belastet.

Weitere Verabreichungsformen:

- Sauerstoffbrille
- Sauerstoffzelt (heute kaum noch in Anwendung)
- Sauerstofftrichter am Bett (häufig bei Säuglingen und Kleinkindern).

Mögliche Probleme bei der Sauerstoffverabreichung:

- Sonde rutscht heraus (zu kurz eingeführt)
- Magenblähung bis Ruptur (Sonde zu tief eingeführt [liegt möglicherweise in der Speiseröhre])
- Verstopfung durch Schleim, Dekubitus (Sonde liegt zu lange).

Bei Dauerinhalation muss die Sonde alle 8 – 12 Stunden von einer Nasenöffnung in die andere gewechselt werden (Druckulcera) und mit Schaumstoff abgepolstert werden.

■ ***Immer erst Sauerstoffzufuhr aufdrehen, dann Maske aufsetzen (Atemnot, psychische Situation des Patienten).***

Beendigung der Sauerstofftherapie:

- Sauerstoffzufuhr abstellen
- Nasensonde oder Sauerstoffbrille vom Ansatzstück trennen
- Heftpflaster lösen (evtl. Pflasterrückstände entfernen)
- Sonde oder Brille entfernen
- Nase reinigen (lassen).

4.6.3 Wärmeanwendungen

Wärmeanwendungen wirken entspannend, durchblutungsfördernd, Stoffwechsel anregend und auf Grund ihres positiven Wirkens auf das Nervensystem schmerzlindernd.

Man unterscheidet zwischen trockenen und feuchten Wärmeanwendungen. Trockene Wärme wird durch Wärmflaschen, Heizkissen, Lichtbogen und Rotlicht verabreicht, feuchte Wärme kann als Kompresse, Umschlag , Wickel oder Kataplasma angelegt werden.

■ *Bei gelähmten oder bewusstlosen Patienten und Diabetikern ist das Wärmeempfinden herabgesetzt bzw. aufgehoben (Verbrennungsgefahr).*

Gummiwärmflasche

Indikationen:

- Magen- und Darmbeschwerden, zur Darmanregung
- Menstruationsbeschwerden (Entspannung, Schmerzlinderung)
- Warm halten von feuchten Verbänden und Wickeln
- Kalte Füße.

Wichtige Punkte:

Die Wassertemperatur darf 60 – 70 °C nicht überschreiten. Die Flasche wird nur flach gefüllt, da eine pralle Füllung unangenehm ist. Vor dem Anlegen und Beziehen der Flasche erfolgt eine Prüfung auf Dichtigkeit.

Heizkissen

Die Indikationen des Heizkissens entsprechen denen der Gummiwärmflasche.

Im Krankenhaus empfiehlt sich die Anwendung des Heizkissens nicht, da vermehrte Kurzschlussgefahr durch Feuchtigkeitseinwirkung besteht.

Lichtbogen

Er wird zum Vorwärmen von Betten bei längeren Operationen sowie zum Trocknen von Gips- und Verbänden angewendet. Seine Wärmeentwicklung wirkt anregend auf die Darmperistaltik und resorptionssteigernd bei Ergüssen.

Wichtige Punkte:

- Patienten bequem lagern
- Gerät prüfen und gut abdichten (Wärmeverlust)
- Klingelschnur in erreichbarer Nähe des Patienten
- Beobachtung
- Dauer max. 10 – 15 Minuten (Verbrennungsgefahr).

■ *Die Benützung des Lichtbogens ist nur bei Patienten mit vollem Bewusstsein indiziert, da große Verbrennungsgefahr durch die Glühlampen besteht.*

Rotlicht (Infrarotbestrahlung)

Indikationen:

- HNO-Erkrankungen
- Gelenkbeschwerden.

Rotlicht wird in der Regel ca. 10 – 20 Minuten, bei einem Abstand von ca. 20 – 30 cm angewendet.

■ ***Rotlicht dringt bis zu 3 cm unter die Haut ein und kann bei zu langer Anwendung ein Hauterythem (Verbrennung 1. Grades) und Blasenbildung (Verbrennung 2. Grades) hervorrufen.***

Kataplasmen

Kataplasmen sind Breiumschläge aus Enelbinpaste®, Kartoffeln, Leinsamen u. a.

Indikationen:

- Rheuma
- Neuralgien
- Mumps
- Parotitis
- Furunkel.

Verabreichung:

Der Brei wird erhitzt und auf einen Leinenstreifen aufgebracht. Anschließend wird er vorsichtig aufgelegt. Bei stark wärmeempfindlichen Patienten muss er vor dem Anlegen etwas abkühlen. Der fixierte Umschlag wird nach ca. 20 Minuten entfernt. Bei Bedarf kann der Breiumschlag wiederholt werden.

■ ***Heiße Kataplasmen kleben meist sehr fest an der Haut und müssen vorsichtig abgelöst werden.***

Halswickel

Material:

- Leintuch ca. 6 x 60 cm
- Flanell oder Wolltuch ca. 8 x 60 cm
- Kamille oder Zitrone
- Warmes Wasser.

Anwendung:

Ein kleines Leintuch wird in die Flüssigkeit getaucht und gut ausgewrungen, angelegt und sofort mit einem größerem Tuch umwickelt und befestigt.

■ ***Der Halswickel muss vom Patienten als angenehm empfunden werden und sollte nicht länger als $^1/_2$ – 1 Stunde anliegen.***

Heißer Zitronenbrustwickel

Der Brustwickel reicht von der Achselhöhle bis zum Rippenbogen und wird in mittlerer Atemstellung angelegt.

Material:

- Leintuch als Wickeltuch ca. 40 x 140 cm
- Leintuch als Zwischentuch ca. 44 x 140 cm
- Flanell- oder Wolltuch
- Schüssel mit Wasser und Zitrone
- Befestigungsmaterial.

Pflegerische Aktivitäten:

- Zimmer immer gut lüften, aber warm und kein Zug (Türe und Fenster schließen)
- Patienten vorher Blase und Darm entleeren lassen
- Patient sitzt im Bett
- Abschluss- und Zwischentuch einlegen
- Wickeltuch beidseits einrollen, in Wasser eintauchen und auswringen
- Patient legt sich auf die Tücher
- Tücher nicht zu stramm anwickeln, fixieren. Dabei auf Einschnüren des Brustkorbes achten.

Nach Beendigung des Wickels ist die Bettwäsche zu wechseln und der Patient sollte einige Stunden Bettruhe einhalten. Die Liegedauer beträgt maximal $^1/_2$ bis 1 Stunde.

Kräuterwickel

Wie alle warmen bzw. wärmeerzeugenden Wickel wirkt auch der Kräuterwickel hyperämisierend (durchblutungsfördernd).

■ *Ein Kräuterwickel darf nur auf intakter Haut angelegt werden (Hautreizung).*

Material:

- Einmalhandschuhe
- Kräuterextrakte
- Leintuch (ca. 25 x 35 cm oder 2 Mulllagen)
- Flanelltuch 40 x 140 cm
- Schüssel mit lauwarmem Wasser
- Holzspatel.

Durchführung:

- Pulskontrolle
- Kräuterextrakt mit lauwarmem Wasser zu dickem Brei verrühren
- Messerrückendick auf Leintuch auftragen
- Leintuch auf den Rücken legen (Kräuterseite nach außen)
- Mit Flanelltuch abdecken.

Um Hautreizungen zu vermeiden, wird der Kräuterwickel maximal 10 Minuten belassen. Anschließend wird die Haut mit lauwarmem Wasser vorsichtig abgewaschen und getrocknet. Nach dem Wickel muss der Patient warm gehalten werden.

Leibwickel

Der Leibwickel reicht von der Brustbeinspitze bis zur Leistenregion. Seine Durchführung gleicht dem Brustwickel.

4.6.4 Kälteanwendungen

Ebenso wie Wärme kann auch Kälte trocken oder feucht verabreicht werden. Trockene Kälte wird durch Eisblase, Eiskrawatte oder Kühlelemente verabreicht, feuchte Kälte durch Wadenwickel oder alkoholische Umschläge.

Eisblase, Eiskrawatte und Kühlelemente

Trockene Kälte hat folgende Anwendungsgebiete und Wirkung:

- Nach Zahnextraktionen und Tonsillektomien (Gefäßverengung gegen Nachblutung)
- Nach Kürettagen (Unterstützung der Blutstillung)
- Magenblutungen
- Subakute Appendizitis
- Fiebersenkung
- Schmerzlinderung (anästhesierende Wirkung)
- Commotio cerebri (Gehirnerschütterung, abschwellende Wirkung).

Wenn die Eisstückchen geschmolzen sind bzw. Kühlelemente warm werden, müssen sie gewechselt werden.

■ *Nie Kühlelemente bzw. Eisblasen ohne Stoffbezug anwenden (Erfrierungsgefahr).*

Wadenwickel

Der Wärmeentzug basiert auf dem Prinzip der Kälteerzeugung durch Verdunstung. Wadenwickel dürfen nicht bei arteriellen Durchblutungsstörungen bzw. nach Gefäßoperationen angelegt werden. Vor jeder Anlage ist immer zu überprüfen, dass die Beine warm und gut durchblutet sind. Weitere wichtige Punkte:

- Nie um Gelenke anlegen
- Ca. alle 10 Minuten erneuern
- Maximal 3 – 4 mal anwenden
- Keine Kühlelemente auf feuchte Hautstellen (Erfrierungsgefahr)
- Nicht komplett mit Bettdecke zudecken (Wärmestau).

Material:

- Handschuhe (Eigenschutz vor Alkohol u. Ä.)
- 2 Leintücher ca. 35 x 73 cm
- Bettschutz (Gummi- oder Plastikunterlage)
- Schüssel mit kaltem Wasser (Temperatur einige Grad unterhalb der Körpertemperatur)
- Bettbogen.

Pflegerische Aktivitäten:

- Bettdecke entfernen, Beine bis zum Knie abdecken
- Unterlage und feuchte Tücher unter die Unterschenkel legen
- Waden umwickeln
- Nach dem Wadenwickel Füße gut abtrocknen.

Alkoholische Umschläge

Alkoholische Umschläge werden aus einer Mischung von Wasser mit 70 %-igem Alkohol im Verhältnis 1:1 zubereitet. Ihre Anwendungen erfolgen ähnlich wie Wadenwickel. Der Kühleffekt tritt durch die rasche Verdunstung des Alkohols sofort ein.

4.6.5 Medizinische Bäder (Hydrotherapie)

Die Anwendung von Wasser dient nicht nur Reinigungszwecken, sondern auch zur Prophylaxe und Therapie. Man macht sich hierbei im Wesentlichen die physikalischen Eigenschaften des Wassers wie hydrostatischer Druck, Auftrieb oder Reibung zunutze. Diese Eigenschaften können durch bestimmte Zusätze noch ergänzt werden.

Vollbäder

Laue und warme Bäder wirken bei nervösen Erregungszuständen beruhigend. Die Anwendungsdauer sollte 20 – 30 Minuten nicht übersteigen. Warme Bäder sind mit einer Temperatur von 34 °C auch für Herzpatienten geeignet. Das heiße Vollbad wirkt bei einer maximalen Dauer von 10 Minuten anregend und leistungssteigernd. Bei längerer Dauer wirkt es ermüdend. Das heiße Vollbad (bei ca. 38 °C) ist eine große Belastung für den Patienten und somit ungeeignet für Herzkranke.

Wird dem Wasser heiße Luft zugesetzt, so spricht man vom Wirbelstrombad. Es unterstützt die Mobilisation nach Frakturen und wirkt allgemein kräftigend.

Das kühle Bad mit 34 °C dient der Blutdrucksteigerung durch Vasokonstriktion. Es ist allerdings für Herzkranke ungeeignet.

Teilbäder

Beim Sitz- oder Halbbad wird die Wanne so mit Wasser gefüllt, dass sich Becken und Oberschenkel beim sitzenden Patienten im Wasser befinden (z. B. Patienten mit Herzinsuffizienz). Die Wassertemperatur liegt zwischen ca. 34 – 37 °C. Liegt sie bei 38 °C, so kommt es zu Hyperämie im Becken- und Bauchraum und das

Bad wirkt krampflösend und schmerzstillend. Die Anwendungsdauer beträgt 10 – 20 Minuten.

Beim einfachen Fußbad liegt die Temperatur bei ca. 38 °C. Durchblutungsfördernde Wechselbäder werden mit zwei Gefäßen durchgeführt. Die Wassertemperatur des ersten Gefäßes beträgt 40 °C, die des zweiten 20 °C. Die Füße werden für zwei Minuten in Gefäß 1 gestellt und anschließend für ca. 20 Sekunden in Gefäß 2. Diese Prozedur wird 3 – 5 mal wiederholt.

Der beste Effekt des Wechselbades wird mit Abschluss des Fußbades in kaltem Wasser erreicht.

Warme Arm- oder Handbäder erweitern die Gefäße und dienen zur Vorbereitung schwieriger Venenpunktionen. Sie werden auch als „Reinigungsbad" bei septischen Wunden wie Abszessen, Verbrennungswunden oder zur Bewegungstherapie bei Versteifungen, Sehnenverkürzungen u. Ä. angewendet. Die Temperaturen beim Hand- und Armbad liegen bei ca. 38 °C.

Badezusätze

Bei allen Voll- und Teilbädern können Badezusätze je nach Indikation und Anordnung verwendet werden.

Sole aus Meersalz oder Kochsalz:

Isotone Salzlösungen werden zum „schmerzlosen" Reinigungsbad bei Brandverletzungen u. Ä. angewendet. Normales Wasser verursacht Schmerzen in der Wunde. Hypertone Lösungen wirken reflektorisch über das vegetative Nervensystem und verbesseren die Wärmeeinwirkung und somit die Durchblutung. Die Badedauer beträgt max. 20 Minuten.

Kleie:

Das Kleiebad wird meist als Kinderbad angewendet. Es wirkt:

- Wasserenthärtend
- Hautberuhigend
- Leicht durchblutungsfördernd.

Schwefel:

Schwefel wirkt positiv auf die Hornschicht der Haut. Er wird bei akuten, subakuten und chronischen Dermatosen sowie Pyodermien (Eiterpusteln) angewendet und hat folgende Wirkungen:

- Bakterizid
- Stoffwechselanregend.

Weitere Zusätze sind:

- Teer (antientzündlich bei Hauterkrankungen)
- Kohlensäure (belebend)
- Kamille (leicht desinfizierend und entzündungslindernd)
- Moor (hyperämisierende Wirkung)
- Rivanol® (leicht desinfizierend)
- Kaliumpermanganat (leicht desinfizierend).

Das Kaliumpermanganatbad soll eine leicht rosa bzw. lila Färbung haben. Der Zusatz wird aus einer Stammlösung (Konzentrat) entnommen, oder aus Kaliumpermanganatkristallen hergestellt. Eine verbrauchte Kaliumpermanganatlösung zeigt sich durch eine bräunliche Farbe. Tropfen oder Spritzer von konzentrierter Lösung müssen sofort entfernt werden, da Kaliumpermanganat Kleidung, Hände u. a. sehr stark färbt.

Rivanol färbt Kleidung und Badewanne. Die Badewanne kann mit Desinfektionsmittel oder Alkohol wieder gesäubert werden.

■ ***Silbernitratflecken auf der Kleidung verfärben sich schwarz und lassen sich nach Eintrocknung nicht mehr entfernen.***

Kneipp Anwendungen

Kneipp Anwendungen eignen sich vor allem zur Selbstpflege. So kann man mit einfachsten Mitteln und wenig Aufwand zum persönlichen Wohlbefinden beitragen. Es ist hier ebenso wie bei der ersten Sportaktivität immer langsam und vorsichtig zu beginnen.

Bei Erkrankungen der Ausscheidungs- oder Genitalorgane, am Herzen und Nervenstörungen muss immer zuerst der Arzt befragt werden.

Als Material wird nur ein offenes Wasserschlauchende und evtl. ein Handtuch benötigt.

Jede Wasseranwendung ist in der Regel immer zweimal durchzuführen.

Wechselgüsse

- Wechselgüsse beginnen immer mit körperwarmem Wasser. Das ca. 37 °C warme Wasser wird bis zur wohligen Durchwärmung durchgeführt. Ihm folgt anschließend der für maximal 10 Sekunden kalte Guss
- Beide Güsse (warm und kalt) werden insgesamt zweimal angewendet. Die Prozedur endet immer mit dem kalten Guss
- Ist es möglich, dann sollte der Körper an der Luft getrocknet werden.

Knieguss-Schenkelguss

- Vom rechten Fußrücken über die Außenseite des Beines führt dieser Guss bis ca. 10 cm oberhalb des Knies. Hier wird der Guss um das gesamte Bein geführt. Anschließend wird der Wasserstrahl auf der Innenseite des Beines wieder herabgeführt. Beim linken Bein wird ebenso verfahren. Den Abschluss bildet der Guss auf die rechte und linke Fußsohle
- Anschließend werden die Beine nur durch abstreifen vom Wasser befreit, die Zehenzwischenräume abgetrocknet. Bis zur Wiedererwärmung der Beine sollte immer „streng“ (flott) marschiert werden
- Beim Schenkelguss wird der Wasserstrahl bis zur Leiste hochgeführt. Auf der Rückseite kann bis zum Übergang Gesäß/Rücken gegossen werden.

Armguss

- Der Armguss erfolgt sinngemäß wie der Beinguss, beginnend rechts. Auch hier wird abschließend nur das Wasser „abgestriffen“.

5 Bewusstseinsstörungen

Das Bewusstsein ermöglicht es, über die Sinnesorgane Reize aufzunehmen, zu verarbeiten und entsprechend zu reagieren. Es führt über Selbstkontrolle und Situationseinschätzung zur Gesamtheit unserer Entwicklung und des Verhaltens.

Inhalte des Bewusstseins:

- Sinnesempfindungen (sehen, hören, riechen, ...)
- Empfinden, denken, kombinieren
- Merken, orientieren, vorstellen
- Wissen, reproduzieren, handeln ...

Weitere mit dem Bewusstsein verbundene Eigenschaften sind Vigilanz (Reaktivität, Art, wie der Mensch reagiert) und die Aufmerksamkeit (Summe der seelischen Einzelfunktionen wie Merk-, Reaktions-, Vorstellungs-, Handlungsfähigkeit, Orientierung). Die Aufmerksamkeit kann durch Müdigkeit oder Erkrankungen beeinträchtigt oder ganz aufgehoben sein.

5.1 Bewusstseinsprüfung

Eine Bewusstseinsprüfung erfolgt anhand nachfolgender Gesichtspunkte und ist anhand der Sprache und Verhaltensweisen möglich. Folgende Punkte werden bei einer Bewusstseinsprüfung beurteilt:

- Sprache: klar, verwaschen oder verlangsamt, Wortfindungsstörungen, inadäquate Antworten
- Orientierung: zeitlich, örtlich und zur Person
- Motorik: Koordination, grobe Kraft, Paresen
- Sensibilität: seitengleich, vermindert
- Reaktion: angemessen, verlangsamt, inadäquat.

Jeder Patient mit Verdacht auf eine Bewusstseinsstörung jedweder Art muss auch durch das Pflegepersonal regelmäßig und individuell auf Veränderungen, insbesondere auf Ansprechbarkeit, „geprüft" werden.

5.1.1 Ansprechbarkeit

Einfachste Form der Bewusstseinsprüfung ist die Prüfung der Ansprechbarkeit (z. B. Aufforderung zum Augenöffnen).

Reaktionen:

- Spontan
- Auf Ansprache (Somnolenz)
- Auf Schmerzreiz (Sopor)
- Nicht erreichbar (Koma).

Anschließend kann eine differenzierte Prüfung der sprachlichen Reaktion folgen: Hinweise auf Störungen sind z. B.:

- Unverständliche Sätze
- Unangemessene, einzelne Wörter
- Unverständliche Laute
- Reaktionslosigkeit.

5.1.2 Allgemeine Reaktionen

Die allgemeine Reaktion erfolgt nur über eine qualitative Prüfung z. B. der Vigilanz oder Aufmerksamkeit, deren Ausprägung prompt bzw. sofort oder verlangsamt, verzögert oder gar fehlend sein kann.

5.1.3 Motorische Reaktionen

In Abhängigkeit vom Krankheitsbild erfolgen die Reaktionen auf nachfolgende Reize entweder sofort oder nur nach bestimmten Schmerzreizen.

Motorische Reaktionen:

- Gezielte Schmerzabwehr (Kneifen in den Oberschenkel führt zum Anwinkeln des Beines)
- Ungezielte Fluchtreaktion (wirres und konfuses Bewegen der Extremität)
- Beugesynergien (vollständige oder teilweise Beugekrämpfe der Skelettmuskulatur)
- Streckmechanismen (Auslösung durch Berührung und durch Reflexprüfung)
- Keine Reaktion (schlaffer Tonus bzw. Tonuserniedrigung).

5.1.4 Sensibilität

Bei der Sensibilitätsprüfung ist man von der Zuverlässigkeit und Mitarbeit (Compliance) des Patienten abhängig. Die Prüfung erfolgt durch Differenzierung der Stärke der Berührung im Seitenvergleich, z. B. re.-li., obere-untere Extremität.

Sensibilitätsqualitäten:

- Epikritische Sensibilität (feine Temperatur- und Berührungsempfindungen, Bewegungs-, Stellungs- und Kraftsinn)
- Protopathische Sensibilität (Wärme-, Kälte-, Schmerzempfindung, extreme Temperatur- und Druckreize).

Ausprägung von Sensibilitätsstörungen:

- Anaesthesie (Gefühllosigkeit)
- Hyperaesthesie (Verstärkung von Empfindungen und Berührungsreizen)
- Hypoaesthesie (Verminderung von Empfindungen und Berührungsreizen)
- Hyperpathie (abnorme und veränderte Schmerzempfindung)
- Paraesthesie (spontan auftretende, abnorme Missempfindungen)
- Dissoziierte Empfindungsstörung (in einem Hautbereich ist die Schmerz- und die Temperaturempfindung ausgefallen, das Tastgefühl aber intakt).

5.2 Schädel-Hirn-Trauma

Beim Patienten mit Schädel-Hirn-Trauma (SHT) ergibt sich je nach Situation des Patienten eine individuelle Pflegeplanung. Die Krankenbeobachtung umfasst speziell die Vitalzeichen (Atmung, Puls, Blutdruck) sowie den ZVD und die Pupillenkontrolle. Des Weiteren müssen Bewusstseinskontrollen nach der GCS (Glasgow-Coma-Skala) durchgeführt, der Hirndruck, MAP (mittlerer arterieller Druck) und der Perfusionsdruck (Differenz zwischen MAP und Hirndruck) gemessen und Blutgasanalysen durchgeführt werden.

5.2.1 Pflegeplanung

Fallbeispiel
Auf der Station liegt seit 4 Wochen ein 28-jähriger Mann, verheiratet und Kaufmann von Beruf, mit einem durch Verkehrsunfall hervorgerufenen Schädel-Hirn-Trauma. Seine Hobbys waren Tauchen, Bodybuilding und Karate. Er war vor dem Unfall praktizierender Katholik, seine Frau und seine beiden Kinder (vier- und fünfjährig) besuchen ihn täglich.

Zustand

Die zunächst aussichtslos scheinende Gesamtsituation hat sich seit dem Unfallgeschehen erheblich gebessert.

Merkmale:

- Bewusstlosigkeit
- Seitengleiche Pupillenreaktion
- Vorhandener Muskeltonus, keine Spastik
- Intakte Haut
- Nach Extubation Atmung selbständig
- Suprapubischer Blasenkatheter, Ernährungssonde
- Pulsfrequenz steigt bei Manipulationen am Patienten.

Bei der Erhebung der Pflegeanamnese ergaben sich in fast allen ATL Einschränkungen.

Ruhen und Schlafen

Pflegeprobleme:

- Wacht häufig auf und ist sehr unruhig
- Schläft häufig am Tage.

Pflege-Fernziel:

- Ehemalige Schlafgewohnheiten wieder erlangen.

Pflege-Nahziel:

- Wach- und Schlafrhythmus zeigen
- Tagsüber aktiv sein und nachts durchschlafen.

Pflegemaßnahmen:

- Tagsüber Aktivitäten mit und an dem Patienten verstärken
- Nachtruhe nach Möglichkeit nicht unterbrechen
- Patient immer an- und mit ihm sprechen
- Evtl. Reflexzonenmassage.

Eine ungestörte Nachtruhe kann zurzeit nicht erreicht werden, da die Lagerungen fortgeführt werden müssen und somit immer wieder Störungen der Nachtruhe (Licht an und aus, usw.) auftreten.

Sich bewegen

Pflegeprobleme:

- Durch die Bewusstlosigkeit total inaktiv (ausgenommen unkoordinierte Bewegungen)
- Dekubitus- und Kontrakturgefahr.

Pflege-Fernziel:

- Selbständige gezielte Bewegungen durchführen und sich somit entlasten können.

Pflege-Nahziel:

- IST-Zustand verbessern
- Schäden vermeiden (intakte Haut erhalten).

Pflegemaßnahmen:

- Frühzeitiges Aufstehen anstreben (Herzbettlagerung zur Vorbereitung)
- 3 x tägl. Mobilisation an der Bettkante
- Sitzen im Sessel, Rollstuhl, immer nach Absprache mit der Krankengymnastik
- Lagerung nach Bobath (30 Grad-Lagerung), Spastikhemmende Lagerung (Spitzfußprophylaxe)
- 2-stdl. Umlagerung
- Kontrakturenprophylaxe (4 x tgl. passives Durchbewegen der Gelenke).

■ ***Die Mobilisation ist auch beim bewusstseinsgestörten Patienten sehr wichtig.***

Sich waschen und kleiden

Pflegeprobleme:

- Patient kann aufgrund der Bewusstlosigkeit die Körperpflege nicht selbständig durchführen.

Pflege-Fernziel:

- Nach eigenen Vorstellungen, Gewohnheiten und Wünschen die Körperpflege durchführen können
- Sich individuell nach Geschmack und Zweckmäßigkeit kleiden können.

Pflege-Nahziel:

- Intakte Haut.

Pflegemaßnahmen:

Die Körperpflege wird gewissenhaft und sorgfältig vom Pflegepersonal übernommen.

- Regelmäßige Inspektion der Haut
- Haarpflege (Gewohnheiten von zuhause übernehmen)
- Hautpflege (Waschgel, Seife, Körperlotion)
- Augenpflege (auf Lidschluss achten, sonst Austrocknen der Hornhaut!)
- Nasenpflege (evtl. absaugen, auf Ernährungssonden-Fixierung achten, usw.)
- Mundpflege (bei Umstellung auf orale Nahrungsaufnahme, nach jeder Mahlzeit bzw. mindestens 6 x tgl. durchführen)
- Zweckmäßige Kleidung anziehen.

■ ***Bei allen Maßnahmen ist immer die gleiche Reihenfolge einzuhalten (Training) und wenn möglich die Ehefrau einzubeziehen.***

Essen und Trinken

Pflegeprobleme:

- Patient kann aufgrund der Bewusstlosigkeit die Nahrungsaufnahme nicht selbständig durchführen.

Pflege-Fernziele:

- Wünsche und Bedarf äußern können
- Selbstversorgung anstreben.

Pflege-Nahziele:

- Patient ist ausreichend ernährt.

Pflegemaßnahmen:

- Individuelle Auswahl der (Sonden-)Nahrung
- Tages- und Nachtrhythmus einhalten
- Bei positivem Schluckversuch vorsichtig Kau- und Schlucktraining beginnen.

Ausscheidung

Pflegeprobleme:

- Keine Kontrolle über Urin- und Stuhlausscheidung.

Pflege-Fernziele:

- Selbständige Kontrolle über Urin- und Stuhlausscheidung.

Pflege-Nahziele:

- Vermeiden von Harnwegsinfektionen
- Intakte Haut.

Pflegemaßnahmen:

- Bilanzierung (Ein- und Ausfuhr)
- Beobachtung und Dokumentation des Ausscheidungsrhythmus
- Ballaststoffreiche Sondenkost
- Blasentraining (Cystofix abklemmen, Klopftraining der Blase)
- Hautpflege, Katheterpflege.

Atmung und Kreislauf

Pflegeprobleme:

- Reduzierte Atemtiefe
- Leichte Verschleimung
- Labiler Kreislauf.

Pflege-Fernziele:

- Beschwerdefreie Atmung (keine Infektionen der Atemwege)
- An Belastung anpassungsfähiger Kreislauf.

Pflege-Nahziele:

- Schrittweise atmungsfördernde Techniken erlernen und durchführen
- Stabilisieren bzw. Anpassen des Kreislaufs an Mobilisation und Lagerung.

Pflegemaßnahmen zur Atmung:

- 6 x tgl. Atemgymnastik
- 6 x tgl. Einreibungen (z. B. mit Balsam)
- Atemunterstützende Lagerung
- Nach Bedarf Bronchialtoilette (endotracheale Absaugung)
- Beobachtung des Sputums.

Pflegemaßnahmen zum Kreislauf:

- 6 x tgl. passive Bewegungsübungen
- Anti-Thrombose-Strümpfe (AT-Strümpfe)
- Stufenweise Mobilisation.

Die Mobilisation darf nicht bei Hyperventilation und Cheyne-Stoke-Atmung durchgeführt werden.

Für Sicherheit sorgen

Pflegeprobleme:

- Infektionsgefahr durch geschwächte Immunabwehr
- Sturzgefahr
- Gefahr der Ateminsuffizienz.

Pflege-Fernziele:

- Vertrautheit des Patienten mit der näheren Umgebung fördern durch basale Stimulation.

Pflege-Nahziele:

- Infektionen treten nicht auf
- Patient Gefühl der Sicherheit geben.

Pflegemaßnahmen:

- Seitengitter anbringen (solange Patient unbeaufsichtigt ist)
- Beobachtung
- Patienten normal ansprechen
- Maßnahmen der basalen Stimulation (z. B. Tastsinn fördern).

Kommunizieren

Pflegeprobleme:

- Patient ist durch seine Bewusstlosigkeit nicht in der Lage sich mitzuteilen.

Pflege-Fernziel:

- Durch bewusste Stimulation Genesung fördern.

Pflege-Nahziel:

- Förderung der Reaktionsfähigkeit.

Pflegemaßnahmen:

- Basale Stimmulation anwenden
- Alle Pflegehandlungen beschreiben
- Zeitgefühl reaktivieren (erklären, erzählen über Tagessituation und -geschehen)
- Familie und Freunde hinzuziehen, informieren und anleiten
- Kassette mit den Stimmen seiner Familienangehörigen bzw. Lieblingsmusik
- Gesichtsausdruck beobachten und beachten.

6 Erkrankungen der Atmungsorgane

Die Atmung hat nicht nur die physiologische Funktion der Versorgung aller Körpergewebe mit Sauerstoff, sie kann auch als Spiegelbild von Psyche und Gefühlen aufgefasst werden.

Sprichwörter und Redensarten:

- Da bleibt einem die Luft weg
- Diese Frau ist atemberaubend schön
- Hier herrscht dicke Luft
- Da wird einem die Luft abgedreht
- Sich Luft schaffen
- Luft haben.

Zum besseren Verständnis der Atmung siehe hierzu auch die Kapitel Beobachtung der Atmung, Pneumonieprophylaxe, Inhalationen, Sauerstofftherapie sowie das Kapitel Pleurapunktion.

Informationen für Patienten zur Vorbeugung von grippalen Infekten:

Eine erhöhte Vitamin C-Zufuhr dient der Abwehrstärkung. Sie kann durch vermehrten Verzehr von Zitrusfrüchten sowie Salaten und Gemüse erfolgen. Den ersten Anzeichen einer so genannten Erkältung kann mittels eines Fußbades mit Senfmehl begegnet werden: Es fördert die Durchblutung in den Füßen und erwärmt somit den gesamten Körper.

Anwendung:

1 – 2 Esslöffel Senfmehl in ca. 5 – 7 Liter warmes (nicht heißes) Wasser einrühren. Nach ca 10 Minuten Fußbad Füße nachspülen, leicht abtrocknen und evtl. warme Socken anziehen oder sofort ins Bett gehen.

6.1 Untersuchungen

Die häufigste Standard-Untersuchung der Lunge ist das Röntgenbild (Rö-Thorax) zur Erkennung struktureller und funktioneller Veränderungen. Der Rö-Thorax ist ein Screening-Verfahren, das ab einem gewissen Alter auch ohne konkreten Krankheitsverdacht (z. B. präoperativ) Anwendung findet. Bei Hinweisen auf eine Atemwegserkrankung werden dann spezifische Untersuchungen durchgeführt.

Weitere Untersuchungen:

- Spirometrie, Lungenfunktion (Atemminutenvolumen, Vitalkapazität, Sekundenkapazität)
- Blutgasanalyse
- Bronchoskopie
- Bronchographie (selten)
- Lungenszintigraphie.

Bronchoskopien und -graphien werden in der Regel in Lokal- oder Kurznarkose durchgeführt. Die Vor- und Nachbereitung des Patienten entspricht denen bei endoskopischen Untersuchungen und Operationen.

Nachbereitung:

- Vitalzeichenkontrolle
- Beobachtung auf Blutung und Perforation (besonders bei Bronchoskopie mit Probeentnahme)
- Nahrungskarenz nach Arztanordnung (Aspirationsgefahr).

6.2 Lungenerkrankungen

Bei fast allen Lungenerkrankungen steht die Atemnot im Vordergrund. Durch sie entwickeln die Patienten oft große Angst. Daraus kann zusätzlich eine „Verkrampfung" der Atemwege resultieren (besonders ausgeprägt bei Asthmatikern).

Hauptbeschwerden bei Lungenerkrankungen:

- Atemnot
- Starke Verschleimung (Auswurf)
- Anhaltender Husten, evtl. mit Schmerzen verbunden
- Unruhezustände bis Todesangst
- Reduzierte Vigilanz und Leistungsfähigkeit.

6.2.1 Asthma bronchiale

Unter Asthma versteht man eine anfallsweise auftretende Atemnot. Ursache ist ein Spasmus (Krampf) der Bronchialmuskulatur. Betroffen ist in erster Linie die Expirationsphase.

Symptome des Asthma bronchiale:

- Starke Atemnot, Erstickungsangst, Beklemmungsgefühl
- Expiratorischer Stridor
- Zyanose, Tachykardie, Schweißausbruch
- Angstverzerrtes Gesicht, evtl. mit Lippenpresse (erhöht den Ausatmungswiderstand und erleichtert das Ausatmen)
- Auskultatorisch: Giemen, Pfeifen und Brummen.

Im akuten Asthmaanfall zunächst Oberkörperhochlagerung, beengende Kleidungsstücke entfernen und Fenster öffnen. Da die Patienten häufig Todesangst entwickeln, spielt die Beruhigung ein große Rolle. Nach Anordnung des Arztes werden Medikamente zur Erweiterung der Bronchien, Kortison(spray) und Antihistaminika verabreicht. Da Sprechen stark anstrengt, sollten nur direkte Fragen mit Ja/Nein-Antwortmöglichkeit an den Patienten gestellt werden.

Weiterführende Maßnahmen nach dem akuten Anfall:

- Atemtraining
- Ortswechsel im Rahmen einer Kur (Hochgebirge, See)
- Vermeiden von Allergenen, evtl. Berufswechsel (Mehlstaub, Kohlenstaub).

■ ***Sauerstoffgabe bei Asthmatikern nur auf ausdrückliche Anordnung des Arztes und unter Blutgasanalyse (Sauerstoffgabe kann durch fehlende bzw. blockierte CO_2-Rezeptorenreizung zu Atemdepression führen).***

6.2.2 Pneumonie

Unter Pneumonie versteht man eine durch Bakterien, Viren, Pilze oder sekundär durch mangelnde Belüftung und Zirkulation (Lungenstauung, -infarkt, -ödem) hervorgerufene Entzündung der Lunge.

Klinische Zeichen:

- Oberflächliche Atmung (Schonatmung, durch Schmerzen verursacht)
- Erhöhte Atemfrequenz (respiratorische Insuffizienz)
- Hustenreiz mit zähem Auswurf
- Hochrote, feuchte Haut (bei Fieber)
- Leukozytose (nicht immer vorhanden).

Unterstützend zur medikamentösen Therapie wirkt eine angepasste Atemgymnastik und Oberkörperhochlagerung. Da der Flüssigkeitsverbrauch durch das Fieber erhöht ist, wird dem Patienten viel Flüssigkeit angeboten. Ausreichend Flüssigkeit (ggf. Infusionen), Inhalation, spezielle Lagerungen und Frischluftzufuhr erleichtern das Abhusten von Sekret. Hyperämisierende Salben und leichtes, vorsichtiges Abklopfen (bzw. Vibrationsmassage) fördern die Expektoration.

Leichte und vitaminreiche Kost wirkt aufbauend. Vitalzeichenkontrolle und Überwachung der Temperatur sind sehr wichtig. Patienten mit Pneumonie sind durch den raschen Temperaturanstieg (bis ≥ 40 °C) und durch die resultierende Kreislaufbelastung vital gefährdet.

6.2.3 Lungentuberkulose

Die Lungentuberkulose (früher auch Schwindsucht genannt) ist an folgenden Zeichen zu erkennen:

- Langandauernder Husten (DD: Bronchialkarzinom)
- Gewichtsverlust, Leistungsabnahme
- Leichte Temperaturerhöhungen
- Nachtschweiß
- Evtl. blutiger Auswurf.

Fallbeispiel:
Eine 30-jährige Frau wird mit der Diagnose einer offenen, aktiven Lungentuberkulose ins Krankenhaus eingewiesen. Zur Chemotherapie erhält sie eine 3-er-Kombination von Isoniacid, Rifampicin und Ethambutol. Sie ist untergewichtig, hustet viel, hat wenig Appetit, bekommt Magenschmerzen nach der Tabletteneinnahme, wirkt sehr nervös, raucht ca. 25 Zigaretten am Tag. Die alleinstehende Frau bewohnt mit ihren zwei Kindern eine feuchte Parterrewohnung. Sie ist Schichtarbeiterin in einer Metallfabrik.

Pflege und behandlungsunterstützende Maßnahmen:

- Isolierung der Patientin in den ersten 2 – 3 Wochen. Alle Gebrauchsgegenstände verbleiben im Zimmer
- Zellstoff beim Husten vorhalten lassen, Sputum sachgerecht entsorgen
- Anlernen und Anhalten der Patientin zur „Hustendisziplin" zum Eigen- und Fremdschutz. Beim Verlassen des Zimmers (z. B. zu Untersuchungen) muss die Patientin einen Mundschutz tragen
- Bei Kontakt mit der Patientin immer Mundschutz, Schutzkittel und Handschuhe tragen (Tröpfcheninfektion)
- Laufende Flächendesinfektion, Einmalgeschirr bzw. Einmalutensilien zur Infektionsprophylaxe (DGHM-Liste)
- Besucher über Infektionsgefahr und Hygienemaßnahmen aufklären
- Beobachtung und Kontrolle der regelmäßigen Medikamenteneinnahme, Gabe von Solugastril® (Durchführung und Erfolg der medikamentösen Therapie, bessere Verträglichkeit der Medikamente)
- Beobachtung der Atmung (sofortiges Erkennen von Einschränkungen)
- Förderung von Atemgymnastik und Inhalationen (Training der Atemmuskulatur, Verbesserung der Atmungstiefe)
- Ausreichende und aufbauende Ernährung, vitamin- und eiweißreich (auszehrende Krankheit, Abwehrkraft soll durch ausgewogene Kost gesteigert werden)
- Optimale Körperpflege und Wäschewechsel (Nachtschweiß, vor Zug schützen, Erkältungsgefahr)
- Beratungsgespräch zum Alkohol- und Nikotinkonsum (es wird hiermit die Disposition zur Tbc verstärkt und Leber und Lunge belastet)
- Einschalten des Sozialamtes (Sorgen für die Kinder während des Krankenhaus- und Kuraufenthaltes, Hilfe zum Lebensunterhalt)
- Einschalten der Tbc-Fürsorgestelle beim Gesundheitsamt (Hilfe bei Wohnungs- und Berufswechsel, Umschulung durch Attesterstellung).

6.2.4 Lungenresektion

Bei der Lungenresektion werden Teile der Lunge operativ entfernt. Indikation sind meist Tumoren oder Bronchiektasen.

Möglichkeiten:

- Segmentresektion (Resektion einzelner Lappensegmente)
- Lobektomie (Resektion einzelner Lungenlappen)
- Pneumektomie (Resektion einer ganzen Lungenhälfte).

Die Standardvorbereitung entspricht der bei anderen Operationen.

Spezielle Vorbereitung:

- Lungenfunktionsprüfung
- Atemgymnastik und Inhalationsübungen.

Nach der Operation erfolgt eine Intensivüberwachung mit spezieller Beobachtung und Überwachung:

- Vitalzeichen- und ZVD-Kontrolle
- Oberkörperhochlagerung
- Überwachung der Thoraxsaugung (meist Bülau-Drainage)
- Raumanfeuchtung bzw. Inhalation
- Mobilisation und Kreislaufstimulation
- Thromboseprophylaxe mit AT-Strümpfen oder Kompressionsverband.

Atemgymnastik hat nach Lungenresektion eine herausragende Bedeutung, da am ersten postoperativen Tag die Atemtiefe bis zu 50 % reduziert ist.

7 Herz- und Kreislauferkrankungen

Beratung zur gesunden Lebensführung

Für Herz- und Kreislauferkrankungen sind bestimmte Risikofaktoren nachgewiesen. Entsprechend dem Krankheitsbild beraten die Ärzte und Pflegenden die Patienten zu einer gesunden Lebensführung:

- Gewichtsabnahme
- Ausreichend Bewegung
- Einschränkung der Kochsalzzufuhr
- Cholesterinarme Ernährung, wenig tierische Fette
- Nikotinverzicht
- Alkohol meiden.

Hektik und Stress sollen vermindert bzw. vermieden werden durch Entspannung mit z. B. Autogenem Training, Yoga, oder/und ausreichend Schlaf. Zugleich schafft Ausgleichssport eine positive Energiebilanz.

Bei der Gewichtsreduktion ist der Schwerpunkt auf fettarme Ernährung zu legen. Durch Umstellung der Ernährung auf kochsalzarme Kost wird der Bluthochdruck günstig beeinflusst. Zugleich sollte die Kaliumzufuhr erhöht werden. Dies kann durch vermehrten Verzehr von Gemüse, Salaten und Kartoffeln geschehen.

Körperliche Überanstrengung und alle einseitigen Belastungen, wie Tragen von schweren Gegenständen, Gewichtheben, Hochleistungssport u. Ä. sind, wie große Hitze und starke Sonneneinstrahlung, zu vermeiden.

7.1 Herzerkrankungen

7.1.1 Pflegeprobleme, Ziele und Maßnahmen bei Herzerkrankungen

Bei den meisten Patienten mit Herzerkrankungen stehen folgende Pflegeprobleme im Vordergrund:

- Angst (durch Atemnot, Rhythmusstörungen)
- Atemnot
- Starke Schmerzen
- Lebensbedrohung durch Rhythmusstörungen
- Leistungsminderung (Schwäche)
- Ödeme
- Ggf. Depression und psychische Erschöpfung.

Pflegeziele

Atemnot:

- Mit Atemnot umgehen können
- Vorbeugende und therapeutische Maßnahmen kennen.

Rhythmusstörungen:

- Über auftretende Rhythmusstörungen und ihre Bedeutung informiert sein
- Verhalten im Notfall kennen.

Angst:

- Über seine Angst sprechen können
- Die negativen Auswirkungen der Angst kennen
- Mit der Angst umgehen können.

Leistungsminderung:

- Evtl. verbleibende Einschränkungen annehmen können
- Über den „Aufbauplan“ (Mobilisation, Rehabilitation) informiert sein
- Seine Rückkehr in den Alltag mitplanen können.

Ödeme:

- Die Ursachen kennen und somit die Wichtigkeit der Nahrungsumstellung (evtl. salzarm) und Einschränkung der Flüssigkeitszufuhr verstehen und akzeptieren können.

Depression und psychische Erschöpfung:

- Fähig werden, mit den Einschränkungen zu leben
- Seine Leistungsminderung akzeptieren können.

Pflegemaßnahmen

Die folgenden Maßnahmen stärken und unterstützen den Patienten und nutzen die vorhandenen Ressourcen.

Atemnot:

- Bettruhe (körperliche Schonung)
- Unterstützung beim Essen und Ausscheiden
- Nach Möglichkeit ein großes, helles Krankenzimmer (wirkt nicht beengend)
- Frischluft (regelmäßiges Öffnen des Fensters)
- Anfeuchten der Raumluft (Atemerleichterung)
- Oberkörperhochlagerung mit Unterstützung der Arme
- Übernahme der Körperpflege (Nasen- und Mundpflege)
- Atemgymnastik (langsame, tiefe und gelöste Atmung)
- Inhalationen und Sauerstoffzufuhr nach ärztlicher Anordnung
- Beruhigung durch häufige Anwesenheit und Zuwendung (z. B. Vitalzeichenkontrolle).

Rhythmusstörungen:

- Ggf. Monitorüberwachung bzw. regelmäßige Pulskontrolle über eine Minute (zentral und peripher)
- Information des Patienten über die Rhythmusstörungen durch den Arzt sicherstellen
- Exakte Verabreichung der Antiarrhythmika
- Überwachung der Einnahme und Beobachtung auf Nebenwirkungen der Herzmedikamente (Bradykardie, Extrasystolen, Hypotonie, Magen-Darm-Störungen, Bronchospasmus).

Angst:

- Angst des Patienten ernst nehmen und darüber reden lassen (zuhören, offen nachfragen)
- Angstauslösende Faktoren abbauen (schlechte Luft, zu große Anstrengung, kleines enges Zimmer).
- Für Ruhe sorgen (nicht laut rufen, Türen leise schließen – auch das Reinigungspersonal!)
- Selbst Ruhe und Gelassenheit ausstrahlen (keine Hektik, nicht überstürzt handeln, sicher wirken)
- Optimale Information
- Gefühl der Sicherheit und Geborgenheit geben (erst mit dem Patienten sprechen, sich dann um die Apparate und sonstige Gegenstände kümmern)
- Zeit nehmen (Gefühl vermitteln, ihm sagen, dass er jederzeit läuten könne u. a.).

Leistungsminderung:

- Aktivierende, motivierende Pflege
- Gespräche zur Annahme der Leistungseinschränkung
- Passive und aktive Krankengymnastik
- Prophylaxen (Dekubitus, Pneumonie, Thrombose, Kontraktur)
- Leichte, aber ballaststoffreiche Kost, wenig tierische Fette, keine blähenden Speisen und Getränke
- Viele kleine Mahlzeiten (keine späten Mahlzeiten – Störung der Nachtruhe).

Ödeme:

- Einschränkung und Kontrolle der Flüssigkeitszufuhr (Bilanz)
- Auf vermehrte Ausscheidung hinweisen (Diuretika)
- Meist kochsalzarme Ernährung
- Täglich Gewichtskontrolle mit Bettenwaage (Diuretika)
- Beinumfang messen
- Beobachtung auf Nebenwirkungen der Diuretika (allgemeine Müdigkeit, trockener Mund, Obstipation).

■ ***In ein ödematöses Gewebe nie eine Injektion verabreichen.***

Schmerzen:

- Patient im Schmerzstadium nicht alleine lassen
- Medikamente nach Arztangabe.

Depression und psychische Erschöpfung:

- Zuhören, Zuwendung und Geborgenheit vermitteln
- Patienten loben, Erfolgserlebnisse schaffen
- Aufzeigen der noch vorhandenen Fertigkeiten
- Ablenken, Beschäftigungsmöglichkeiten anbieten (Lesen, Gespräch mit Mitpatienten arrangieren usw.)
- Genesungswillen unterstützen (Anschlussheilverfahren, Ändern der evtl. ungünstigen Lebensgewohnheiten).

7.1.2 Herzinfarkt und schwere Herzinsuffizienz

Bei der Pflege von Patienten mit einem akuten Herzinfarkt und/oder schwerer Herzinsuffizienz ist zu beachten, dass schon geringe körperliche Anstrengungen die Leistungsfähigkeit des Herzens überfordern können.

Wichtige Punkte:

- Patienten informieren (Zweck, Vorgang, Dauer)
- Bei Patienten mit Monitorüberwachung darf die Verbindung zum Monitor nicht unterbrochen werden
- Patienten darauf hinweisen, dass er selbst, je nach Zustand nicht mithelfen darf bei belastenden Aktionen (Hochrücken im Bett usw.)
- Zum Betten Kopfteil des Bettes vorsichtig und halbhoch stellen, kleines Kissen belassen
- Wäschewechsel nur bei Bedarf, da sehr anstrengend
- Patienten überwiegend auf die rechte Seite lagern.

Fallbeispiel
Sie betreten ein Zimmer und sehen Herrn Adam (mit der Einweisungsdiagnose Herzinsuffizienz) halbaufrecht sitzend im Bett mit aufgestützten Armen und nach Luft schnappend. Das Gesicht ist zyanotisch, bei jedem Atemzug ist ein Rasseln hörbar.

Was ist zu tun? Was vermuten Sie bei Herrn Adam? Welche Anordnungen geben Sie unterdessen einer Kollegin?

Aktivität:

- Ruhe bewahren, Patienten beruhigen (zusprechen)
- Den Patienten aufsetzen (Kopfteil des Bettes hoch, Arme mit Kissen unterstützen)
- Sofortige Sauerstoffgabe vorbereiten
- Evtl. Fenster und beengende Kleidung öffnen
- Vitalzeichen kontrollieren
- Beim Patienten bleiben und beruhigen

Vermutet wird hier ein Lungenödem. Die Anordnungen an die Kollegin sind:

- Arzt rufen
- Medikamente bereitstellen und auf Arztanordnung richten (Sedativa, Diuretika, Herzglycoside, Antihypertonika, Nitroglycerinkapseln)
- Material für einen zentralen Venenzugang herrichten
- Intubationsmaterial vorbereiten (Absaugung, verschiedene Tuben)
- Unblutigen Aderlass vorbereiten.

Unblutiger Aderlass

Mit dem unblutigen Aderlass soll der Druck im Lungenkreislauf erniedrigt werden. Es wird an jeder Extremität eine Blutdruckmanschette angelegt, aber jeweils nur drei davon werden aufgepumpt (maximal 50 mmHg). So erreicht man eine Ausschaltung eines Teiles des Gesamtblutvolumens. Nach jeweils 10 Minuten wird eine andere Manschette für 10 Minuten ohne Druck belassen. Der Wechsel der „offenen" Manschette erfolgt im Uhrzeigersinn.

■ ***Beim unblutigen Aderlass Reihenfolge der Druckmanschetten beachten, damit eine Extremität nicht zu lange undurchblutet bleibt.***

7.2 Gefäßerkrankungen

Bei den Gefäßerkrankungen spielen die Arterielle Verschlusskrankheit (AVK) und die Thrombosen (Thrombophlebitis und Phlebothrombose) die größte Rolle.

7.2.1 Arterielle Verschlusskrankheit (AVK)

Die AVK gehört zu den großen Volkskrankheiten. Da die verursachenden Risikofaktoren weitgehend bekannt sind, spielen hier Aufklärung und Prävention eine herausragende Bedeutung.

Risikofaktoren:

- Nikotin (Hauptrisikofaktor)
- Fehlernährung (fettreich) und Übergewicht
- Stoffwechselerkrankungen (Diabetes mellitus, Hypercholesterinämie)
- Bewegungsmangel.

Die spezielle Pflege bei der arteriellen Verschlusskrankheit richtet sich nach dem Schweregrad und der daraufhin durchgeführten Therapie.

Pflege bei konservativ behandelten Durchblutungsstörungen:

- Optimale Körperpflege (vor allem im Fußbereich – Trockenheit im ZZR)
- Wärmebinden (erwärmen das Bein und schaffen so Erleichterung bzw. Schmerzfreiheit)
- Keine einschnürende Kleidung z. B. Strümpfe
- Beintieflagerung (unterstützt die Durchblutung)
- Psychische Unterstützung.

Pflege nach einer Operation:

Neben den normalen Überwachungsmaßnahmen nach einer Operation kommt hier vor allem der Überwachung der Durchgängigkeit der wieder eröffneten Arterie(n) bzw. der Gefäßprothese (halbstündliche Pulskontrolle am Bein) und der Antikoagulantientherapie eine herausragende Rolle zu.

■ ***Regelmäßige Pulskontrolle an der operierten Extremität nach Gefäßoperationen.***

7.2.2 Beinvarizen

Die Beinvarizen entstehen entweder primär, durch Wandschwäche der betreffenden Venen, oder sekundär nach einer tiefen Venenthrombose.

Allgemeine Ratschläge zur Vermeidung von Varizen:

- Gutes Schuhwerk (max. halbhohe Absätze)
- Aktivierung des venösen Rückflusses (Gehbewegungen, Radfahren, Bewegungsbäder)
- Langes Stehen vermeiden
- Öfter am Tag Beine hochlagern
- Gewichtabnahme bei Adipositas
- Kaltes Abduschen der Beine
- Bei ersten Anzeichen oder Disposition Stützstrümpfe tragen.

Varizen können konservativ durch das lebenslange Tragen von Kompressionsverbänden bzw. -strümpfen oder eine Verödung bzw. Stripping-Operation behandelt werden.

Nach einer Verödung müssen die Beine gewickelt werden. Konsequente Bewegung, entsprechende Aktivierung der Muskel-Venen-Pumpe, ist für den Verödungserfolg von größter Bedeutung.

Pflegerische Maßnahmen vor Stripping-OP:

- Allgemeine Routineuntersuchungen zur Narkose
- Rasur des betroffenen Beines einschließlich Schambehaarung
- Reinigungsbad (vor dem Anzeichnen der Varizen durch den Arzt)
- Bettvorbereitung (ganzer Matratzenschutz, Fußende des Bettes hochstellen, Spreukissen als Fußstütze)
- Bettbogen (Vermeidung zu starker Belastung für das Bein).

Pflegerische Maßnahmen nach Stripping-OP:

- Hochstellung des Fußteiles (bessere Abschwellung)
- Oberkörper möglichst flach lagern (Knick in Leisten führt zur Abflussbehinderung)
- Beine elastisch wickeln von den Zehen bis zur Leiste (Unterstützung des venösen Rückflusses)
- In den ersten Tagen nicht zu lange stehen oder sitzen (Staugefahr)
- Auf regelmäßigen Stuhlgang achten
- Hämatome auf Anordnung mit Heparinsalbe oder -gel behandeln.

7.2.3 Thrombophlebitis

Eine Thrombophlebitis ist eine Entzündung der Venenwand, die mit einer Thrombose einhergeht. Betroffen sind oberflächliche Venen. Die Therapie besteht in Verabreichung von Antiphlogistika, der Anlage eines Kompressionsverbandes und Mobilisierung (keine Bettruhe). Lokal kann Heparingel zur Kühlung eingesetzt werden.

7.2.4 Phlebothrombose

Fallbeispiel
Eine 34-jährige Frau wird mit dem Verdacht auf Phlebo- und Beckenvenenthrombose links in die Klinik eingewiesen. Sie ist verheiratet und Verkäuferin von Beruf. Sie nimmt ein Hormonpräparat („Pille") ein und raucht täglich eine Schachtel Zigaretten. Seit drei Tagen besteht eine Ischialgie mit Schmerzausstrahlung ins Gesäß. Wegen der Schmerzen hat sie Bettruhe eingehalten. Am nächsten Tag entdeckte sie eine derbe, schmerzhafte Schwellung im Bereich der linken Oberschenkelinnenseite.

Eine Phlebothrombose ist die Bildung eines Blutgerinnsels in einem Blutgefäß des tiefen Venensystems.

Aufnahmebefund:

- Überwärmter, harter, druckschmerzhafter Strang li. Oberschenkelinnenseite
- Li. Oberschenkel und Unterschenkel stark geschwollen
- Ischialgieartige Schmerzen
- Körpertemperatur 37,8 °C.
- Übergewicht (170 cm groß, KG 92 kg).

Therapie:

- Konservative Therapie über ca. 10 Tage (Bettruhe, li. Bein hochlagern und kühlen)
- Ab dem 11. Tag stufenweise Mobilisation mit gewickelten Beinen und anschließend AT-Strümpfen
- Fibrinolyse (1,2 Mio. IE Urokinase/24 Std., 20 000 IE Heparin/24 Std).

Vor dem Verlassen des Krankenhauses wird die Patientin über die Veränderungen der Lebensweise aufgeklärt.

Hinweise zur Lebensweise:

- Gewichtsreduktion, Normalgewicht anstreben (Übergewicht fördert die Bindegewebsschwäche)
- Beingymnastik und isometrische Übungen wann immer möglich (Muskel-Venen-Pumpe)
- Beine mehrmals täglich und auch nachts hoch lagern (Entstauung)

- Rad fahren, Schwimmen bzw. andere Sportarten (Training der Bein- und Fußmuskulatur)
- Wechselduschen mit kaltem – warmem Wasser (Gefäßtraining)
- Übermäßige Sonnenbäder meiden (Gefäßerweiterung)
- Bequeme Schuhe tragen (Muskelpumpe)
- Stützstrümpfe tragen und morgens vor dem Aufstehen anziehen (Kompression fördert die Muskelpumpe)
- Rauchen einstellen
- Aufklärung bezüglich Medikamentengabe, z. B. Marcumar® (Verhalten bei Blutungen bzw. Verletzungen).

■ ***Die tiefe Bein- und Beckenvenenthrombose ist ein schweres Krankheitsbild, das mit erhöhter Gefahr einer Lungenembolie einhergeht.***

Je nach Gesundheitszustand, Rücksprache mit dem Hausarzt, Abklärung durch Kompressionsultraschalluntersuchung sowie gezielten Blutuntersuchungen (z. B. Gerinnungsstatus) und Kooperation des Patienten kann eine ambulante Behandlung mit niedermolekularem Heparin erfolgen.

8 Erkrankungen der Sinnesorgane

8.1 Hautkrankheiten

Da die Haut ein in ihrer Gesamtheit sichtbares Organ ist, nehmen die Hauterkrankungen für die Patienten eine Sonderstellung ein. Sie fühlen sich in ihrer Lebensqualität oft eingeschränkt, besonders wenn sich die Erkrankung im Gesicht oder an den Händen zeigt.

Problematik der Hauterkrankungen:

- Verminderte Akzeptanz in der Öffentlichkeit (Sauna, Freibad) durch sichtbare Krankheitszeichen
- Häufig langwierige Behandlungen mit ggf. langen Krankenhausaufenthalten und Fehlzeiten am Arbeitsplatz
- Langandauernde Belastungen wie z. B. Juckreiz, Kratzen und Schlafstörungen
- Eingeschränkte Berufswahl (Kellner, Metzger).

Folge können sein:

- Rückzug aus Scham vor Mitpatienten und Pflegepersonal
- Ängste (Dauer der Erkrankung, wird die Krankheit chronisch? Ist die Krankheit bösartig? Werde ich arbeitslos? Ist die Krankheit ansteckend? Behandlungsdauer?)
- Evtl. Aufbau von Aggressionen („Warum gerade ich?"), Kostensteigerung durch Mehrverbrauch von Wäsche, Kleidung, Reinigungs- und Pflegemitteln, Störung des Sexuallebens.

Eine wichtige Aufgabe des Pflegepersonals – neben der lokalen Behandlung – ist das Abbauen von Resignationen, das Verhindern eines Vertrauensverlustes zu Arzt und Pflegepersonal sowie die Motivation gegen Missmut und Hoffnungslosigkeit unter den Patienten. Als Hilfen dienen:

- Gespräche, Ernstnehmen der Sorgen, Verständnis zeigen
- Partnerschaftliches Umgehen mit den Patienten
- Diskretion
- Hervorheben der positiven Heilungserfolge der Haut.

■ ***Nur ein geringer Teil der Hautkrankheiten ist ansteckend.***

8.1.1 Lokaltherapeutika

Für die Lokaltherapie stehen als Ausgangs- und Grundmaterial Salben, Flüssigkeiten und Puder zur Verfügung. Aus verschiedenen Kombinationen entstehen:

- Cremes (aus Salbe und Flüssigkeit)
- Pasten (aus Salbe und Puder)
- Schüttelmixturen (aus Puder und Flüssigkeit).

Wirkungsweise der Grundstoffe

Während Salben erweichend wirken, haben Pasten, Puder, Schüttelmixturen und Flüssigkeiten meist austrocknende Wirkung. Pasten wirken auch noch in tieferen Hautschichten. Kühlend wirken Schüttelmixturen, Flüssigkeiten und Cremes. In die Grundsubstanz, die als Träger wirkt, kommt meist noch ein Medikament (z. B. Antibiotikum).

Lokaltherapeutika:

- Salben: Volonimat®, Terramycin®
- Cremes: Volonimat®, Refobacin®
- Puder: Dermatol®, Trypure Novo®
- Schüttelmixturen: Schwefelschüttelmixtur
- Lotionen: Zink, Rivanol-Zink®, Thesit-Zink®
- Paste: Zink

- Öl: Salizylöl
- Pflaster: Guttaplast® (60 % Salizylpflaster)
- Folien: Ultralan®

Werden luftdichte Folien eingesetzt, so spricht man von einem **Okklusivverband**. Mit diesem Verband soll die darunter liegende Haut erweicht und besser durchblutet werden, so dass das Medikament tiefer in die Hautschicht eindringen kann. Der Okklusivverband kann an einer kleinen Stelle oder an größeren Hautflächen angewendet werden. Diese Stellen am Körper sind mit geeigneten Verbandstoffen, wie zum Beispiel Kompressen, Schlauchverbänden o. Ä. zu bedecken, um den Folienverband zu schützen. Die Tragezeit eines Okklusivverbandes soll 3 Stunden nicht überschreiten. Ansonsten kann die Haut mazerieren und sich entzünden (Follikulitis).

Feuchte Umschläge

Bei vielen Hautkrankheiten kommen feuchte Umschläge zum Einsatz. Sie können z. B. mit Rivanol®, Kaliumpermanganat, Argentum nitricum (Silbernitrat) oder physiologischer Kochsalzlösung durchgeführt werden.

Prinzipien des feuchten Umschlages:

- Flüssigkeit muss verdunsten können (Gefahr von Wärmestau und Entzündungen)
- Immer feucht (nicht nass) halten.

■ ***Ein feuchter Hautprozess muss meist feucht behandelt werden.***

Gefärbte Flüssigkeiten können die gesamte Wäsche (Bett- und Patientenwäsche) verunreinigen. Flecken von Rivanollösung lassen sich nur schwierig, die von Silbernitratlösung nie mehr aus der Wäsche entfernen.

8.1.2 Ulcus cruris

Das Unterschenkelgeschwür (Ulcus cruris) und der Dekubitus III. Grades werden sinngemäß gleich behandelt. Die Behandlung erfolgt schrittweise.

Reinigung

Die Reinigung der Wunde erfolgt mit:

- Ringerlösung oder phys. NaCl-Lösung
- Enzymatischen Salben oder Puder bei Nekrosen
- Nekrosenabtragung durch den Arzt
- Ggf. Antibiotika.

Wundauflagen

- Hydrokolloide
- Hydrogele
- Alginate.

Beim venösen Ulcus cruris wird zusätzlich ein Kompressionsverband angelegt.

Um Schädigungen des neuen Granulationsgewebes vorzubeugen, sollte der Verband immer nur an der gesunden Seite aufgeschnitten und vorsichtig abgenommen werden. Bei der Lagerung des Beines dürfen keine Stauungs- oder Druckstellen entstehen.

8.2 Augenerkrankungen

Auch bei Augenerkrankungen soll das ganzheitliche Patientenbild im Vordergrund stehen. Zur Vorgehensweise müssen Informationen eingeholt werden über:

- Zeitlichen Rahmen der Erkrankung (vorübergehend, im zunehmenden Alter oder seit Geburt)
- Ausmaß der Erkrankung (vollständig oder teilweise erblindet)

- Abhängigkeit des Erkrankten
- Kommunikationsfähigkeit des schwer Sehbehinderten, Blinden
- Berufssituation und Lebensgewohnheiten des Kranken.

8.2.1 Umgang mit Sehbehinderten und Blinden

Um den Sehbehinderten und Blinden im Krankenhaus zu helfen, müssen ihm die wichtigsten Gegenstände und Situationen erklärt werden. Gegenstände sollten immer vom Erkrankten betastet werden können (Bett mit Verstellmöglichkeiten, Türen, Fenster, Telefon, Tisch, Toilette, Schrank). Ebenso wichtig ist die umfassende Information des Personals über die Situation des Sehbehinderten (Dokumentationssystem).

Hilfen für Sehbehinderte und Blinde

Für Sehbehinderte und Blinde sollte ein kleines Zimmer gewählt und die Mitpatienten vorgestellt werden. Im Zimmer muss auf eine immer gleiche Ordnung geachtet werden, da Blinde diese Ordnung zur Orientierung benötigen. Gegenstände werden immer an denselben Platz gestellt und dürfen nicht umplatziert werden. Besonderer Wert muss auf die ausführliche Information des Blinden über Pflegepersonal, Essen und Untersuchungen gelegt werden. Werden Speisen oder Getränke auf einem Tablett gereicht, so wird die Lage der verschiedenen Gegenstände nach dem Uhrzeigersinn beschrieben. Getränkegläser sind nie voll einzuschenken (max. $^3/_4$ voll). Auf heiße Speisen oder Getränke ist der Sehbehinderte gesondert aufmerksam zu machen.

Führtechniken

Um dem Blinden mehr Sicherheit zu geben, gibt es spezielle Richtlinien für das Begleiten.

Damit der Blinde sofort jede Richtungsänderung erspürt, lässt sich der Begleiter leicht am Oberarm greifen und geht etwas vor ihm. Beim Begehen einer Treppe geht die führende Person zum Schutz des Patienten eine Stufe voraus und signalisiert durch das Heben und Senken des Armes dem Blinden jede Stufe. Zum Absitzen auf einem Stuhl reicht es aus, wenn der Blinde die Stuhllehne ertastet.

■ ***Im Wege stehende Gegenstände, halb offene Türen und Fenster stellen für den Blinden eine große Unfallgefahr dar.***

8.2.2 Anwendung von Ophtalmika

Bei Medikamenten für die Anwendung am/im Auge ist auf äußerste Sauberkeit und Hygiene zu achten. Sie müssen vor jeder Anwendung auf Trübung, Flockenbildung o. Ä. untersucht werden. Um Verwechslungen auszuschließen, sollte jeder Patient seine eigenen Ophthalmika besitzen.

■ ***Immer nur mit frisch gewaschenen und gut gespülten Händen am Auge arbeiten. Desinfektionsmittelrückstände oder Nikotin am Finger verursachen brennende Schmerzen im Auge!***

Verabreichung von Augentropfen und Salben

Augentropfen sollten immer mindestens auf Zimmertemperatur erwärmt sein. Kalte Tropfen verursachen ein Zusammenziehen beider Augen und somit eine evtl. Sprengung der Augenwunde. Tropfen oder Salben können sitzend oder liegend eingebracht werden. Hierzu muss der Patient den Kopf leicht nach hinten beugen. Das Unterlid wird leicht und behutsam nach unten gezogen und ein Tropfen aus dem senkrecht gehaltenen Fläschchen aus kurzer Entfernung in die innere Hälfte des Bindehautsackes getropft. Der Patient schließt kurz das Auge. Ausfließende Rückstände werden mit einem sauberen Tupfer aufgesaugt. Zur Salbenapplikation reicht ein ca. 3 – 5 mm langer Salbenstrang. Hier wird beim Schließen des Auges leicht das Unterlid gehalten, sodass die Salbe nicht herausgepresst werden kann.

■ ***Am Auge immer erst Tropfen, dann die Salbe anwenden.***

8.2.3 Kontaktlinsen

Viele Patienten sind Kontaktlinsenträger. Jeder Patient wird hierzu bei der Aufnahme befragt. Während Brillen weithin sichtbar sind, könnten Kontaktlinsen leicht übersehen werden und verloren gehen.

Herausnehmen einer Kontaktlinse

Vor/bei jeder Manipulation am Auge sollte der Patient sich immer die Hände waschen bzw. Pflegepersonal Handschuhe tragen. Mit zwei Fingern werden die Lider geöffnet und die harte Kontaktlinse wird mit einem kleinen Sauger entfernt. Cave! Bei weichen Kontaktlinsen kann der Sauger die Kontaktlinse zerreißen. Weiche Linsen werden in der Regel mit den Fingern entfernt. Hierzu kann die Linse mittels zwei Fingern leicht an ihrem Rand zusammengedrückt werden.

Zur Reinigung wird die harte Linse in der Regel (Gebrauchsanweisung des Reinigungsmittels beachten) zwischen zwei Fingern mit einem speziellen Reinigungsmittel leicht eingerieben und nach der Reinigung mit Wasser nachgespült. Die Reinigung ist sehr wichtig, da verunreinigte Linsen Hornhautentzündungen und -schäden hervorrufen können. Anschließend werden die Linsen in die Aufbewahrungsbehälter verbracht und mit spezieller Konservierungsflüssigkeit aufgefüllt. Beim Einlegen der Linsen in die Aufbewahrungsschälchen dürfen die Seiten re./li. Auge nicht verwechselt werden.

■ ***Vor allem weiche Kontaktlinsen können durch Austrocknung zerstört werden.***

8.3 HNO-Krankheiten

Patienten mit einem Hörschaden oder dem Verlust des Kehlkopfes sind in ihrer Kommunikationsmöglichkeiten eingeschränkt und können sich der Umwelt oft nur schwer verständlich machen. Die Pflege bedarf hier viel Einfühlungsvermögen.

8.3.1 Epistaxis (Nasenbluten)

Zum Nasenbluten kann es durch Hypertonie, Gefäßverletzung oder durch Gerinnungsstörungen (Leberzirrhose, gerinnungshemmende Medikamente) kommen.

Pflegerische Erstmaßnahmen:

- Benachrichtigung des Arztes
- Aufsetzen des Patienten
- Kompression der Nasenflügel mit Daumen und Zeigefinger
- Auflegen einer Eispackung, auf Nacken und Stirn (gefäßverengende Wirkung)
- Puls- und Blutdruckkontrolle.

Nach Eintreffen des Arztes wird meist eine Tamponade aus Mull in die Nase eingelegt. Kommt die Blutung nicht zum Stehen kann ein Masing-Katheter zur Kompression der Blutungsquelle eingelegt werden. Der mit Wasser oder Luft gefüllte Masing-Katheter entspricht in seiner Wirkung der Linton-Nachlass-Sonde bzw. Sengstaken-Blakemore-Sonde (siehe hierzu Kapitel 4). Blutungen, die aus dem hinteren Nasenrachenraum erfolgen, können mit der Bellocq-Tamponade gestillt werden. Sie ist für den Patienten allerdings sehr unangenehm.

8.3.2 Parotis-Operation

Eine Parotidektomie (Entfernung der Ohrspeicheldrüse) erfolgt bei Karzinomen und anderen Tumoren. Bei Vereiterungen und Abszessbildungen werden häufig nur Teile der Ohrspeicheldrüse entfernt.

Beobachtung und Überwachung nach OP:

- Kontrolle der Drainagen (Minivac, Sog und Füllung)
- Miniredonflasche täglich wechseln, Menge dokumentieren
- Auf Symptome einer Fazialislähmung (evtl. Nervenschädigung während OP) achten (herabhängender Mundwinkel, ungenügender bis fehlender Lidschluss)
- 2 – 3 Tage nur weiche, breiige Kost, dann langsam aufbauend.

8.3.3 Tonsillektomie

Wegen der Gefahr des septischen Streuherdes (Endokarditis, Nephritis, Polyarthritis) bei rezidivierenden Infekten wird die Indikation zur Entfernung der Tonsillen (TE) relativ weit gestellt.

Postoperative Maßnahmen:

- Anlegen einer Eiskrawatte im vorderen Halsbereich zur Blutstillung und Schmerzlinderung
- Eis, kalte Getränke, Tee, langsam steigern mit weicher Kost
- Keine Getränke mit Kohlensäure, kein Koffein, kein Alkohol, kein Nikotin.

Bis zu 14 Tagen nach der Entlassung sollte der Patient nicht heiß duschen, keine Haare waschen, körperliche Anstrengungen vermeiden und auf Alkohol und Nikotin verzichten (Gefahr der Nachblutung).

Komplikationen:

Häufigste und gefährlichste Komplikation ist die Nachblutung. Da die Blutung zunächst meist unbemerkt in den hinteren Nasenrachenraum erfolgt, ist bei den ersten Anzeichen (RR-Abfall, Pulsanstieg, Patient spuckt größere Mengen von Blut aus) einer Nachblutung schnell zu handeln:

- Arzt benachrichtigen
- Patient in das Behandlungszimmer bringen
- Eiskrawatte anlegen
- Ggf. vor dem Eintreffen des Arztes vorsichtig absaugen
- Blutdruckkontrolle
- Material zum Umstechen vorbereiten (z. B. 5 ml Ugurol®, 5 ml Hostacain® und dazu zwei Tropfen Suprarenin® in einer Spritze aufziehen)
- Infusion vorbereiten.

8.3.4 Ösophagus-Fremdkörper

Häufig werden Fremdkörper (kleine Hähnchenknochen, Fischgräten) mit dem Essen verschluckt. Wenn sie sich in die Speiseröhre einhaken und verspießen, müssen sie endoskopisch entfernt werden.

Beschwerden der Patienten:

- Ggf. Atemnot
- Spasmen
- Schluckstörung
- Fremdkörpergefühl
- Evtl. allgemeine Zeichen einer beginnenden Infektion.

Wegen der Gefahr der Perforation mit anschließender Mediastinitis wird vor und nach der Fremdkörperentfernung eine rektale Temperaturmessung durchgeführt. Bis zur endgültigen Diagnose (in der Regel durch Gastrographinbreischluck) muss der Patient nüchtern bleiben.

8.3.5 Trachealkanüle

Bei akuten Atemwegsbehinderungen (Insektenstich im Hals- und Mundhöhlenbereich, Stimmbandlähmung) und einigen langwierigen Krankheiten (Tumoren, Atemlähmungen durch Schädel-Hirn-Traumen, Tetanus) kann die Notwendigkeit einer vorübergehenden oder dauerhaften Tracheotomie bestehen. Hierbei wird direkt unterhalb des Kehlkopfes ein chirurgischer Zugang zur Trachea angelegt und ein Tubus (Trachealkanüle) zur Beatmung eingelegt.

Kanülenarten

Für jede Anwendung gibt es spezielle Kanülen. Die Rügheimer-Kanüle wird nach Operationen als Erstkanüle eingesetzt. Sie bietet die Möglichkeit zur Blockung (Verhinderung einer Nachblutung). Als zweite Kanüle nach der Operation wird die Metallkanüle aus Silber eingesetzt, die mit ihrer herausnehmbaren Innenkanüle optimale Reinigungsmöglichkeiten ergibt. Silber ist sehr gut verträglich und verursacht wenig Allergien. Bei Metallunverträglichkeit und vor Bestrahlung werden Plastikkanülen eingesetzt. Die Hummerschwanzkanüle ist eine lange Kanüle mit flexiblem Anteil und wird bei tief liegenden Tumoren angewendet. Langzeitpatienten (z. B. nach Laryngektomie) brauchen eine lange Gewöhnungszeit an die Besonderheiten einer Trachealkanüle.

Besonderheiten bei der Pflege eines Tracheotomierten:

- Aufzeigen der verschiedenen Möglichkeiten zur Artikulation (Symboltafeln, Schreibutensilien usw.)
- Ernährung am Anfang über eine Magensonde
- Regelmäßiges Absaugen (auch Mund und Nase)
- Anfeuchten und Anwärmen der Atemluft
- Innenkanüle 2 x tägl. reinigen (immer mit steriler Flüssigkeit nachspülen und sterilem Tuch abtrocknen)
- Täglicher Kanülenwechsel durch den Arzt
- Patienten aufmuntern, auf Selbsthilfegruppen hinweisen
- Anleitung zur Selbstversorgung mit der Kanüle.

■ ***Bei Blutungsgefahr Rügheimer-Kanüle und Material zur Unterbindung bzw. Unterspritzung bereitlegen.***

Reinigung und Aufbereitung der Silberkanüle:

- Hände desinfizieren und Einmalhandschuhe anlegen
- Gefäß mit Desinfektionslösung bereitstellen, Kanüle einlegen, Einwirkzeit beachten
- Mundschutz anlegen, mit Bürste gründlich reinigen
- Unter fließendem Leitungswasser gründlich nachspülen, sauber ablegen und trocknen
- Kanülenfixierband an beiden Seiten der Kanüle befestigen
- Innen- und Außenteil getrennt lassen, Kanüle einschweißen, sterilisieren lassen
- Kanüle einmal monatlich mit Zahnpasta reinigen (beseitigt Beläge).

8.3.6 Operationen am Ohr

Tympanoplastik

Hier werden Defekte am Trommelfell oder den Gehörknöchelchen beseitigt. Es findet eine Verbesserung der Schallleitung statt.

Zur speziellen Operationsvorbereitung gehört u. a. die zweifingerbreite Rasur hinter dem Ohr. In das Ohr muss ein Streifen mit Antibiotika eingelegt werden. Nach der Operation bekommt der Patient einen Druckverband (Standard). Dieser wird in der Regel am Abend wieder entfernt und durch eine Ohrklappe ersetzt. Am 6. postoperativen Tag werden der Verband und die Fäden entfernt.

Stapesplastik

Bei einer Otosklerose können die Gehörknöchelchen wieder gangbar gemacht werden oder durch eine Plastik (Stapedektomie) ersetzt werden. Neben der normalen OP-Vorbereitung wird ein Ohrstreifen ein- und AT-Strümpfe angelegt.

Postoperative Pflege:

- Bettruhe für 3 Tage
- Flache Lagerung
- Evtl. Heparingabe.

Der Kopf wird zwischen zwei Sandsäcken gelagert und darf nicht bewegt werden. Bei einer Bewegung könnte der Steigbügel abrutschen und damit den Operationserfolg in Frage stellen.

■ ***Nach der Stapesplastik sollte der Patient Husten, Schneuzen oder Niesen vermeiden.***

Morbus Menière und Hörsturz

Die Erkrankung wird durch eine Minderdurchblutung des Innenohres oder eine Schädigung des Hörnerven (N. acusticus = VIII. Hirnnerv) hervorgerufen.

Symptome des Hörsturzes:

- Plötzlicher Hörverlust
- Auftreten von Ohrgeräuschen (Tinnitus).

Symptome des M. Menière:

- Schwindel, Übelkeit, Erbrechen
- Hörverlust
- Tinnitus
- Nystagmus (Augenzittern).

Die pflegerischen Aufgaben bei den Erkrankungen liegen insbesondere in der exakten Überwachung der Infusionstherapie (Laufzeit meist 4 – 6 Stunden) mit durchblutungsfördernden Mitteln.

9 Neurologische Erkrankungen

9.1 Hemiplegie

Die Apoplexie (Schlaganfall, Hirnschlag) wird durch eine plötzliche Durchblutungsstörung bestimmter Gehirnbezirke ausgelöst. Man unterscheidet zwei Formen des Apoplex: Beim „unblutigen Schlaganfall" führt eine Thrombose bzw. Embolie zum Verschluss eines meist arteriosklerotisch vorgeschädigten Hirngefäßes und damit zur Minderdurchblutung. Beim „blutigen Schlaganfall" – ebenfalls meist auf dem Boden einer Arteriosklerose – kommt es durch das Zerreißen eines Blutgefäßes zu einer Hirnblutung.

Wie bei allen Krankheiten können die Pflegeprobleme in akute und potentielle (drohende) Probleme eingeteilt werden.

Akute, sichtbare Probleme:

- Motorische Lähmung einer Körperhälfte (zunächst schlaff, im Verlauf entwickelt sich oft eine Spastik)
- Stereotypes Haltungs- und Bewegungsbild (geneigter Kopf, Augen zeigen zur gelähmten Seite)
- Immobilität, Gleichgewichtsstörung
- Zerebrale Faszialislähmung (herabhängender Mundwinkel, Speichelfluss, „Tabakblasen", Schwierigkeiten beim Essen)
- Bewusstseinsstörungen, bis hin zum Koma
- Aphasie (sensorisch und/oder motorisch) und Agraphie (Unvermögen zu Schreiben)
- Gesichtsfeldstörungen an der betroffenen Seite, Raumorientierungsverlust
- Oberflächen- und Tiefensensibilitätsverlust (Patient vergisst die kranke Seite)
- Evtl. Stuhl- und Harninkontinenz
- Evtl. Wesensveränderungen
- Gefühlsschwankungen, Angst (Tendenz zur Depression)
- Antriebslosigkeit, Konzentrations- und Gedächtnisschwäche.

Die durchzuführenden Prophylaxen sollen die drohenden Komplikationen vermeiden helfen. Das Krankheitsbild fordert den Einsatz aller zur Verfügung stehenden prophylaktischen Maßnahmen.

9.1.1 Stroke-Unit

Stroke-Units erreichen durch besonderen Personal- und Materialeinsatz sowie eines speziellen Notfallmanagements die Senkung der Mortalität bei Apoplexie und TIA um bis zu 30–35 %. Sie verbessern auch die Selbständigkeit der Patienten. Die besten Erfolge werden erzielt, wenn die Behandlung in einem Zeitfenster von 4–6 Stunden nach Auftreten der ersten Symptome eingeleitet wird. Die Rehabilitation beginnt somit sofort am Tag der Aufnahme. Die materielle Ausstattung einer Stroke-Unit sollte pro Bett beinhalten:

- Monitor (Puls, Blutdruck, EKG, Sauerstoffsättigungsüberwachung)
- Rollstuhl
- Spezialbesteck.

9.1.2 Pflegemaßnahmen

Pflegekonzept nach Bobath

Oberstes Ziel beim Apoplexpatienten ist die Bewusstmachung der gelähmten Körperhälfte. Einfache Regeln helfen ihm, die gelähmte Seite bewusst zu machen:

- Patienten immer von der gelähmten Seite her ansprechen
- Nachttisch und Besucher auf die gelähmte Seite platzieren

- Pflegeverrichtungen von der gelähmten Seite aus durchführen
- Patienten immer auffordern, die Bewegungen, die er selbst ausführen oder wieder erlernen kann, zu kontrollieren.

Körperpflege

Die Ganzkörperwaschung steht in Verbindung mit der Mobilität des Patienten und muss seinem Zustand angepasst werden. Sie sollte sobald wie möglich am Waschbecken, im Rollstuhl oder Nachtstuhl stattfinden. Bei allen Verrichtungen ist der stehende Patient von seiner Lähmung abzulenken. Man kann den Patienten dazu in den Spiegel blicken lassen. Zur Vorbereitung soll der Patient das Wasser selbst einlaufen lassen. Beim Waschen „vergessen" die Patienten meist die gelähmte Seite. Die Mundpflege wird immer vor dem Waschen und Ankleiden durchgeführt. Das Pflegepersonal muss hier besonders auf die gründliche Reinigung der betroffenen Mundseite achten. Die Nagel- und Haarpflege muss auch hier vom Pflegepersonal übernommen werden (Verletzungsgefahr). Man sollte dem Patienten früh ermöglichen, normale Kleidung zu tragen. Beim Anziehen wird immer erst die kranke, dann die gesunde Seite angezogen. Bei Patienten mit Cystofix sollte so früh wie möglich mit Blasentraining begonnen werden.

Prophylaxen

Die Prophylaxen werden in der Regel dem Zustand des Patienten angepasst. Folgendes Schema kann durchgeführt werden:

- *Dekubitusprophylaxe*: 2-stdl. umlagern, Hohllagerung, Lagerungshilfsmittel, Hautschutz, Mobilisation
- *Kontrakturenprophylaxe*: Lagerung, Mobilisation, Bewegungsübungen
- *Pneumonieprophylaxe*: Atemübungen, Mobilisation
- *Soor- und Parotitisprophylaxe*: Mundpflege, Kieferkontrollgriff
- *Intertrigoprophylaxe*: gründliche Waschung, gute Trocknung, Leinenläppchen einlegen
- *Obstipationsprophylaxe*: ballaststoffreiche Kost, reichlich Flüssigkeit, ausreichende Bewegung.

Des Weiteren umfasst die Pflege die Überwachung von Vitalzeichen, Bewusstsein, Temperatur sowie die Durchführung intensivpflegerischer Maßnahmen mit Überwachung von Infusionstherapie und Ausscheidung. Das Legen und Überwachen der Ernährungssonde, die Sondenernährung sowie die Vorbereitung und Assistenz ärztlicher Verrichtungen, wie z. B. Lumbalpunktion, sind Bereiche der Behandlungspflege. Bei fehlendem Lidschluss erfolgt meist eine Applikation von Augensalbe, um Binde- und Hornhaut vor Austrocknung zu schützen.

Angepasste Ernährung

Die angepasste Ernährung dient der Behandlung von Mund- und Schluckproblemen. Hierzu tragen folgende Aktivitäten bei:

- Möglichst bald normale Nahrungsaufnahme
- Häufig festes Essen, nicht immer Brei bzw. passierte Kost
- Normale Sitzhaltung zum Essen (auf Stuhl am Tisch)
- Physio- und Ergotherapie.

Mit regelmäßigen Gewichtskontrollen wird das Erreichen des Zielgewichtes überprüft. Ebenso wichtig ist eine möglichst schnelle Normalisierung der Blasen-Darm-Tätigkeit. Dauerkatheter sollten so früh wie möglich entfernt werden, der Rhythmus der Blasen- und Darmentleerung sollte eingehalten bzw. neu erlernt werden.

Mobilisationsphasen

- Mobilisationsphase 0 (Bettruhe)
- Mobilisationsphase 1 (sitzen am Bettrand, kurzer Transfer aus dem Bett)
- Mobilisationsphase 2 (einüben von Sitz- und Standfestigkeit)
- Mobilisationsphase 3 (laufen, Patienten ist weitgehend selbständig).

Aktivitäten im Bett

Schon im Bett kann mit der Mobilisation begonnen werden.

Becken anheben:

- Pflegeperson steht auf der gelähmten Seite des Patienten
- Abwinkeln und Fixieren des gelähmten Fußes, Hilfe am gelähmten Knie
- Patient hebt Becken an.

Drehen auf die gesunde Seite:

- Pflegeperson steht auf der gesunden Seite
- Patient verschränkt die Finger (wie zum Gebet) und streckt die Hände
- Pflegekraft führt das gelähmte Bein heran
- Patient dreht sich selbst um.

Drehen auf die gelähmte Seite:

- Pflegekraft steht auf gelähmter Seite, legt dort den Arm seitlich an, unterstützt die Schulter und knickt das Bein ein
- Patient dreht sich allein, Pflegeperson „bremst" am Becken.

Die 30°-Lagerung des Patienten im Bett sollte immer auch auf der gelähmten Seite erfolgen, da hier die Sensibilität durch den Auflagedruck gefördert wird und die gesunde Seite für Aktivitäten frei ist. Hierbei muss die Lagerung jedoch besonders sorgfältig ausgeführt werden, da der Patient nicht spürt, wenn er z. B. auf einer Unebenheit im Bett liegt.

Transfer

Beim Transfer von Patienten werden häufig schwer wiegende Fehler gemacht und die Wirbelsäule des Pflegenden und des Patienten auf das Äußerste beansprucht. Viele Rückenleiden beim Pflegepersonal basieren auf falscher Handhabung der Mobilisation. Im Folgenden finden sich praktikable Vorgehensweisen zum Patiententransfer.

Zum Stuhl:

- Über die gelähmte Seite, mit wenig Aktivität des Patienten
- Pflegekraft schient den gelähmten Arm mit dem eigenen Arm, fasst mit beiden Armen auf Höhe der Schultern den Patienten am Rücken
- Patient beugt sich vor, Pflegekraft fixiert mit den Knien das gelähmte Bein (oder beide)
- Patient streckt leicht die Beine, Pflegeperson schwenkt den Patienten auf den Stuhl.

Zum Stehen:

- Prinzipieller Ablauf wie oben
- Pflegeperson hält am Becken, fixiert wie oben die Beine
- Patient streckt die Beine zum Stehen durch, Pflegekraft unterstützt am Becken.

Zum Gehen:

- Vorrausetzung: Schuhe mit gutem Sitz
- Aufstehen wie oben
- Führung immer an gelähmter Seite, in der Regel ohne Stock (in Absprache mit KG).

Abliegen über hemiplegische Seite:

- Patient sitzt am Bett
- Pflegepersonal steht auf gelähmter Seite, unterstützt die gelähmte Schulter und hilft, das gelähmte Bein über die Bettkante zu bringen (Anfassen am Knie)
- Patient stützt sich mit dem gesunden Arm ab.

Kau- und Schlucktraining

Vor dem Kau- und Schlucktraining muss eine Beurteilung des Momentanzustandes durchgeführt werden, um festzustellen, wo Schwachpunkte bei der Nahrungsaufnahme liegen, z. B. Lippen, Kiefer (Schluss und Beweglichkeit), Zunge (Beweglichkeit).

Allgemeine Grundsätze:

- Erst verbale Aufforderung geben, Erklärungen kurz und prägnant halten
- Ggf. eigene Demonstration, um Ängste und Unsicherheit des Patienten abzubauen
- Nachahmen lassen, zur Eigenkontrolle des Patienten einen Spiegel verwenden
- Rücken und beide Körperhälften gerade richten, Schultern leicht nach vorne beugen, Hüfte in Beugung
- Extremitäten fixieren (Arme auf den Tisch, Füße auf den Boden)
- Kopf leicht nach vorne beugen lassen
- Mehrmals täglich wiederholen lassen.

Kieferkontrollgriff

Mit dem Kieferkontrollgriff soll eine lockere Mundöffnung und ein weicher Kieferschluss erreicht werden.

Kieferkontrolle von vorne:

- Zeigefinger bis ca. Jochbein anlegen
- Daumen unter die Lippen
- Mittelfinger unter das Kinn.

Kieferkontrolle von hinten:

- Hand unter das Kinn führen
- Daumen liegt, stützt das Jochbein ab
- Zeigefinger unterhalb der Unterlippe, hält das Kinn
- Mittelfinger übt konstanten Druck auf den Mundboden aus.

Mit dem Kieferkontrollgriff kann nun die Kau- und Schluckaktion des Patienten unterstützt werden.

9.2 Morbus Parkinson

Ursache des M. Parkinson („Schüttellähmung") ist ein Ausfall des dopaminergen Systems mit Überwiegen des cholinergen Systems im zentralen Nervensystem. Folge ist die klassische Symptomtrias aus Akinesie (Bewegungsarmut), Rigor (Tonuserhöhung der Muskulatur) und Tremor (Zittern).

Klinische Symptome:

- Bewegungsarmut, kleinschrittiger und schlurfender Gang
- Verarmung der mimischen Muskulatur (Maskengesicht), Salbengesicht (erhöhte Sekretion von Talg- und Schweißdrüsen)
- Zahnradartiges Gefühl beim „Durchbewegen" der Gelenke
- Feinschlägiges Zittern bes. in den Fingern („Pillendrehen")
- Vegetative Symptome (Obstipation, Schluckstörungen, vermehrter Speichelfluss)
- Psychische Veränderungen (Depressionen, Verlangsamung).

Körperpflege

Die Körperpflege ist durch Akinese, Tremor und Rigor erschwert. Sie muss durch das vermehrte, vegetativ bedingte vermehrte Schwitzen häufig durchgeführt werden.

Maßnahmen:

- Bei Bedarf Teilkörperwaschung wiederholen
- Häufiger und regelmäßiger Wäschewechsel
- Anwendung von Antitranspirantien (Körpergeruch)
- Evtl. Unterstützung beim Waschen (Rückenwaschung).

Nahrungsaufnahme

Durch die vegetative Schluckstörung verbleiben Speisereste im Mund, der Speichelfluss nimmt zu. Es entstehen Probleme bei der Medikamenteneinnahme. Die Feinmotorik ist gehemmt, die manuelle Geschicklichkeit nimmt ab.

Maßnahmen:

- Schlucktraining
- Häufige Mundpflege
- Essen und Trinken in erreichbare Nähe stellen, feste Nahrung vorbereiten (ggf. zerschneiden)
- Genügend Zeit zum Essen lassen (einplanen!)
- Häufige, kleine Mahlzeiten (Essen wird nicht so schnell kalt, evtl. Einsatz von Wärmeteller u. Ä.)
- Reichlich Flüssigkeit zum Trinken anbieten.

Ausscheidung

Durch neurogene Störungen der Blaseninnervation besteht häufig Harninkontinenz. Harnverhalt und Obstipation können durch mangelnde Bewegung und als Nebenwirkung von Medikamenten auftreten.

Maßnahmen:

- Blasentraining
- Patienten ein Zimmer in der Nähe der Toilette zuweisen
- Ballaststoffreiche Kost (Leinsamen, Backpflaumen usw.)
- Warme Wickel (wirken entspannend und entkrampfend)
- Evtl. Klysma.

Kommunikation

Der Patient im Spätstadium ist, da die Mimik und Gestik eingeschränkt sind, durch die erschwerte Artikulation häufig nicht zu verstehen.

Maßnahmen:

- Patienten Zeit lassen, sich auszudrücken
- Aktives Zuhören.

Partnerschaft

Der Patient wirkt verlangsamt und erweckt so den Eindruck einer geistigen Behinderung. Er kann daher seine Gefühle nur sehr schwer ausdrücken.

Maßnahmen:

- Behutsame und lückenlose Aufklärung des Partners und der Familie des Patienten, z. B. ist die Sexualität ist nicht eingeschränkt, aber eine Schwangerschaft wegen der meist bestehenden Medikation kontraindiziert.

Umwelt

Parkinson-Patienten leiden erheblich unter den Folgen der Erkrankung und der zunehmenden Isolierung von der Umwelt.

Maßnahme:

- Einfühlsame Pflege.

■ ***Die Pflege des neurologischen Patienten beinhaltet die aktivierende Pflege, die es dem Patienten ermöglichen soll, trotz Behinderungen sich weitgehend selbst zu versorgen.***

9.3 Epilepsie

Epilepsie (Anfallsleiden) ist ein anfallsweises Auftreten unkoordinierter Entladungen von Nervenzellen, die sich in kurzdauernden Bewusstseinsstörungen bis hin zum tonisch klonischen Krampfanfall (Grand-mal) äußern kann.

Da die Epilepsie von vielen Laien fälschlicherweise als Geisteskrankheit oder geistige Behinderung angesehen wird, versuchen Betroffene häufig die nach außen hin nicht sichtbare Erkrankung zu verheimlichen. Durch ihre Angst vor einem plötzlich auftretenden Anfall ziehen sie sich häufig aus der Öffentlichkeit zurück.

Berufliche Schwierigkeiten bestehen bei 25 % der Erkrankten. Dies sind vor allem Patienten mit gehäuften großen Anfällen. Probleme bereitet der Übergang von Schule in das Berufsleben: Eine schon bestehende Epilepsie kann sich verschlechtern und gefährdet so den Arbeitsplatz. Patienten mit Epilepsie sind auch in ihrer Mobilität, Freizeitgestaltung und Freizeitaktivitäten (Führerschein, Hochleistungssport, Sport an Geräten, Schwimmen) eingeschränkt.

Epilepsie-Kranke im stationärem Bereich

Bei Patienten, die wegen des Krankheitsbildes Epilepsie eingewiesen wurden, soll durch Schaffung einer risikoarmen Umgebung Unfällen und Verletzungen vorgebeugt werden. Scharfkantige Gegenstände müssen entfernt, gepolsterte Seitengitter angebracht werden. Die Ernährung sollte, zwecks Vermeidung eines Hirnödems kochsalz- und flüssigkeitsarm sein. Nikotin, Alkohol und Kaffee sind zu meiden. Antiepileptisch wirkende Medikamente verursachen oft Wechselwirkungen mit anderen Medikamenten, daher immer sorgfältig den Beipackzettel lesen und auf regelmäßige Medikamenteneinnahme achten. Dies ist insbesondere vor Operationen zu beachten.

9.3.1 Akuter Anfall

Der Patient ist beim Anfall so gut es geht zu schützen. Er darf nicht festgehalten oder ins Bett zurückgezwungen werden. Es ist dafür Sorge zu tragen, dass keine Verletzungen beim Sturz auftreten können. Er ist flach und mit Decken unter dem Kopf zu lagern. Wegen der Aspirationsgefahr nach dem Anfall wird der Patient in die stabile Seitenlage gebracht und sein Kopf tief gelagert. Da unkontrolliertes Einkoten bzw. Harnabgang erfolgen kann, muss der Patient nach dem Anfall evtl. gewaschen werden. Nachfolgende Symptome und Begleiterscheinungen sind gewissenhaft zu dokumentieren:

- Vorboten, Aura
- Initialschrei
- Bewusstseinslage
- Pupillenreaktion seitengleich?
- Tonisch und/oder klonische Krämpfe, Beginn der Krämpfe
- Atemstörung und Zyanose
- Schaumbildung
- Stuhl- und Urinabgang
- Zungenbiss.

Erstmaßnahmen:

- Arzt verständigen
- Ggf. Medikamente vorbereiten

■ ***Ein Grand Mal (großer Krampfanfall) sieht zwar bedrohlich aus, ist aber in der Regel nicht lebensgefährlich.***

9.3.2 Allgemeine Verhaltensregeln

Jeder Kranke und seine Angehörigen sollten mit den Empfehlungen für Epilepsie-Kranke vertraut sein.

Verhaltensregeln:

- Geordnete Lebensführung (feststehender Tagesablauf, keine Wechselschicht, feste Ruhezeiten, genügend Schlaf)
- Absolute Alkoholkarenz, Nikotin und Kaffee eingeschränkt
- Sicherheit und Geborgenheit in der Umgebung
- Kontakt zu Selbsthilfegruppen
- Normale sportliche Betätigung
- Leistungssport ist kontraindiziert
- Überwachung der regelmäßigen Medikamenteneinnahme (Medikamente stellen die Hauptsäule der Behandlung dar)
- Nebenwirkungen beachten (z. B. Schläfrigkeit, Schwindel, Ataxie)
- Wissen, dass bei Gravidität vermehrt mit Anfällen zu rechnen ist
- Regelmäßiger Arztbesuch (neurologischer Status, EEG-Kontrollen, Blutspiegelkontrollen von Medikamenten).

Epilepsiekranke können die Erlaubnis zum Führen eines Autos erhalten, wenn zwei Jahre keine Anfälle aufgetreten sind und das EEG keine pathologischen Anzeichen aufweist. Aufgrund der starken Nebenwirkungen der Medikamente sollen Epilepsiekranke keine Berufe wie Berufskraftfahrer, Bademeister, Feuerwehrmann, Maschinenführer, Arbeiten an Hochöfen usw. (gefahrgeneigte Tätigkeiten) ausüben. Durch die regelmäßige Einnahme von Medikamenten sind 50 – 60 % aller Epilepsiekranken anfallsfrei.

9.4 Querschnittslähmung

Die Querschnittslähmung (Paraplegie, Tetraplegie) tritt bei Verletzungen (Unfall) oder Erkrankungen (Tumor) des Rückenmarks auf. Während bei der Hemiplegie nur eine halbe Seite des Körpers betroffen ist, kommt es bei der Querschnittslähmung zum teilweisen bzw. totalen Ausfall der Funktionen unterhalb der Verletzungsstelle.

9.4.1 Ausmaß der Querschnittslähmung

Unterste Abschnitte des Wirbelkanals (L2 – S4):

- Nur geringfügige Störung der Gefühlsempfindung und der motorischen Funktion der unteren Gliedmaßen
- Schwere Beeinträchtigung der Blasen-, Darm- und Sexualfunktion.

Brustmarkverletzung (Th2 – L1 Paraplegie):

- Lähmung von Brustmitte oder Nabelhöhe nach abwärts
- Komplette Parese der Beine (Paraplegie).

Schäden im Halsbereich (C5 – Th1) Tetraplegie:

- Lähmung der Arme und Beine (Tetraplegie, Tetraparese).

Oberer Abschnitt des Halsmarkes (C2 – C4) Tetraplegie:

- Zusätzlich zur Tetraplegie teilweiser oder vollständiger Ausfall der Zwerchfellatmung (lebensbedrohlich).

9.4.2 Pflegerische Besonderheiten

Bei Wirbelsäulenverletzungen ohne operativen Eingriff (Stabilisation der Wirbelkörper) dauern die Bettruhe und die regelmäßigen Lagerungswechsel in der Regel 4 Wochen.

Wichtige Maßnahmen:

- Regelmäßige Lagerung (ausschließlich Rückenlage bei HWS-Verletzungen) und Umlagerungen (z. B. im Blockbett, Elektrobett)
- Entlastung der HWS-Fraktur, z. B. mittels Crutchfield-Klemme (Extension)

- Ruhigstellung der Fraktur (komprimierte oder luxierte Wirbel werden aufgerichtet)
- Verhinderung von Dekubitus
- Kreislauftraining, Thromboseprophylaxe
- Pneumonieprophylaxe (Vermeidung atelektatischer Prozesse)
- Kontrakturenprophylaxe (Verhinderung von Gelenkfehlstellungen).

Die zunächst notwendigen Einmalkatheterisierungen bei Querschnittslähmungen werden zunehmend durch Blasentraining (Klopftraining) abgelöst. Neben dem Blasentraining erfolgt Darmtraining.

Blasentraining

Das Blasentraining erfolgt durch rhythmisches Beklopfen der Harnblase. Dazu werden Zeige- bis Ringfinger zusammengepresst. Das leichte, rhythmische Klopfen mit den Fingerkuppen über der Symphyse wird bis zur spontanen Blasenentleerung durchgeführt. Der Erfolg des Blasentrainings ist von der Regelmäßigkeit der Durchführung abhängig.

Beispiel eines Zeitplanes:

- 7^{00} Uhr: 300 – 500 ml Flüssigkeit
- 7^{15} Uhr: Blasentraining
- 11^{00} Uhr: 300 – 500 ml Flüssigkeit
- 11^{15} Uhr: Blasentraining

zwischenzeitlich wiederholtes Blasentraining

- 17^{00} Uhr: letzte große Flüssigkeitszufuhr
- 17^{15} Uhr: Blasentraining
- 22^{30} Uhr: Blasentraining ohne Flüssigkeit.

Das Blasentraining kann bei querschnittsgelähmten Patienten auch durch den Einsatz der Bauchpresse und/oder Kompression der Blase durch den Handballen unterstützt werden.

9.4.3 Rehabilitation

Zur Rehabilitation sind die Angehörigen mit in die Pflege einzubeziehen. Dies erleichtert die Eingliederung in die Familie. Weitere Punkte zur Rehabilitation sind:

- Finanzielle Hilfen abklären (gesetzliche Möglichkeiten, soziale Hilfen)
- Umbau der Wohnung (behindertengerecht)
- Möglichkeiten der Freizeitgestaltung aufzeigen (Gruppen, Sport, Spiel, Kino, Theater)
- Wiedereingliederung ins öffentliche Leben
- Individuelle Beratung an öffentlichen Stellen
- Möglichkeiten der Umschulung in Berufsbildungswerken
- Für Kinder geeignete Schul- und Berufsausbildung
- Hilfen bei der Arbeitsplatzfindung
- Ggf. Behindertenwerkstatt.

9.5 Multiple Sklerose

Die Multiple Sklerose (MS) ist eine Erkrankung des Nervensystems. Ihre Ursache ist bis heute noch nicht genau bekannt (diskutiert wird eine Virusinfektion bzw. eine Autoimmunerkrankung). Die Krankheit verläuft schubweise, die Ausprägung reicht von leichten Taubheits-, oder Spannungsgefühlen und Parästhesien bis zur totalen Lähmung.

Die Pflege unterstützt die Aktivitäten der anderen therapeutischen Gruppen.

Gangstörungen

Die Gangstörungen bei der MS reichen von der leichten Störung der Bewegungskoordination über zunehmende Gangunsicherheit bis zur totalen Immobilisation und damit Bettlägerigkeit. Hier helfen:

- Gehübungen
- Einsatz von Gehhilfen
- Evtl. Rollstuhl.

Tremor

Durch den Tremor der Hände (Zielwackeln) ist u.a. die Nahrungsaufnahme erschwert. Wichtige Maßnahmen sind:

- Medikamente gegen den Tremor ca. 1 Stunde vor dem Essen einnehmen lassen
- Essenstisch im Niveau hochstellen, damit beide Arme aufliegen können (evtl. Ellenbogen auf Sandsäckchen)
- Individuell angepasstes Besteck (Verstärkung der Grifffläche) einsetzen
- Teller mit hohem Rand, gesichert mit Antirutschunterlage
- Nackenstütze für Rollstuhlfahrer.

Passives Durchbewegen

Nachfolgende Punkte müssen bei allen Aktivitäten uneingeschränkt beachtet werden.

- Es darf nie schmerzen
- Immer erst die großen Gelenke mobilisieren
- Spastische Patienten nie bei Rückenlage am Bettbügel fassen und hochziehen lassen (fördert das Einschießen der Spastik in die Beine)
- Täglich Bewegungsübungen mit den betroffenen Gliedern
- Alle Gelenke in der normalen Funktion bewegen
- Bewegungen behutsam ohne Schmerzen durchführen.

10 Störungen der Ausscheidungsfunktionen

10.1 Erkrankungen des Magen-Darm-Traktes

Bei Störungen des Magen-Darm-Traktes (MDT) können viele, häufig zunächst unspezifische Symptome auftreten. Die klinische Ausprägung hängt von der Lokalisation und Art der Störung ab.

Typische klinische Symptome bei Erkrankungen des MDT:

- Dysphagie, Schluckbeschwerden (Passagehemmung geschluckter Speisen) bei Ösophaguskarzinomen, Divertikeln, Fremdkörper od.Ösophagusentzündungen
- Nüchternschmerz bei Ulcus duodeni
- Sodbrennen bei Refluxösophagitis
- Erbrechen bei Magenulkus, Ileus, Gastritis
- Regurgitation (Rückwürgen, Aufstoßen bis Erbrechen) bei Kardiainsuffizienz, Stenosen, Ileus
- Obstipation (Verstopfung) bei Fehlernährung, psychischer Belastung
- Akute Diarrhoe (Infektion, Intoxikation, Medikamente)
- Chronische Diarrhoe (Colitis ulcerosa, Morbus Crohn)
- Kolikartige Schmerzen bei Stenosen, mechanischem Ileus, Tumoren
- Meteorismus, Blähungen (Verzehr großer Mengen an Milchprodukten, Gärungs- und Fäulnisdyspepsien).

Pathologische Beimengungen im Stuhl können bereits erste Hinweise auf die vorliegende Erkrankung geben:

- Blut und Eiter (z. B. bei Colitis ulcerosa, TU, Ulcus u. a.)
- Okkultes Blut (kleine Läsionen der Darmschleimhaut, z. B. bei Tumoren) nachweisbar durch entsprechende Tests (Hemofec®)
- Helles Blut (Hämorrhoidenblutung)
- Dunkles Blut (Ulcus ventriculi et duodeni)
- Würmer (Spul-, Bandwurm).

10.1.1 Stomatitis

Die Entzündung der Mundschleimhaut wird häufig durch schlecht sitzende Zahnprothesen, Vitaminmangel, schlechte Mundhygiene oder, seltener, durch Vergiftungen hervorgerufen. Die Patienten klagen über Schmerzen und verweigern meist die Nahrungsaufnahme.

Pflegerische Maßnahmen:

- Spülungen mit lauwarmem Kamillentee oder 3 %-igem Wasserstoffsuperoxyd (evtl. verdünnt mit Aqua dest. 1:5 bis 1:10) bzw. nur leicht gefärbten Salbeitee
- Auf Anordnung des Arztes Gurgelmittel (z. B. Hexoral® flüssig)
- Reizlose, breiförmige, vitaminreiche Kost
- Keine scharfen Gewürze.

■ ***Bei besonders hartnäckigen Fällen von Stomatitis sollte eine Ernährungssonde zur Schonung der Schleimhaut gelegt oder i.v. ernährt werden.***

10.1.2 Pharyngitis

Eine Entzündung des Rachenraumes findet sich als Symptom bei vielen Infektionskrankheiten, häufiger jedoch bei Patienten mit hohem Nikotin- und/oder Alkoholkonsum. Sie ist auch eine häufige Nebenwirkung bei Zytostatikatherapie. Die Erkrankung geht mit andauerndem Hustenreiz, Brennen und Trockenheit im Hals und Rachen einher.

Pflegerische und Behandlungsmaßnahmen:

- Alkohol- und Nikotinverzicht
- Wasserdampfinhalationen (evtl. mit Kamille)
- Spülungen (Gurgeln) mit Salbeitee
- Pinselungen mit Lugol'scher Lösung (jeden 2. Tag)
- Bäder und Schwitzpackungen (hustenreizstillend, entzündungshemmend)
- Gurgeln mit 3 %-igem Wasserstoffsuperoxyd (evtl. verdünnt mit Aqua dest. 1:5 bis 1:10)
- Ggf. Sprechverbot.

10.1.3 Hiatushernie

Unter einer Hiatushernie versteht man den Durchtritt von Magenanteilen durch den Ösophagusspalt des Zwerchfells in die Brusthöhle. Klinisches Leitsymptom ist der Reflux von Mageninhalt und Sodbrennen.

Pflegerische Tipps und Hilfestellungen:

- Patient sitzend essen lassen, nach dem Essen nicht hinlegen
- Nachts Kopfende des Bettes hochstellen
- Bücken vermeiden
- Häufige, kleine und reizlose Mahlzeiten einnehmen
- Ggf. Gewichtabnahme (Fettmassen erhöhen den Druck im Bauchraum)
- Bei Sodbrennen und Schmerzen symptomatisch (Antazida, Anticholinergika, Sedativa).

10.1.4 Gastritis

Eine Gastritis ist eine Magenschleimhautentzündung. Nach dem klinischen Verlauf unterscheidet man akute und chronische Gastritis. Ursachen der akuten Gastritis sind Nahrungs- und Alkoholexzesse, Medikamente (ASS, Antirheumatika), Nikotin und Stress. Eine chronische Gastritis findet sich bei langdauerndem, übermäßigen Alkoholkonsum und chronischer Fehlernährung.

Pflegerische Tipps:

Während vor 25 – 35 Jahren Rollkuren durchgeführt wurden (starke Eigenzuwendung, Rückbesinnung und Einhaltung von Ruhe während der Rollkur), steht heute die medikamentöse Therapie mit Antazida (H_2 -Blocker) im Vordergrund.

Weitere Maßnahmen:

- Im akuten Stadium Nahrungskarenz
- Vermeidung von zellulosereicher Kost und Reizkost
- Kaffee, Alkohol, Süßigkeiten und Nikotin meiden
- Regelmäßige, kleine Mahlzeiten.

10.1.5 Magenulkus

Die Ursachen des Magenulkus entsprechen zum Großteil denen der Gastritis. Häufig ist ein Magenulkus auch die Folge einer nicht ausgeheilten Gastritis. Grundlage der Ulkusentstehung ist vermutlich ein Ungleichgewicht zwischen schützenden (Magenschleim) und aggressiven (Salzsäureerhöhung im Stress) Faktoren der Magenschleimhaut.

Grundzüge der Diät beim Ulkus:

- Große Portionen vermeiden
- Starke Gewürze einschränken
- Keine scharf angebratenen Speisen
- Saure Speisen vermeiden
- Fette einschränken
- Kein Alkohol, Nikotin, Kaffee oder Citrusfrüchte
- Faserreiche Gemüse vermeiden.

Bekömmlich sind 6 – 7 kleine Mahlzeiten mit Eiweiß (Milch und Milchprodukte, gekochtes Fleisch, Fisch, verrührtes Ei), Fett (ungesättigte, weiche Fette in geringen Mengen), Kohlenhydraten (Grieß, Reis, Nudeln, Haferflocken, Knäckebrot, altbackenes Weißbrot, Bananen) und zimmerwarme Getränke (Vollmilch, Kakao und Kamillentee).

■ ***Ruhe, angepasste Ernährung und evtl. ein Milieuwechsel (Kur, Umzug) unterstützen die Behandlung des Magenulkus.***

10.1.6 Obstipation

Die Obstipation ist besonders durch die in den letzten Jahren zunehmend schlackenarme Ernährung häufiger geworden. Eine konsequente Umstellung der Ernährung auf ballaststoffreiche Kost führt in der Mehrzahl der Fälle zur Normalisierung der Darmtätigkeit.

Laxierende (abführende) Wirkung haben Nüsse, Blattgemüse, Zwiebeln, Lauch, Pflaumen (auch gedörrt und in Wasser eingeweicht), Milchzucker, Mais und Kartoffeln. Ein Glas warmes Wasser am Morgen, ca. 5 Minuten Bauchmassage (Kreis vom rechten Unterbauch nach oben, oberhalb des Nabels zur linken Körperseite, abwärts in Richtung Schambein) erleichtert die Entleerung.

Ratschläge zur Vermeidung von Obstipation:

- Genügend Zeit lassen, regelmäßige Entleerung zur gleichen Zeit
- Ausgeglichene Ernährung, keine einseitige, schlackenarme Kost
- Reichlich Flüssigkeit (Flüssigkeit hält den Stuhl weich, Wassermangel fördert die Verstopfung)
- Laxantien vermeiden, da der Darm bei längerem Gebrauch träge wird
- Täglich ausreichend Bewegung
- Gesunden Rhythmus von Schlaf, Arbeit und Erholung einhalten (Nervosität und Stress unterdrücken die Darmtätigkeit).

Sollten starke Blähungen auftreten, so können diese mit langsamen Essen, Tee aus Fenchel, Kümmel, Anis oder Kamille, feuchter Wärme gelindert bzw. vermieden werden.

10.1.7 Diarrhoe

Auslöser der Diarrhoe sind meist ungewohnte und/oder hygienisch nicht einwandfreie Speisen und Getränke, Infektionen sowie psychische Einflüsse.

Eine kurzzeitige Diarrhoe kann mit nachfolgenden Methoden und Mitteln teilweise selbst behoben werden. Besteht die Diarrhoe länger als 2 bis 3 Tage, so ist immer ein Arzt aufzusuchen.

Hilfen:

- Als Ersatz für die verlorene Flüssigkeit mindestens 2 – 3 Liter Flüssigkeit am Tag
- Geriebener Apfel (Pektin, „stopft“ durch Wasserbindung im Darm)
- Evtl. Bitterschokolade (erhöhter Kakaobestandteil)
- Evtl. geschüttelte Cola (Kohlensäureentfernung) und Salzstangen (Salzhaushalt)
- Kohlekompretten (evtl. mehrmals tgl.).

Siehe hierzu auch Kapitel 2 Patientenbeobachtung.

10.1.8 Colitis ulcerosa

Fallbeispiel
Zur Aufnahme kommt eine 24-jährige Patientin, ledig, von Beruf Bankangestellte. Sie ist blass, wirkt erschöpft, etwas ängstlich und schüchtern. Wie sie beim Aufnahmegespräch berichtet, traten in den vergangenen 3 Monaten häufig wiederkehrende Diarrhoen auf, seit 2 Wochen bis auf 10 mal täglich gesteigert, ebenso Schleim- und Blutbeimengungen sowie kolikartige Schmerzen. Insgesamt habe sie 6 kg innerhalb der letzten 3 Monate abgenommen. Die Einweisung erfolgte durch den Hausarzt mit der Verdachtsdiagnose Colitis ulcerosa. Durch Röntgenuntersuchungen und endoskopische Untersuchungen wurde die Dickdarmentzündung bestätigt.

Pflegerische Maßnahmen:

- Wenn möglich Zimmer mit altersentsprechender Mitpatientin (Ruhe und Zuwendung)
- Bettruhe je nach Zustand (Erschöpfung durch die Durchfälle)
- Feuchte Wärme (entspannt und beruhigt)
- Regelmäßige Vitalzeichenkontrolle (Verlaufskontrolle, Erkennen von Komplikationen)
- Benützung des Nachtstuhls
- Stuhlbeobachtung
- Am Waschbecken waschen, Duschgelegenheit geben (Förderung des Wohlbefindens)
- Tägl. 1 – 2 mal Analpflege mit Sitzbädern, Salben, Hautpflege (Gefahr des Wundwerdens, Fissur- oder Fistelbildung)
- Regelmäßige Gewichtskontrolle
- Nach Arztangabe schlackenarme, vollbilanzierte Fertigkost und viel Flüssigkeit (Ersatz der Verluste durch Diarrhoen, Aufbau)
- Überwachung der Patientin auf evtl. Medikamentennebenwirkungen.

10.1.9 Morbus Crohn

Der Morbus Crohn (Ileitis terminalis, Enteritis regionalis, regionale Ileitis) kann im Unterschied zur Colitis ulcerosa, die meist im Kolon lokalisiert ist, den gesamten Darm befallen. Die Durchfälle sind meist nicht so häufig und selten blutig. Die Pflege beinhaltet, neben den im Fallbeispiel Colitis ulcerosa genannten, keine spezifischen Maßnahmen. Sie muss individuell auf den Erkrankten angewendet werden.

10.1.10 Mechanischer Ileus

Fallbeispiel
Der 47-jährige Herr Adam, Verkaufsleiter in einer Elektrogroßhandlung, wird von seinem Hausarzt mit der Verdachtsdiagnose Ileus ins Krankenhaus eingewiesen. Der Patient wurde gegen Mittag direkt vom Arbeitsplatz zum Hausarzt gebracht. Seine Frau konnte noch nicht benachrichtigt werden, deshalb macht sich der Patient Sorgen, wie sie auf die Nachricht reagieren wird. Ferner beunruhigt ihn, dass er keine persönlichen Sachen (Waschzeug, Schlafanzug usw.) zur Verfügung hat. Herr Adam macht einen gefassten Eindruck. Er kennt das Krankenhaus, da er vor zwei Jahren wegen einer Tibiafraktur schon einmal Patient in diesem Hause war.

Angaben des Herrn Adam (Eigenanamnese):

Er fühle sich seit Tagen nicht wohl, deshalb habe er nur Kamillentee getrunken und kaum etwas gegessen. Seit drei Tagen habe er keinen Stuhlgang mehr gehabt. Die Urinmenge sei vermindert und die Urinfarbe dunkler als sonst. Seit dem frühen Vormittag habe er Bauchschmerzen, die sich gegen Mittag massiv verstärkt hätten. Er habe vermehrt aufstoßen müssen und zweimal erbrochen.

Feststellungen des Arztes:

- Sehr trockene, belegte Zunge
- Reflektorische Abwehrspannung (Bewegungen des Pat. deshalb verlangsamt)
- Stabile Kreislaufverhältnisse.

Verordnungen nach der ärztlichen Untersuchung:

- Nahrungskarenz
- Röntgendiagnostik (Thorax- und Abdomenleeraufnahme im Stehen)
- EKG
- Entlastungssonde
- Venenpunktion mit Verweilkatheter für Labordiagnostik und Infusionstherapie
- Spasmolytika
- Beobachtung des Abdomens
- Erstellen einer Flüssigkeitsbilanz.

Da der Röntgen-Befund die Verdachtsdiagnose eines mechanischen Ileus mit Verwachsungen (Briden) in der Bauchhöhle bestätigt, stellt der Arzt die Indikation zur sofortigen Operation.

Pflegerische Maßnahmen:

- Fürsorge und Verständnis für den Patienten, Information über alle Maßnahmen (Angst nehmen, akute Notfallsituation)
- Benachrichtigung der Angehörigen mit dem Arzt absprechen (Sorge des Patienten)
- Kontrolle der Vitalzeichen und Beobachtung des Abdomens (Verschlechterung des Zustandes)
- Nach Anordnung Legen der Entlastungssonde (Abfluss des Mageninhaltes)
- Nach Anordnung Legen eines Dauerkatheters (Überprüfung der Nierenfunktion)
- Infusionen und Medikamente nach Anordnung
- Ermittlung von Körpergröße und Gewicht (Information für Anästhesieabteilung)
- Allgemeine Operationsvorbereitungen
- Thromboseprophylaxe (eingeschränkte Mobilität, Operation)
- Begleitung in den OP und Übergabe des Patienten mit Dokumenten.

Neben den allgemeinen pflegerischen Aufgaben (siehe Kapitel 12) sind bei der postoperativen Pflege folgende Aspekte zu berücksichtigen bzw. durchzuführen:

- Bauchdecke entspannen (halbe OK-Hochlagerung mit Knierolle bzw. Höherstellung des Fußteils)
- Überwachung der Darmtätigkeit (nach Eingriffen am Darm besteht gehäuft eine partielle Darmlähmung)
- Nahrungsaufbau nach Anordnung des Arztes
- Überwachung der Medikamenteneinnahme.

10.1.11 Darmtumor

Die Pflege bei chirurgischen Eingriffen am Darm entspricht der bei dem vorangegangenen Fallbeispiel. Hinzu kommt die gezielte Reinigung und „Sterilisation" des Darmes mittels Laxantien, Einläufen und Darmspülungen. Die Darmspülung meist wird mittels Magensonde durchgeführt. Über die liegende Magensonde werden über einen Zeitraum von 3 – 4 Stunden 10 – 12 Liter körperwarme Spülflüssigkeit gegeben. Zur Keimreduktion („Darmsterilisation") wird ein spezielles Antibiotikum (z. B. Neomycin®) verabreicht. Postoperativ wird der Patient, z. B. nach Rektumamputation, zur Druckentlastung der sakralen Wunde in Seitenlage oder auf einem weichen Kissen/Gummiluftring gelagert. Die Überwachung nach einer Darmamputation umfasst neben den normalen Überwachungsmaßnahmen zusätzlich die Überwachung der Peristaltik und die Einhaltung der angeordneten Nahrungskarenz.

10.2 Leber-, Galle- und Pankreaserkrankungen

10.2.1 Hepatitis

Bei der infektiösen Hepatitis steht – nicht nur zum Eigenschutz, sondern als Schutz für andere Patienten – eine umfassende und streng einzuhaltende Hygiene im Vordergrund. Die Übertragung kann z. B. durch Ausscheidungen (Hepatitis A) bzw. Köpersekret und Blut (Hepatitis B, C) erfolgen.

Pflegerische und behandlungsunterstützende Maßnahmen:

- Bettruhe nach Befinden
- Wärmeapplikation
- Evtl. Nahrungskarenz ansonsten fettarme, nicht blähende Ernährung
- Absolutes Alkohol- und Drogenverbot
- Regelmäßige Darmentleerung
- Optimale Körperpflege mit Abreibungen (z. B. Mentholspiritus, Franzbranntwein reduzieren den Juckreiz, trocknen aber die Haut sehr schnell aus)
- Evtl. Gabe von Antihistaminika (Juckreiz).

Bei drogensüchtigen Patienten sind neben der psychischen Betreuung auch die Überwachung auf Drogenkonsum sowie die Sicherung der Betäubungsmittel wichtig. Entzugssymptome (z. B. RR-Abfall, Schweißausbruch, Hitzewallungen, Tremor, gesteigerte Unruhe, Psychosen, evtl. Halluzinationen) sind sofort zu erkennen. Wichtig ist die Einschaltung des Sozialdienstes (Mithilfe zur Beschaffung von Entziehungsmaßnahmen).

10.2.2 Dekompensierte Leberzirrhose

Alle bei der Hepatitis aufgeführten pflegerischen Maßnahmen müssen auch bei der dekompensierten Leberzirrhose getroffen werden. Weitere wichtige Punkte sind:

- Flüssigkeitsbilanz (Retention)
- Kontrolle der Bewusstseinslage (Leberkoma)
- Beobachtung auf Haut- und Schleimhautblutungen (Blutungsgefahr durch mangelnde Synthese von Gerinnungsfaktoren)
- Dekubitusprophylaxe (Ödeme, Kachexie, verminderter Hautschutz)
- Pneumonieprophylaxe (verminderte Infektabwehr, flache Atmung durch Aszites, Somnolenz)
- Obstipationsprophylaxe
- Soorprophylaxe (geschwächte Abwehrlage)
- Thromboseprophylaxe (intravasale Volumenmangelsituation, Bettruhe).

10.2.3 Cholezystektomie

Fallbeispiel
Patientin ist die 30-jährige Frau Eva K., bei der eine Cholezystektomie durchgeführt wurde. Sie ist 174 cm groß und wiegt 98 kg. Frau K. ist verheiratet, Hausfrau und Mutter von 3 Kindern im Alter von 1, 3 und 6 Jahren. Intraoperativ bekam Frau K. einen venösen Zugang, eine Magensonde und einen T-Drain gelegt. Das Wundgebiet wurde zusätzlich mit einer Redondrainage versorgt.

Pflegerische Maßnahmen (ersten 3 Tage):

- Information der Patientin über Ablauf, mögliche Dauer (Angst nehmen)
- Kontrolle der Vitalzeichen (Früherkennung von Komplikationen)
- Schmerzbeobachtung (gezielte Schmerzbekämpfung nach Arztanweisung und Mobilisation)
- Messung der Sekretmengen aus T-Drain, Redondrainage und Magensonde
- Ausscheidungskontrolle (Bilanzierung, Nierenfunktion)
- Kontrolle der Infusionstherapie (Bilanzierung)
- Kontrolle des venösen Zugangs an der Einstichstelle (Entzündungen, Fehllage)
- Tägliche Kontrolle des Wundgebietes und VW nach Bedarf (Erkennen von Wundheilungsstörungen)
- Kürzung und Entfernung der Drainage (Förderung der Wundheilung)
- Übernahme der Körperpflege am ersten Tag, Unterstützung in den folgenden Tagen (Steigerung des Wohlbefindens, Wiederherstellung der Selbständigkeit)
- Sorgfältige Mundpflege (Soor- und Stomatitisprophylaxe)
- Thrombose- und Pneumonieprophylaxe
- Intertrigoprophylaxe
- Frühmobilisation, Bewegung im Bett
- Häufiger Wäschewechsel bei vermehrtem Schwitzen
- Entfernung der Magensonde auf Anordnung
- Kostaufbau mit Tee, Zwieback und später mit fettarmer Ernährung (langsame Magen-Darm-Belastung)
- Dokumentation aller ermittelten Werte und pflegerischer Maßnahmen zur Verlaufskontrolle.

10.2.4 Akute Pankreatitis

Eine akute Pankreatitis (Entzündung der Bauchspeicheldrüse) ist für den Patienten stark belastend und u. U. lebensbedrohlich. Sie äußert sich mit plötzlich auftretendem, gürtelförmigen Oberbauchschmerz, Brechreiz, Meteorismus, Stuhl- und Windverhalt im Wechsel mit Durchfällen.

Pflegerische und behandlungsunterstützende Maßnahmen:

- Überwachung von Vitalzeichen und Temperatur
- Absolute Bettruhe, Übernahme der Körperpflege
- Legen einer Duodenalsonde mit Ableitung (Arztanordnung)
- Überwachung der Nierenfunktion
- Durchführung der Prophylaxen (Parotitis, Pneumonie, Thrombose, Dekubitus, Nasenpflege)
- Beobachtung des Allgemeinzustandes, der Bewusstseinslage, der Hautfarbe
- Beobachtung der Darmausscheidung (Konsistenz, Häufigkeit, Aussehen)
- Flüssigkeitsbilanzierung, parenterale Ernährung, ZVD-Kontrolle, absolute Nahrungskarenz
- Überwachung der Infusionsmengen und der Laufzeit, Pflege des ZVK
- Langsame Mobilisation (im Bett, später außerhalb)
- Schmerzmedikamente nach Arztanweisung.

Bis zur Normalisierung der Laborbefunde wird die parenterale Ernährung durchgeführt. Anschließend erfolgt langsamer Kostaufbau mit Tee und Zwieback, später mit Reis- und Haferschleim. Die Ernährung ist kohlenhydrat- und eiweißreich und fettlos. Allgemein gilt: Keine blähenden Speisen wie zum Beispiel Gemüse.

Die komplette Genesung nach akuter Pankreatitis ist langwierig. Dies zeigt sich häufig in depressivem Verhalten der Patienten (Alkoholentzug). Intensive Aufklärung über die lange Rekonvaleszenz und optimale Diät sind hier unabdingbare Voraussetzung.

10.3 Erkrankungen der Niere und ableitenden Harnwege

Bei der Krankenbeobachtung von Patienten mit Erkrankungen der Niere liegt der Schwerpunkt auf der Nierenausscheidungsfunktion und deren Störungen.

10.3.1 Klinische Symptome

Erkrankungen der Niere und ableitenden Harnwege bieten eine Reihe typischer Symptome. Die Symptomatik kann das äußere Erscheinungsbild, die Harngewohnheiten oder die Laborbefunde betreffen.

Äußeres Erscheinungsbild:

- Charakteristische Hautfarbe: blass (bedingt durch Anämie); gelblich-grau (bedingt durch Einlagerung verschiedener ausscheidungspflichtiger Stoffwechselprodukte in die Haut)
- Neigung zu Lid-, Knöchel- und Sakralödemen (Hypoproteinämie)
- Dunkle Ringe unter den Augen
- Zuweilen hohes Fieber (Pyelonephritis).

Schmerzqualität:

- Ziehende Schmerzen im Nierenlager (ausgelöst durch gespannte Nierenkapsel bei Stauung)
- Klopfschmerz im Nierenlager (z. B. bei Pyelonephritis)
- Koliken (Niere: Schmerzen in der Flanke bis Leiste; Harnleiter: bis Hoden und Oberschenkel, dazu meist unkontrollierter Abgang von Urin).

Veränderung der Ausscheidungsgewohnheiten und -menge:

- Anurie (Ausscheidung ≤ 100 ml/Tag), prärenale Ursache: z. B. mangelnde Durchblutung der Niere; renale Ursache: z. B. Nierenschädigung; postrenale Ursache: z. B. Verlegung der ableitenden Harnwege
- Oligurie (Ausscheidung ≤ 500 ml/Tag), Ursachen wie bei Anurie
- Pollakisurie (häufiges Wasserlassen bei normaler Harnmenge), z. B. bei Blasenreizung, Zystitis, Schrumpfblase, Überlaufblase

- Polyurie (Ausscheidung ≥ 2 000 ml), renale Ursache: Schrumpfniere, Stadium der Niereninsuffizienz infolge mangelnder Konzentration; nichtrenale Ursache: Diabetes mellitus, Diabetes insipidus, Zufuhr von hohen Flüssigkeitsmengen, Diuretikagaben
- Nykturie (nächtliches Wasserlassen), bei Schrumpfniere und Rechtsherzinsuffizienz
- Dysurie (schmerzhaftes Wasserlassen), bei Strikturen und Entzündungen
- Harnverhaltung bei Prostatahypertrophie, Tumoren, Strikturen, psychischen Ursachen.

Veränderungen des Urinsedimentes:

(qualitativ: was ist vorhanden? – quantitativ: wie viel ist vorhanden?)
- Leukozyten
- Erythrozten (Hämaturie bei Tumoren, Entzündungen)
- Eiweiß
- Bakterien
- Zylinder
- Epithelien.

Leitsymptome

Die folgenden Symptome oder Krankheitsbilder führen in der Regel zur Aufnahme auf eine urologische Station:
- Nierenkoliken und Fieber
- Nierenkoliken und schlechter Allgemeinzustand
- Pyelonephritis mit Fieber
- Harnverhalt
- Blutiger Urin (Hämaturie).

Notaufnahme

Bei der notfallmäßigen Aufnahme des Patienten werden auf Anordnung folgende Maßnahmen getroffen:
- Bei Nierenkoliken: Spasmolytikum i.m., i.v. oder als Infusion
- Bei blutigem Urin: Dauerkatheter und/oder Cystoskopie zur weiteren Abklärung der Grundkrankheiten (z. B. Nephritis, Niereninfarkt, Varizen, Tumor, Steine, Zystitis)
- Harnsperre infolge Prostatahypertrophie: Dauerkatheter.

Wird kein Dauerkatheter gelegt, so soll der Patient zum Urinstatus und zur Kammerzählung Wasser lassen. Zur Diagnostik gehört die Bestimmung der Körpertemperatur.

10.3.2 Spezielle Untersuchungsmaßnahmen

Die Untersuchung des Urins kann wertvolle Hinweise auf eine vorliegende Erkrankung geben. Zu den Urinuntersuchungen gehört die Messung des spezifischen Gewichtes und die Inspektion des Urins. Infektionen zeigen sich häufig, schon mit bloßem Auge sichtbar, durch trüben Urin mit Flocken oder Grieß.

Urinstatus

Mehrere Urinbestandteile können mittels Schnelltestung nachgewiesen werden.

Messung mittels Teststreifen:
- Eiweiß (qualitativ)
- Zucker
- Aceton
- Bilirubin
- Blut
- pH-Wert.

Kammerzählung:

Bei der Kammerzählung wird 1mm³ Urin unter dem Mikroskop (in einer Zählkammer) quantitativ auf Erythrozyten und Leukozyten untersucht.

24-Stunden-Urin

Beim 24-Stunden-Urin wird der Urin über 24 Stunden, z. B. von 6^{00} – 6^{00} Uhr, in einem oder mehreren speziellen Gefäßen gesammelt: Die Urinportion zu Beginn der Sammelperiode verwerfen, danach alle Portionen, auch die letzte, einbeziehen. Der 24-Stunden-Urin kann auf Folgendes untersucht werden:

- Bilanzierung (genaue Ausfuhr)
- Quantitative Zucker- und Acetonbestimmung
- Quantitative Eiweißbestimmung (Biuret)
- Kortisol (Überfunktion der Nebennierenrinde, Cushing-Syndrom)
- Porphyrine (Abbaustoff des Häm) – bei Leberzellschaden, Bleivergiftung
- Natrium, Kalium (Verdacht auf renale Elektrolytverluste)
- Oxyindolessigsäure, Vanillinmandelsäure (Hochdruckdiagnostik zum Ausschluss eines Phäochromocytoms).

Vor Untersuchung des Urins auf Vanillinmandelsäure dürfen die Patienten 3 Tage keine Nüsse, Obst, Tomaten oder Vanille essen und keine Medikamente einnehmen (Abklärung mit dem Arzt).

Zur Oxyindolessigsäure- bzw. Vanillinmandelsäureuntersuchung wird der Urin in einem dunkeln Gefäß gesammelt und angesäuert; dazu die erste Harnportion mit Salzsäure versetzen und gut umrühren. Im Laufe der Sammelperiode wird der ph-Wert gemessen und ggf. Salzsäure zugefügt. Nach Beendigung der Urinsammlung wird der Urin nochmals gut vermischt, eine Monovette für das Labor abgezogen und mit der Gesamtmengenangabe ins Labor geschickt.

Endogene Kreatinin-Clearance

Unter Glomerulumfiltrationsrate (GFR) versteht man die Menge an Plasma, die beim Durchfluss durch die Nieren in einer bestimmten Zeiteinheit vollständig von einer Substanz befreit (gereinigt) wird. Die GFR kann für Kreatinin und andere Stoffe nach folgender Formel berechnet werden:

GFR = Urinmenge x Krea(Urin) : Krea(Serum) x Sammelzeit in Min.

Bestimmung der Kreatinin-Clearance:

- Sammeldauer 24 Std.
- Urinmonovette, 1 Röhrchen für Blut-Krea.; auf Untersuchungszettel Urinmenge, Größe und Gewicht notieren
- Information des Patienten (Mitarbeit unbedingt erforderlich)
- Zu Beginn muss die Blase vollständig entleert sein
- Blutentnahme am 2. Tag (Serum-Krea).

Die Größen- und Gewichtsangabe ist sehr wichtig, da das Serumkreatinin von der Muskelmasse abhängig ist. Sie ist bei einem muskulösen Mann größer als bei einer kleinen, zierlichen Frau.

Weiterführende Diagnostik

Es stehen eine Reihe weiterer, meist bildgebender Verfahren zur Diagnostik im Bereich der Nieren und ableitenden Harnwege zur Verfügung:

- i.v.-Pyelographie (i.v.-Urographie): Kontrastdarstellung der Niere und ableitenden Harnwege durch nierengängiges Kontrastmittel
- Nieren-Angiographie: Kontrastdarstellung der Nierengefäße über einen durch die Femoralarterie vorgeschobenen Katheter
- DSA (Digitale Substraktionsangiographie): Darstellung der Nierengefäße über venös injiziertes Kontrastmittel
- Nierenszintigraphie: Darstellung der Gestalt, Lage, Größe und Funktion der Nieren über i.v. eingebrachten Markierungsstoff

- Sonographie: Ultraschalluntersuchung
- Nierenpunktion (Nierenbiopsie) zur Gewinnung von Gewebe zur histologischen Untersuchung.

■ ***Untersuchungsverfahren, bei denen ein Kontrastmittel in den Körper eingebracht wird, bergen das Risiko einer allergischen oder anaphylaktischen Reaktion auf das Kontrastmittel.***

10.3.3 Pyelonephritis

Die Pyelonephritis ist eine Entzündung des Nierenbeckens, meist verursacht durch aufsteigende Infektionen. Frauen sind aufgrund der anatomischen Verhältnisse (kurze Harnröhre) bei weitem häufiger betroffen als Männer.

Zu den vorbeugenden Maßnahmen gehören Wärme (Warmhalten der Nieren- und Blasengegend mit Unterhemd usw.) und Hygiene im Genitalbereich. Bei immer wiederkehrenden Blasenentzündungen ist Abklärung und konsequente Behandlung solange durchzuführen, bis die Nierenwerte, Urinsediment und -kultur normal sind.

■ ***Eine nie richtig ausgeheilte Blasenentzündung kann chronisch werden.***

Nur bei akuter Entzündung und hohem Fieber muss der Patient Bettruhe einhalten. Er darf zur Toilette gehen und benötigt z.T. Hilfe bei der Körperpflege. Zur Ernährung reicht man leichte Kost. Bei Fieber wird eine Fieberkost mit viel Flüssigkeit, Kompott, Suppe usw. gereicht. Die Trinkmenge soll über 2 Liter pro Tag liegen, geeignet sind Mineralwässer oder Blasentees. Bei starken Schmerzen kann der Patient Spasmolytika nach ärztlicher Anordnung erhalten. Lokale Wärme mit Wärmflasche, Nierenfell, Salbenlappen mit Kupfersalbe oder Wickeln unterstützen die Behandlung. Patienten mit leichtem Fieber sind meist zuhause.

Kontrollen und Überwachung

Bei der Pyelonephritis sind nachfolgende Kontrollen und Überwachungsmaßnahmen angezeigt:

- Vitalzeichen (Herz- und Kreislaufbelastung)
- Bilanz (Trinkmenge mehr als 2 Liter/Tag)
- Urinkultur vor Beginn der Behandlung (Antibiogramm zeigt die Wirksamkeit der Antibiotika)
- Urinsediment
- Blutuntersuchungen: Nierenwerte, Blutbild, evtl. Blutkultur.

10.3.4 Glomerulonephritis

Die akute Glomerulonephritis (nicht primär bedingte bakterielle Entzündung der Nierenkörperchen) kann bei kompliziertem Verlauf in eine chronische, dialysepflichtige Niereninsuffizienz münden. Zur Vermeidung von schweren Komplikationen (z. B. Herzinsuffizienz) müssen die Patienten Bettruhe von ca. 12–14 Tagen Dauer einhalten.

Diät

Bei hohen Serumkreatininwerten ist eine Eiweißreduktion erforderlich. Mit der eiweißarmen Kost wird die verringerte Ausscheidung harnpflichtiger Substanzen berücksichtigt , da die Anhäufung der Stickstoffverbindungen zur Azidose führt. Wegen der Gefahr der Hypertonie muss die Kost natriumarm sein und es dürfen kein Kochsalz, keine Fertigwürzen und keine Fertiggerichte verabreicht werden. Als Ersatz können natriumarme Diätsalze verwendet werden. Die Flüssigkeitszufuhr sollte restriktiv erfolgen nach der Formel: Trinkmenge = Ausscheidung + 500 ml Flüssigkeit. Das Körpergewicht muss täglich überprüft werden, um Flüssigkeitseinlagerungen rechtzeitig zu erkennen.

Pflegeprobleme im Bereich der Ernährung

Natriumarme Kost wird oft als fade empfunden. Da zudem Fleisch und Wurst in einer eiweißarmen Ernährung fehlen, ist die Akzeptanz der Diät gering. Hier muss ausführlich über die Alternativen informiert werden (Ersatzsalz, Soja usw.). Bei starkem Durstgefühl häufig Mundpflege durchführen, Mund spülen lassen, Eiswürfel oder Zitronenstückchen zum Lutschen geben. Zuckerhaltige Bonbons machen durstig und sollten daher nicht angewendet werden.

Prophylaxen

Durch Nahrungsumstellung (reduzierte Kauleistung), Bettruhe und Wasserentzug durch Fieber, müssen folgende Prophylaxen durchgeführt werden:

- Pneumonie
- Dekubitus
- Thrombose
- Obstipation
- Soor und Parotitis.

Bei Beinödemen sind die Beine hochzulagern und es ist auf eine gute Hautpflege zu achten.

10.3.5 Terminale Niereninsuffizienz

Fallbeispiel
In der Nacht kam die 54-jährige Frau Adam, 160 cm groß, 74 kg schwer, verheiratet und seit 5 Jahren an einer chronischen Niereninsuffizienz leidend, auf die Station. Sie wurde vom Arzt aufgrund des terminalen Stadiums und zum Legen eines Cimino-Shunts eingewiesen.
Der Ehemann gibt zunehmende Wesensveränderung seiner Frau an (Apathie, Lustlosigkeit, Denkstörungen und Vergesslichkeit). Fragen an ihre Person versteht sie, aber das Antworten fällt ihr schwer. Nach den Angaben der Dienst habenden Schwester wirkt Frau Adam etwas apathisch und spricht nur schwer verständlich. Während der Nacht hat die Patientin nur wenig geschlafen, da sie ständig Brechreiz hatte. Nach längerem Schluckauf erbrach sie einmal ca. 300 ml Nahrungsreste.
Den Harndrang verspürt die Patientin und deutet dies durch Handzeichen an. Sie schied 150 ml aus. Außerdem klagte sie mehrmals über Kopfschmerzen und Durstgefühl. Aufgrund des hohen Kaliumgehaltes im Blut wurde ein Resoniumeinlauf (30 g Resonium) angeordnet.

Dem Dokumentationssystem entnehmen Sie folgende Anordnungen und Kontrollen:

- Flüssigkeitsbilanz
- 24 Std.-Urin auf Eiweiß
- Urinsediment
- pH-Wert/Urin
- tgl. Gewichtskontrolle
- Blutbild
- Gerinnung
- 2-stdl. Vitalzeichenkontrolle
- Temperaturkontrolle
- Beobachtung der Haut.

Die Wesensveränderung wird auch als organisches Psychosyndrom beschrieben. Es ist gekennzeichnet durch:

- Antriebsstörungen
- Effektlabilität
- Gedächtnis- und Denkstörungen
- Desorientiertheit.

Die Veränderungen des Bewusstseinzustandes sind klinische Zeichen einer Intoxikation mit Ammoniak.

Situation der Patientin

Beim Betreten des Patientenzimmers finden Sie Frau Adam Folgendermaßen vor: Ihr Gesicht ist aufgedunsen und weist deutliche Lidödeme auf. Das kurze, schwarze und fettige Haar lässt ihre ohnehin schon blasse Haut noch heller erscheinen. Mit ihrer trockenen Zunge leckt sie sich ständig über ihre spröden, rissigen Lippen und stammelt nur ein paar unverständliche Worte. Die geschwollenen, ödematösen Hände weisen Kratzspuren auf.

An der rechten Hand trägt sie einen Ehering. Beim Nähertreten ist ein typischer Foetor uraemicus (urinartiger Geruch der Atemluft) zu riechen. Das Atmen scheint ihr schwer zu fallen. Beim Hochschlagen der Bettdecke erkennen sie an Beinen und Füßen massive Ödeme. Die Fersen sind stark verhornt und die Zehennägel brüchig und zu lang. An den Beckenknochen zeigen sich leichte Rötungen. Bis auf die Ödemeinlagerungen befindet sich die Patientin in einem kachektischen Zustand. Auf ihrem Nachttisch liegen Bananen und eine Tafel Schokolade.

Pflege nach Dringlichkeit:

- Vitalzeichenkontrolle (Kontrolle der Kreislaufsituation)
- Resonium®-Einlauf bzw. -klistier
- Reinigungseinlauf (Lösen etwaiger Resonium®-Reste und Obstipationsprophylaxe)
- Nach Rücksprache mit Patientin Ehering abnehmen (Nekrosegefahr des Fingers durch Abschnüren bei Ödem) sowie Bananen und Schokolade entfernen (enthalten viel Kalium)
- Mundpflege, Lippenpflege (Pat. hat erbrochen, Foetor uraemicus, trockene Mundhöhle, rissige Lippen, Durstgefühl)
- Nierenschale mit Zellstoff in Reichweite der Patientin (falls Patientin nochmals erbricht).

Zum Entfernen des Ringes wird die Hand hochgelagert, der Finger mit Seife oder Seifenlösung bestrichen und mit einem Faden der Ring abgewickelt. Sollte dies nicht zum Erfolg führen, muss nach dem Einverständnis der Patientin (ggf. Einverständnis des Ehemannes) der Ring mit einer Zange zertrennt und entfernt werden.

Weitere Pflegemaßnahmen:

- Kontrolle der Bewusstseinslage
- Körperpflege: ödematöse Hautstellen eincremen (lindert Spannungsgefühl der Haut)
- Haarwäsche (fettiges Haar, Hygiene)
- Juckreiz: Ingelanpude®, Kratzspuren desinfizieren, Fingernägel säubern und kürzen (verringert die Kratzspuren und senkt das Infektionsrisiko)
- Dekubitusprophylaxe
- Pneumonieprophylaxe (geschwächte Abwehr) und atemerleichternde Lagerung (verminderte Atmung)
- Soor- und Parotitisprophylaxe (erhöhte Infektanfälligkeit, Pat. spricht sehr wenig, hat wenig Appetit)
- Beine hochlagern zur Ödemreduktion (nur wenn es der Zustand erlaubt, sonst Gefahr des Lungenödemes)
- Fersen: Hornhaut mit 2 – 5 %iger Salizylsalbe einreiben, mit Schlauchverband verbinden, nach 24 Std. Fußbad (dicke, rissige Haut ist optimale Eintrittspforte für Keime)
- Zehennägel: Fußpflege bestellen (durch geeignete Instrumente verringert sich die Verletzungs- und Infektionsgefahr)
- Diät und Infusionstherapie nach Anordnung.

Natrium- und kaliumarme Kost

Ist aufgrund des Krankheitsbildes natrium- oder kaliumarme Kost verordnet worden, so muss die Ernährung darauf abgestimmt werden.

Natriumarme Kost	Kaliumarme Kost
kein Kochsalz, Fertiggewürz, Fertigsaucen oder Fertiggerichte keine Gemüsekonserven, keine Tomatenbestandteile keine geräucherten Gerichte Natriumgehalt in Mineralwässern beachten	kein Spinat, Tomaten, Kohl, Petersilie kein Kakao, Schokolade, Nüsse, Hülsenfrüchte, Fisch erlaubt sind Gurken, Paprika, Spargel, Chinakohl, Kopfsalat, Chicoree, Dosenchampions Kaliumgehalt in Mineralwässern beachten

Tab. 10.1: Richtlinien bei Na/K-armer Kost

10.3.6 Dialysepatienten

Unter Dialyse versteht man die maschinelle Entfernung von harnpflichtigen Substanzen, Wasser und anderen Stoffwechselprodukten aus dem Körper.

Viele Dialysepatienten können nach einer gewissen Zeit ihre Krankheit und die damit verbundene Einschränkung in der Lebensführung und -qualität akzeptieren.

(Potentielle) Probleme:

- Dialysebehandlung bestimmt den Lebensrhythmus
- Berufliche Leistungsminderung bis zur Berufsunfähigkeit
- Finanzielle Einbußen durch Ausfallzeiten oder Arbeitsunfähigkeit
- Probleme in der Partnerschaft/Familie wegen der körperlichen Leistungseinschränkung, spezieller Ernährung, eingeschränkter Sexualität
- Eingeschränkte soziale Kontakte aufgrund des äußeren Erscheinungsbildes (fahle, schmutzig-graue Hautfarbe) und der Einschränkungen in der Lebensführung z. B. Alkoholkarenz
- Urlaub nur beschränkt möglich (Feriendialyse)
- Eingeschränkter Sport (Patient ist nicht leistungsfähig).

Die Dialysebehandlung selbst ist als Konfliktträger zu sehen. Jede Punktion ist sehr schmerzhaft. Daneben bestehen Ängste vor den möglichen Komplikationen wie:

- Blutdruckabfall durch extrakorporales Volumen (Flüssigkeit außerhalb des Körpers)
- Krämpfe und Erbrechen durch Elektrolytverschiebungen
- Häufige Kopfschmerzen durch Wasserverschiebung (intra- und extrazellulär).

Während der Dialyse ist der Patient meist ganz von Pflegepersonen und Maschinen abhängig. In dieser Situation muss der Patient in seiner noch verbliebenen Selbständigkeit gefördert und unterstützt, jedoch nicht bemuttert werden.

Stufenversorgung

Die Dialyse kann in einer Stufenversorgung durchgeführt werden. Die Vollversorgung erfolgt hierbei im Krankenhaus. Bei der Limited-Care-Dialyse führen die Patienten die Dialyse (z. B. Aufbau der Maschine, Punktion des Shunts, usw.) selbst durch. Das Pflegepersonal steht bei Bedarf mit Rat und Tat zur Seite. Es besteht ein Rufdienst für das Pflegepersonal und den Maschinendienst. Bei der Feriendialyse stehen an bestimmten Orten für den Patienten Dialysemaschinen bereit.

Shuntpflege

Ein Shunt ist eine Kurzschlussverbindung zwischen Arterie und Vene.

Mit das Wichtigste ist die Shuntkontrolle mittels eines Stethoskops. Regelmäßige Blutdruckkontrollen sind durchzuführen, da ein niedriger Blutdruck die Gefahr des Shunt-Verschlusses erhöht.

■ ***Der Blutdruck darf nie am „Shuntarm" gemessen werden, da durch die Kompression der Shunt zerstört werden kann.***

Nach einer Hämodialyse (HD) muss immer der Verband an der Einstichstelle kontrolliert werden, da durch die Heparinisierung eine erhöhte Blutungsneigung (3 – 6 Stunden) besteht.

Shaldon-Katheter

Der Shaldon-Katheter liegt ähnlich wie ein ZVK meist in der Vena subclavia. Dieser Katheter wird meist zur kurzfristigen Notfalldialyse, z. B. bei Shuntkomplikationen, im akuten Nierenversagen, bei Hyperkaliämie und bei Überwässerung verwendet. Durch das große Lumen des Katheters bestehen erhöhtes Infektionsrisiko, erhöhte Thromboseneigung und Gefahr von Luftembolien.

10.3.7 Peritonealdialyse (PD)

Während bei der Hämodialyse spezielle Dialysemembranen verwendet werden müssen, wird bei der Peritonealdialyse das Peritoneum als Membran verwendet. Die Dialyseflüssigkeit wird direkt in die Körperhöhle eingebracht und die Flüssigkeit entzieht die harnpflichtigen Substanzen durch Diffusion. Voraussetzung ist die Implantation eines Katheters in den Douglas-Raum.

Vorgang:

- Dialyselösung einfließen lassen (Beutel nach oben hängen)
- Nach festgelegtem Zeitraum wieder abfließen lassen (Beutel nach unten hängen)
- Neuen Beutel anhängen (3 – 4 Sitzungen bei PD).

Im Gegensatz zur Hämodialyse entsteht kein extrakorporales Volumen und es ist kein Shunt notwendig. Nachteil ist die längere Dialysedauer (viermal länger) und die Peritonitisgefahr durch Infektion des Katheters oder kontaminierte Spülflüssigkeit.

10.3.8 Steinleiden

Ähnlich wie bei der Arteriosklerose (sog. „Zivilisationskrankheit") hat die Anzahl der Patienten mit Steinleiden (Nieren-, Harnleiter-, Blasensteine) ernährungsbedingt zugenommen.

Krankenbeobachtung

Eine Kolik bietet ein charakteristisches, klinisches Erscheinungsbild:

- Blässe, schmerzverzerrter Gesichtsausdruck
- Kalte und schweißige Haut
- Der Patient liegt entweder in typischer Haltung im Bett (gekrümmt, das Bein der betroffenen Seite wird nachgezogen, die betroffene Seite gehalten) oder er läuft unruhig auf und ab
- Übelkeit und Erbrechen
- Niedriger Blutdruck, flacher und schneller Puls
- Schnelle und oberflächliche Atmung
- Konzentrierter, dunkelgelber und meist blutiger Urin.

Beim Wasserlassen ist ein Sieb zum Auffangen des evtl. abgegangenen Steines zu verwenden.

■ ***Bei einer schweren Nierenkolik kann sich der Patient im Schock befinden.***

Allgemeine Hinweise zur Steinverhütung:

- Ausreichende körperliche Bewegung, aber ungewohnte Anstrengungen vermeiden
- Rumpf- und Bauchübungen (Anregung der Peristaltik)
- Konsequentes Einhalten des Normalgewichtes (Harnsteinleiden sind sehr oft mit Übergewicht verbunden)
- Täglich Stuhlgang anstreben (Anregung der Harnleiterperistaltik)
- Starkes Schwitzen vermeiden (Verlust von Flüssigkeit lässt leichter Sedimente ablagern)
- Reichlich Flüssigkeitszufuhr zur Harnverdünnung (bei einem spezifischem Gewicht des Harns unter 1 015 gibt es wegen des besseren Spüleffektes selten Steine)
- Ggf. Diät einhalten
- Bestehenden Harnwegsinfekt behandeln (Infektionen bzw. Entzündungen begünstigen die Steinbildung).

Steinarten

Je nach Prädisposition bilden sich unterschiedliche Steinarten aus.

Harnsäuresteine:

Harnsäuresteine können als einzige Steine medikamentös aufgelöst werden. Sie sind bei der Röntgenuntersuchung nicht schattengebend und somit nur an der Kontrastmittelaussparung zu erkennen. Zur Vermeidung der Steine sollte Nachfolgendes beachtet werden:

- Diät: basenreiche alkalisierende Kost (z. B. Kartoffel, Gemüse, Früchte, Mehlspeisen, Milchprodukte), Eiweißzufuhr einschränken und Fleisch, Innereien, Wild, Heringe, Sardellen meiden (Harnsäurebildner)
- Getränke: alkalisierende Mineralwässer (z. B. Fachinger, Wildunger), Tee, evtl. obergäriges Bier (Weizen, Kölsch).

Bei der medikamentösen Auflösung (z. B. mit Uralyt-U®) ist darauf zu achten, dass der Urin-pH zwischen 6,2 und 6,8 liegt. Der Patient kann in den Umgang mit Lackmuspapier zur pH-Bestimmung eingewiesen werden.

■ ***Eine Überdosierung von Uralyt-U führt zu Phosphatsteinen.***

Phosphatsteine:

Phosphatsteine entstehen häufig bei Harnwegsinfekten durch die Alkalisierung des Harns. Daher sollte der Urin angesäuert werden:

- Ernährung: säuernde Lebensmittel (z. B. Fleisch, Fisch, Eier)
- Getränke: säuerliches Mineralwasser (z. B. Apollinaris, Selterwasser).

Calciumoxalatsteine:

Oxalsäure wird überwiegend im körpereigenen Stoffwechsel gebildet. Eine oxalsäurearme Diät ist hier nicht entscheidend. Magnesium gilt als wichtiger Lösungsvermittler für Oxalatsteine. Calcium bindet Oxalat. Unterstützend zur Steinvermeidung wirken:

- Einschränken der oxalatreichen Nahrungsmittel (kein alkalisches Mineralwasser, Kakao meiden)
- Zufuhr von magnesiumhaltiger Kost (z. B. Haferflocken, Reis, Kartoffel, Teigwaren)
- Getränke: magnesiumhaltiges Mineralwasser (z. B. Fachinger), obergäriges Bier, Vermeidung von Pils und calciumhaltigem Mineralwasser.

Therapie und Pflege

Je nach Therapieansatz kommt die medikamentöse Auflösung, das Legen eines Ureterkatheters (dient der Entlastung), das Legen einer Schlinge (Einfangen des Steines: Hier soll der sich in der Schlinge befindende Stein mit der Schlinge abgehen) oder die Extrakorporale-Stoßwellen-Lithotripsie (ESWL) zum Einsatz.

Schlinge:

- Sie muss frei hängen, darf nicht am Oberschenkel befestigt werden
- Patient darf keine Unterhose tragen (siehe oben)
- Patient soll viel trinken
- Patient soll viel laufen, evtl. „Treppchenspringen" zur Lösung des Steines
- Spasmolytika zur Vorbeugung einer schmerzhaften Kolik
- Die Ableitung des Urins kann in einen Einmal-Handschuh erfolgen
- Wenig Zug an der Schlinge.

■ ***Es darf kein direkter, starker Zug an der Schlinge ausgeübt werden (Rupturgefahr).***

Ureterkatheter:

- Absolute Bettruhe, kein Zug am Katheter (Verhinderung einer Lageveränderung)
- Ableitung mittels eines speziellen Adapters
- Bei Stauung, z. B. Verlegung des Katheters, Anspülen unter sterilen Bedingungen mit max. 2 – 3 cm^3 durch den Arzt.

ESWL (Extrakorporale Stoßwellenlithotripsie)

Um mit der ESWL behandelt zu werden, muss der Patient auf dem Rücken und dem Bauch gelagert werden können. Bei adipösen Patienten können Probleme mit der Arbeitslänge von max. 11cm (von Stoßkopf bis Niere) auftreten. Nicht behandelt werden können Kinder bis 11 Jahre, Schwangere, Patienten mit unbehandelten Gerinnungsstörungen, Infekten und Harnabflussstörung. Es können Nierensteine bis 3 cm Durchmesser, Harnleitersteine und Gallengangsteine zertrümmert werden. Es wird mit Stoßwellen von 400 – 1 200 bar gearbeitet.

Nebenwirkungen und Komplikationen:

- Haut: kleine Petechien
- Niere: Hämatom (an Parenchym/Rinde, heilen meist selbständig ab; bei 3 – 5 Patienten pro 10 000 entsteht ein Nierenriss)
- Harnleiter: Ödeme
- Darm: bei tiefsitzenden HL-Steinen → Einbluten in den Darm
- Lunge: Alveolarblutungen und Rupturen.

Zur Vorbereitung gehört zusätzlich das Erstellen eines Urogramms, des Gerinnungsstatus und eines EKGs. Durch elektromagnetische Wellen, die auch bei der ESWL Verwendung finden, werden Patienten mit Schrittmacher gefährdet. Die Durchführung der ESWL ist nicht völlig schmerzfrei, eine Narkose ist aber nur in Ausnahmefällen notwendig.

10.3.9 Nierenbeckenplastik

Bei der Nierenbeckenplastik werden Stenosen am Übergang vom Harnleiter zum Nierenbecken durch Resektion im Nierenbecken, Durchtrennen des Ureters und Schienen desselben behoben.

Pflege- und behandlungsunterstützende Maßnahmen:

- Einhaltung absoluter Bettruhe 5 – 7 Tage bei liegender Schiene (OP-Erfolg! [Abriss des Harnleiters an der Nahtstelle bei vorzeitiger Mobilisation])
- Kontrolle der Nierenfistel (Fördermenge)
- Kontrolle der Harnleiterschiene
- Beobachtung der Ausscheidungen (Menge, Beimengungen)
- Übernahme bzw. Unterstützung bei der Körperpflege (siehe Schiene und Bettruhe)
- Vitalzeichenkontrolle (alle 10 Minuten, später $^1/_4$-stdl. – 1-stdl.)
- Temperaturkontrolle (Infektion, Resorptionsfieber u. Ä.)
- Durchführung der Prophylaxen (Thrombose, Pneumonie, Dekubitus)
- Förderung der Diurese (Infusion, Trinken erst ab dem 1. postop. Tag bzw. nach Arztangabe)
- Schmerzbeobachtung (Schmerz verspannt zusätzlich die Harnwege)
- Ernährung nach Stuhlgang (langsam aufbauend)
- Entfernung der Schiene meist am 13. Tag (Unterstützung des Arztes beim Entfernen), zuvor Rö-Kontrolle.

Das Entfernen der Nierenfistel erfolgt nach Kontrolle der Durchgängigkeit des Harnleiters mittels eines Steigrohres. Steigt die Flüssigkeitssäule an, besteht noch ein Abflusshindernis (evtl. Schwellung). Anschließend erfolgt ein Verschluss der Nierenfistel. Ist der Patient schmerzfrei, kann die Fistel durch den Arzt entfernt werden. Nach der Entfernung erfolgt die vorsichtige Mobilisation. Hier ist zu berücksichtigen, dass der Patient ca. 7 Tage Bettruhe einhalten musste und durch die Kreislauflabilität erhöhte Kollapsgefahr besteht. Bei längerer Entlastung der Nieren durch einen Nierenfistelkatheter ist dieser alle 14 Tage durch den Arzt zu wechseln. Ein Verbandwechsel findet alle zwei Tage statt.

In den ersten 4 – 6 Wochen nach der Entlassung darf der Patient mit einer Nierenbeckenplastik keine schweren Lasten heben.

10.3.10 Urinstoma

Pflegeprobleme	Pflegeziele
Hautirritationen, Entzündung der Haut, Allergie, Follikulitis	Aggressivität des Urins kennenlernen, Probleme erkennen und entsprechend handeln können
Infektion, Steinbildung im Stoma, Nierenschädigung	Risiken kennen und verstehen, Abwehrmechanismen kennen und anwenden können
Angst vor der Stomaversorgung	sich innerhalb von 5 Tagen selbst versorgen können
Angst vorm späteren Leben	Behinderung akzeptieren
Angst vor Arbeit und Beruf	Einschränkungen kennen
	zur Rehabilitation beitragen

Tab. 10.2: Pflegeziele nach Urostomaanlage

Fallbeispiel
Frau Eva, 36 Jahre alt, wird mit Hämaturie in die urologische Klinik eingeliefert. Dort wird ein Blasenkarcinom diagnostiziert und daraufhin die Harnblase entfernt. Gleichzeitig wird eine Ureter-Hautfistel (Urinstoma) angelegt. Frau Eva arbeitet als Verkäuferin in einem Bekleidungsgeschäft. Sie ist alleinstehend, hat aber einen großen Bekanntenkreis und ist mit einem gleichaltrigen Mann befreundet. Sie reist und tanzt sehr gerne. Ihr Freund ist über die Erkrankung nur knapp informiert. Frau Eva ist über ihre Krankheit informiert. Sie ist trotz ihres selbstbewussten Auftretens in Bezug auf ihr späteres Leben sehr verängstigt. Die Patientin fühlt sich am 8. postop. Tag körperlich wohl. Sie ist mobilisiert, hat keine Infusionen mehr und kann trinken und essen. Die Darmfunktion ist normal.

Pflegemaßnahmen:

- Information und Aufklärung über Reinigung der Haut (sanfte Reinigungsmittel oder Schaum)
- Information und Aufklärung über Beutelsysteme (Rückflussventil), regelmäßiges Wechseln des Beutels, viel Flüssigkeit trinken
- Alle durchgeführten Maßnahmen erklären, Rückfragen (Verständnis vorhanden?), unter Anleitung selbst durchführen lassen (Reinigung, Beutelvorbereitung und -wechsel), am 5. Tag den Vorgang mit allen zum Stoma gehörigen Situationen erklären und den Wechsel durchführen lassen
- Nach Rücksprache mit der Patientin den Partner bei Gesprächen und Anleitungen einbeziehen
- Adressen von Selbsthilfegruppen für Stomaträger übermitteln, Sozialdienst einbeziehen, evtl. Umschulung.

10.3.11 Prostatektomie

Die postoperative Pflege umfasst allgemein: Beobachtung, Prophylaxen, Körperpflege und frühzeitige Mobilisation.

Bei suprapubischer Operation:

- Überwachung der Spüldrainage (ständiges Beobachten der ein- und auslaufenden Spülflüssigkeit)
- Beobachtung der Blutungsintensität und Koagelbildung
- Flüssigkeitsbilanzierung, viel trinken lassen
- Auch bei Mobilisation Spülsystem geschlossen halten
- Spülung wird entfernt, wenn Spülflüssigkeit klar ist
- Entfernung des Zystostomiekatheters meist am 2. – 3. postop. Tag
- Entfernung des Dauerkatheters nach ca. 7 – 10 Tagen.

Bei transurethraler Operation wird meist ein Mercier-Katheter oder ein dreiläufiger Ballonkatheter eingelegt, der mit 60 – 80 ml Flüssigkeit (je nach Blutungsintensität) geblockt wird. Bei Koagelbildung muss mit einer Janetspritze und steriler Flüssigkeit angespült werden. Der Katheter muss auf Anordnung 1 – 3 stdl. entblockt werden. Nach der Katheterentfernung muss beobachtet werden, ob der Patient den Harn zurückhalten kann. Ist dies möglich, erfolgt eine dreimalige Restharnbestimmung.

Weitere Pflege:

- Psychische Betreuung des Patienten
- Aktivierung zur Mitarbeit
- Aufklärung über Dauer der Blutung und liegenden Katheter

- Hinweis auf die Sterilität (Vasoligatur zur Vermeidung einer Epididymitis)
- Wundversorgung
- Ernährung: steigernd von leichter zu normaler Kost.

Restharnbestimmung

Zur Restharnbestimmung ist die Mitarbeit des Patienten erforderlich. Der Patient entleert seine Blase und meldet sich danach. Jetzt wird der Restharn mittels Ultraschalluntersuchung bestimmt. Bei schwierigen Bestimmungen kann die Blase mit einem Einmalkatheter entleert und die evtl. (Rest-) Harnmenge ermittelt werden.

10.3.12 Allgemeine OP-Vorbereitung und postoperative Pflege

Zur Operationsvorbereitung bei urologischen Erkrankungen wird zusätzlich ein Ausscheidungsurogramm zur Darstellung der ableitenden Harnwege durchgeführt und die Retentionswerte der Nieren zur Funktionsdiagnostik bestimmt. Alle anderen Vorbereitungen sind die gleichen, die bei einer normalen Operation durchzuführen sind (Rasur bzw. Enthaarungscreme, Reinigung, Prämedikation, usw.).

Postoperative Pflege

Die postoperative Pflege hat die Erhaltung und Wiederherstellung der Ausscheidungsfunktion und die Rehabilitation zum Ziel. Hierzu erfolgt die Überprüfung der Katheter und (Saug-)Drainagen auf Durchgängigkeit und Lageveränderungen.

Die von den Ableitungssystemen gesammelte Flüssigkeit (Redon-Drainage, Robinson-Drainage, usw.) muss bei der Flüssigkeitsbilanz berücksichtigt werden.

Nierenfistelkatheter

Der Nierenfistelkatheter leitet den Urin von der Niere durch die Haut direkt nach außen ab. Bei Verlegung kann der Operationserfolg in Frage gestellt sein (Druckanstieg im Hohlsystem). Ein Anspülen bei Verstopfung darf nur durch den Arzt geschehen.

Ureterschiene

Die Ureterschiene dient, wie bei der Gallengangsoperation die T-Drainage, zum Offenhalten des Lumens (z. B. bei Harnleiterrupturen, Harnleiterneueinpflanzungen). Da die Schiene meist aus sehr weichem Material gefertigt ist, besteht die Gefahr der „Verdrehung“ und des Abknickens, was sich durch diffuse Schmerzen bemerkbar machen kann.

11 Psychatrische Erkrankungen

11.1 Sucht

Merkmale der Sucht sind seelische und körperliche Abhängigkeit von der Substanz sowie eine notwendige Dosissteigerung. Fünfundzwanzig Prozent aller stationären Aufnahmen in der Psychiatrie entfallen auf Suchtkrankheiten. Die zahlenmäßig bedeutsamste Suchtkrankheit, weit vor Rauschgift- und Medikamentenabhängigkeit, ist die Alkoholkrankheit. Merkmal aller Suchtkrankheiten ist, dass die Betroffenen massiven Druck (körperlich, seelisch, familiär, gesellschaftlich o. ä.) benötigen, um zu einer Therapie bereit zu sein. Ist keine Krankheitseinsicht vorhanden und entscheidet sich der Patient nicht freiwillig für eine Behandlung, scheitert oft die Therapie.

Umgang mit Suchtkrankheiten

Der Umgang mit Suchtkranken erfordert großes Einfühlungsvermögen und viel Erfahrung seitens des Pflegepersonals.

Allgemeine Punkte:

- Verbindliche Regeln und Ordnungen festlegen (Patient und therapeutisches Team)
- Verständnis zeigen, aber streng und konsequent das therapeutische Ziel angehen
- Takt und einfühlsames Verhalten zeigen, Ausstrahlen innerer Ruhe und Gelassenheit
- Offenheit (Achtung der Persönlichkeit) und Toleranz
- Patienten nicht drohen
- Keine allzu große Distanz zeigen
- Stützung und Förderung „gesunder Anteile" des Patienten (ATL)
- Das Verhalten des suchtkranken Patienten wirkt oft kindlich, er ist vereinsamt, verbittert und misstrauisch. Der Patient sollte sich akzeptiert, wertgeschätzt und ernst genommen fühlen.

11.1.1 Entzugsbehandlung

Akutbehandlung und Entgiftungsphase

Zu Anfang der langwierigen Therapie steht die Entgiftung des Patienten. Sie dauert in der Regel 1 – 2 Wochen und beinhaltet folgende Punkte:

- Intensivbehandlung bei drohenden vitalen Komplikationen (Delirium und Entgiftungsphase können lebensbedrohlich sein)
- Beobachtung (suizidale Handlungen, Erregungszustände, Wahnvorstellungen durch Delirium tremens 1 – 3 Tage)
- Überwachung der für den körperlichen Entzug verabreichten Medikation (Suchtersatz)
- Ggf. Übernahme der Körperpflege mit Prophylaxen
- Ggf. parenterale Ernährung
- Zuwendung.

Während des Entzugs bzw. des Deliriums ist der Patient stark suizidgefährdet. Das Umfeld des Patienten wird abgesichert (siehe 11.3) . Pflegepersonal und andere Patienten können in dieser Phase durch aggressives Verhalten (tätliche Angriffe) gefährdet sein. Eine Einschränkung der Besucher des Patienten kann sinnvoll sein („Einschmuggelgefahr" von Drogen oder Alkohol).

■ ***Die Beobachtung des Patienten im Entzug und in den nachfolgenden Phasen ist von herausragender Bedeutung.***

Beobachtungskriterien:

- Vitalzeichenkontrolle
- Orientierung (örtlich, zeitlich)
- Wirkung und Nebenwirkung der Medikamente
- Stimmungslage (Mimik, Gestik, Verhalten, Werte usw.)
- Stimmungsschwankungen
- Kontakt- und Kommunikationsfähigkeit
- Einfügen in die Stationsgemeinschaft
- Selbständigkeit (Körperpflege, Ernährung, Eigeninitiative).

Entwöhnungsphase

Die Entwöhnungsphase dauert bis zu sechs Monaten und wird unter folgenden Rahmenbedingungen durchgeführt:

- Dem Patienten die Folgen der Erkrankung verdeutlichen
- Stärkung und Förderung der Eigenverantwortung (Übernahme von kleineren, aber nicht unwichtigen Aufgaben)
- Erstellung des Tagesplans in Zusammenarbeit mit dem Patienten (mit psychologischer Unterstützung)
- Dokumentation aller Ereignisse (Fortschritte, Rückschläge, Verhalten usw.)

Zur weiteren Unterstützung der Therapie wird eine Beschäftigungstherapie und Gruppenarbeit mit ihren verschiedenen Möglichkeiten wie Ausflügen, Schwimmen, Stationsversammlung oder Musiktherapie eingesetzt.

Rehabilitation und Hilfsstellen

Mit der Entziehungs- und Entwöhnungsphase ist die Therapie noch nicht beendet. Zur weiteren Behandlung und Betreuung stehen folgende Möglichkeiten zur Verfügung:

- Fachkliniken zur Langzeittherapie
- Selbsthilfegruppen wie Anonyme Alkoholiker, Guttempler, Blaukreuz u. a.
- Drogenberatungsstellen
- Ambulante Fürsorgestellen
- Gesprächsgruppen
- Auch Familien-, Beschäftigungs- oder Musiktherapie.

11.1.2 Suchtprävention

Jeder Mensch kommt, gleichgültig in welchem Alter, in Krisen und Problemsituationen. Nachfolgende Strategien können in dieser Situation unterstützend sein:

- Alkohol in jeglicher Form nicht in schwierigen Situationen als „Dämpfer" benutzen
- Familie als „Rückzugsgebiet" (Geborgenheit), als Studien- und Lernobjekt für Harmonie, Streit und Konflikte einsetzen
- Clique oder Freundeskreis daraufhin überprüfen, ob eine Abhängigkeit zur Clique besteht (tue ich etwas, nur weil es Andere tun, ohne es selbst zu wollen?).

Hilfen in Konflikt- oder Problemsituationen bieten psychosoziale Beratungsstellen von Kirchen, Gemeinden, Telefonseelsorge u. a. Oft können Freunde, Sozialarbeiter sowie Psychologen helfen.

11.2 Verhaltensstörungen und Psychosen

11.2.1 Depression

Depressive Patienten sind sensibel und leicht verletzbar. Sie bedürfen ganz besonderer Zuwendung. Kennzeichen einer Depression sind ein anhaltendes Stimmungstief (z. T. mit Suizidgedanken) und Verlust von Energie und Interesse.

Umgang mit depressiven Patienten:

- Ernst nehmen ihrer Erkrankung
- Persönliche Zuwendung ohne Aufdringlichkeit (Offenheit, Ehrlichkeit im Umgang)
- Eingliederung in den Tagesablauf
- Zur Beschäftigung anregen (sanft zur Teilnahme drängen), dabei den richtigen Zeitpunkt zur Motivierung abpassen
- Optimale Beobachtung (je n. Schwere der Erkrankung besteht Suizidgefahr).

Zu Therapiebeginn mit aktivierenden Antidepressiva sind die Patienten besonders zu beobachten, da die Antriebssteigerung häufig vor der Stimmungsanhebung einsetzt. So erhält ein depressiver, suizidgefährdeter Patient möglicherweise den Antrieb, seinen geplanten Suizid jetzt zu verwirklichen.

Zu Beginn einer Therapie mit Antidepressiva sind die Patienten verstärkt suizidgefährdet.

Besondere Anforderungen des Pflegepersonals bei der Pflege depressiver Patienten

Der Umgang mit Patienten in der Psychiatrie ist aufgrund des vielschichtigen Krankheitsbildes und der unterschiedlichen Schwere der Schicksale schwierig. Es kommt zu:

- Problemen bei der Gesprächsführung
- Frustration, Resignation, da sich die Symptomatik nicht verbessert
- Hilflosigkeit (evtl. keine Gruppengesprächsmöglichkeit, keine Supervision)
- Schuldgefühle, wenn keine Besserung eintritt.

Günstig für das Pflegepersonal, vor allem in psychiatrischen Einrichtungen und Abteilungen, sind daher regelmäßige Gesprächsgruppen, Supervisionen, Balintgruppen.

11.2.2 Manie

Manische Patienten erleben in ihrer gestörten Affektivität eine gehobene euphorische Stimmung. Manie und Depression liegen im Rahmen der Zyklothymie (manisch depressive Erkrankung) eng beieinander. Wechselt die Stimmung eines solchen Patienten, muss dies sofort dem Arzt gemeldet werden.

Umgang mit manischen Patienten

Vertretbare Wünsche sind zu erfüllen, der Patient ist abzulenken und von der Wichtigkeit der Medikamenteneinnahme zu überzeugen. Zur Ablenkung wird der Patient beschäftigt, z. B. durch körperliche Aktivitäten wie Sport oder Gymnastik.

11.2.3 Schizophrenie

Die Schizophrenie ist gekennzeichnet durch Wahnideen, Halluzinationen und Empfindungsstörungen (z. B. optisch, akustisch). Bei schizophrenen Patienten sind Flexibilität und geistige Beweglichkeit des Pflegepersonals besonders wichtig.

Umgang mit schizophrenen Patienten:

- Sensibel sein für die aktuelle Stimmung des Patienten
- Verständnis zeigen, aber irreale Situationen (Halluzinationen, Wahnideen) nicht unterstützen, sondern eigenen Standpunkt aufzeigen, dabei aber nicht widersprechen
- Hilfe zur Selbständigkeit (Entscheidungen in der Anfangsphase abnehmen, aber dabei nicht bevormunden)
- Zuwendung, Sensibilität, Stabilität
- Gesprächsbereitschaft zeigen
- Beschäftigungstherapie (Zeichnen und Malen) und Bewegungsübungen (lenkt ab, hilft für zeitweises Aussteigen aus der Krankheit).

11.3 Suizid

Selbstmord und Selbstmordversuch sind Ausdruck von Hilflosigkeit. Alle Menschen können in vermeintlich ausweglosen Situationen Selbstmordgedanken hegen. Die Mehrzahl der Suizide bzw. Suizidversuche sind als „Hilferufe" an die Außenwelt zu interpretieren. Die Zahl der Suizidversuche ist zehnmal höher als die Zahl der wirklichen Suizide. Nach dem Verkehrsunfall ist Suizid in der Gruppe der 15 – 30jährigen die zweithäufigste Todesursache.

Risikogruppen

Der Versuch der Selbsttötung bzw. die Ankündigung ist einer der letzten „Aufrufe" an die Umwelt. Gefährdet sind besonders folgende Personen:

- Depressive
- Alkoholkranke
- Patienten mit Medikamentenabusus
- Kombination: Alter – Krankheit – Einsamkeit
- Menschen in Konfliktsituationen (Verlust- oder Krisensituationen).

Methoden:

- Vergiftung mit Tabletten (häufigste Methode)
- Erhängen, Erschießen, Stürze von Gebäuden

Umgang mit suizidalen Patienten:

- Zum Selbstmord geeignete Gegenstände und Materialien entfernen, nicht in hohen Stockwerken unterbringen
- Isolationswünschen und -tendenzen entgegenwirken
- Patienten direkt auf die Absichten ansprechen (fördert Offenheit, Einschätzung der Suizidgefahr möglich)
- Kein Einzelzimmer (Mitpatienten sind auch Beobachter; Einsamkeit provoziert evtl. Suizid)
- Patientenzimmer in die Nähe des Dienstzimmers (bessere Beobachtung)
- Motivation mit Sport, Gymnastik, Ergotherapie o. Ä.
- Beobachtung (Erkennen eines präsuizidalen Syndroms [Einengung des Denkens, Autoaggression])
- Ankündigung ernst nehmen (ca. 80 % kündigen ihren Selbstmord offen oder versteckt an).

Hinweise auf die Suizidgefahr

Ungewöhnlich ruhiges Verhalten bei zuvor aggressiven oder verzweifelten Menschen und Ordnen der Umwelt- und Familiensituation können Anzeichen einer Suizidgefährdung sein. Auch das Verschenken persönlicher Sachen, freundliches, angepasstes Verhalten und das Bemühen um scheinbares Wohlbefinden können Anzeichen eines geplanten Suizides sein. Die weit verbreitete These, „Wer vom Selbstmord spricht, tut es nicht", trifft keinesfalls zu!

■ ***Mehr als 80 % aller Suizide sind angekündigt. Suiziddrohungen oder -ankündigungen müssen immer sehr ernst genommen werden.***

12 Besondere Pflegesituationen und -bereiche

12.1 Nachtwache

Der Nachtdienst ist ein besonders sensibler Bereich des Pflegedienstes, da er zum einen durch die unphysiologische Nachtarbeit sehr belastend ist und zum anderen die Patienten weitgehend dem Verantwortungsbereich des sehr selbständig arbeitenden Pflegepersonal unterliegen.

12.1.1 Nachtwachenorganisation

Je nach Größe und Bedarf der Klinik gibt es unterschiedliche Formen der Nachtwache:

Die Stationswache ist verantwortlich für Pflege, Nachtruhe, Versorgung und Überwachung der Patienten auf der Station (Benachrichtigung des Arztes bei Komplikationen). Eine Sitzwache betreut nur einzelne, meist schwer kranke Patienten und muss ständig im Zimmer anwesend sein. Eine eventuell eingesetzte Hauptnachtwache in größeren Krankenhäusern trägt die Gesamtverantwortung für die Nacht und ist den einzelnen Nachtwachen weisungsbefugt.

Im Bereitschaftsdienst muss sich die Krankenpflegekraft an einer vom Arbeitgeber bestimmten Stelle aufhalten und erforderlichenfalls jederzeit die volle Arbeitstätigkeit aufnehmen können. Bereitschaftsdienst leistet meist das OP-Personal. Bei Rufbereitschaft besteht keine Aufenthaltspflicht in der Klinik. Die Pflegekraft muss aber immer über eine Personenrufanlage, Telefon o. Ä. erreichbar sein. Die Rufbereitschaft wird nur bei Notfällen oder Katastrophen benötigt und zählt in der Regel nicht zum Nachtdienst. Um im Nachtdienst eingesetzt werden zu können, muss die Pflegeperson berufliche Selbständigkeit erreicht haben und verantwortungsbewusst handeln können.

Vorbereitung für den Nachtdienst:

- Genügend Schlaf (ausschlafen)
- Wenn möglich einen kurzen Spaziergang an der frischen Luft machen
- Optimale Ernährung (mindestens eine warme Mahlzeit)
- Wenn möglich, Lärmquellen zuhause beseitigen (Telefon leiser stellen, Klingel abstellen usw.).

Nur sehr wenige Menschen sind reine „Nachtmenschen“, die bis tief in die Nacht hinein konzentriert arbeiten können. In der Regel tritt zwischen 0^{00}– 3^{00} Uhr ein Leistungs- und Konzentrationsminimum mit starker Müdigkeit auf. In dieser Zeit sollten die Pflegenden möglichst Routinetätigkeiten ausführen und in Bewegung bleiben (z. B. Aufräumen).

12.1.2 Aufgaben der Nachtwache

Die Übernahme der Nachtwache erfolgt mit dem mündlichen und schriftlichen Bericht des Spätdienstes über:

- Zustand der Kranken
- Zu- und Abgänge
- Verordnungen und Hinweise für die Nacht (Infusionen, Medikamente usw.)
- Aufenthaltsort und Rufnummer des Dienst habenden Arztes
- Übernahme der Dokumente
- Begrüßung der Patienten und namentliche Vorstellung bei Patienten, die noch wach sind.

Allgemeine Aufgaben:

- Gegen 22^{00} Uhr für Ruhe sorgen (Lichter löschen; Patienten, die noch auf dem Flur sind, bitten in einen Aufenthaltsraum zu gehen)
- Fenster und Türen abschließen (Wetter, Einbruch)
- Ggf. Geräte (z. B. Monitore, Untersuchungsgeräte, Lampen) abschalten (Unfallgefahr, Energiesparen).

Während des Nachtdienstes hat sich die Pflegekraft in dem ihr zugewiesenen Arbeitsraum aufzuhalten, von dem aus sie den Bereich übersehen und beobachten kann. Wird die Pflegekraft zum Patienten gerufen, hat sie untergeordnete Arbeiten zu unterbrechen und sich zum Patienten zu begeben. Rufen gleichzeitig mehrere Patienten, so wird erst der Schwerkranke versorgt, wobei die anderen Kranken kurz über das baldige Kommen benachrichtigt werden. Im Krankenzimmer ist möglichst nur das Nachtlicht anzustellen.

Kontrollgänge

Kontrollgänge sollten in bestimmten Abständen durch alle Zimmer und nach folgenden Kriterien durchgeführt werden:

- Sind alle Patienten in ihren Betten bzw. Zimmern
- Schlafen alle Patienten
- Zeigen sich Veränderungen im Zustand des Patienten, die das Eingreifen des Arztes erfordern.

Bei folgenden Veränderungen muss der Arzt benachrichtigt werden:

- Anzeichen, die für ein Koma, Schock oder Blutung sprechen
- Atembeschwerden
- Pulsabweichungen
- Zyanose
- Blässe
- Kalter Schweiß
- Schüttelfrost
- Heftige Schmerzen.

Alle Vorfälle, Veränderungen und ausgeführte Verordnungen müssen zur Information dokumentiert und am Morgen dem Frühdienst übergeben und berichtet werden.

■ ***Während des Nachtdienstes darf auf keinen Fall – auch bei geringem Arbeitsaufwand – eingeschlafen werden. Die Pflegekraft muss immer erreichbar sein.***

12.2 Der alte Mensch

Durch die gestiegene Lebenserwartung (bessere Diagnose-, Therapie-, Narkose,-Operations- und Rehabilitationsmöglichkeiten) kam es in den letzten Jahrzehnten zu einer „Überalterung" der Bevölkerung und der Zunahme des Anteils an älteren Menschen. Dementsprechend nimmt die Zahl an alten Menschen in der ärztlichen Praxis und den Krankenhäusern stark zu.

12.2.1 Störungen der Körperfunktionen im Alter

Die normalen biologischen Altersvorgänge werden in unserer Gesellschaft immer mehr als krankhafte Störung betrachtet. Geschwindigkeit und Ausprägung des Alterns sind individuell und können durch bestimmte Maßnahmen (körperliche Aktivitäten, geistiges Training und allgemeines Interesse und Teilnahme am Zeitgeschehen) verlangsamt werden.

Physische Störungen:

- Nachlassen der Sehkraft durch Augenkrankheiten und mangelndes Training
- Einschränkung der Hörfähigkeit durch Verknöcherungen im Mittelohr, Frequenzeinbußen
- Einschränkung der körperlichen Belastbarkeit durch Osteoporose, Reduktion der Muskelmasse, Arthrosen.

Mögliche psychische Störungen:

Bedingt durch die Isolations- und Resignationstendenzen entstehen oft schnell wechselnde Gefühlsanwallungen. Sie schwanken zwischen:

- Teilnahmslosigkeit und Euphorie
- Selbstmitleid, Selbstaufgabe und Hoffnungsdenken
- Bitterkeit, Klagen und überzogene Duldsamkeit
- Zukunftspläne, Lebensbejahung und Todeswunsch
- Sparsamkeit, Geiz und übertriebener Freigiebigkeit
- Tränen, Trauer und Freude, Befriedigung.

Durch die zunehmende Vereinsamung fühlen sich die alten Menschen unnütz und beiseite geschoben. Die negative bzw. mangelnde Erwartungshaltung an die Zukunft (trübe und leer) verstärkt den Wunsch nach Anerkennung und Integration. Psychosomatische Störungen und Beschwerden nehmen zu, die Patienten fliehen häufig in die Krankheit (sekundärer Krankheitsgewinn).

Geistige Alterserscheinungen (Störungen):

- Konzentrationsmangel, Reduktion des Kurzzeitgedächtnis
- Älterer Gedächtnisbesitz spiegelt das Trugbild der „Guten alten Zeit" (gutes Langzeitgedächtnis)
- Evtl. Verminderung von Feingefühl, Takt und Kritikvermögen
- Verlangsamtes Denken, Schwerfälligkeit
- Oberflächliches und vereinfachtes Aufnehmen von Neuem
- Starres Denken durch Zerebralsklerose, Gedankenarmut.

12.2.2 Situation im Krankenhaus

Die „Entwurzelung" aus dem gewohnten Umfeld, durch die Einlieferung eines älteren Menschen in ein Krankenhaus, bringen für diesen eine große Umstellung mit sich.

Mögliche Ansichten und Eindrücke:

- Krankenhaus als letzte Station des Lebens
- Furcht und Ängste vor dem Unbekannten
- Einschränkung der Individualität und totale Abhängigkeit
- Misstrauen durch mangelnde Aufklärung und Verständnislosigkeit gegenüber scheinbar unnötiger Behandlung und Betreuung.

12.2.3 Pflege und Betreuung

Nachfolgende Grundsätze des Umgangs mit alten Menschen sollten Beachtung finden:

Richtlinien in der Betreuung alter Menschen:

- Alte Menschen ernst nehmen, mit Achtung begegnen
- Taktvolles Miteinander
- Gefühl der Geborgenheit vermitteln
- Wahrheit ist oft besser als Mitleid oder Trost
- Kommunikations- und Kontaktunterstützung durch Aufteilen der Patienten in Mehrbettzimmern nach Konstitution und geistiger Beweglichkeit
- Aktivierung und Reaktivierung z. B. mit Bewegungs- und Beschäftigungsmöglichkeiten
- Untätigkeit vermeiden

- Wenn möglich, auf alte Gewohnheiten Rücksicht nehmen
- Keine Umerziehung vornehmen (alte Werte und damit Halt gehen hierbei verloren)
- Sorgfältige Körperpflege, rechtzeitiger Wäschewechsel (stehen möglicherweise in Kontrast mit Gewohnheiten des älteren Menschen!)
- Kein Tadel bei häufiger Verschmutzung (Inkontinenz)
- Durchführung der notwendigen Prophylaxen
- Altersgerechte Ernährung
- Ausreichendes Flüssigkeitsangebot (zum Trinken animieren) und Ausscheidungskontrolle
- Auf korrekte und ausreichende Bekleidung beim Verlassen des Bettes achten (Erkältungsgefahr).

■ ***Mangelhafte Bekleidung (Patient ist nur mir einem „Flügelhemdchen" bekleidet und wird mobilisiert) ist ein unwürdiger Anblick und spiegelt zudem die Qualität der Pflege wider.***

12.3 Der sterbende Mensch

Der Tod passt nicht in das Leistungsdenken der Gesellschaft, er kann aber weder durch den Einsatz von Technik noch durch die Naturwissenschaften verhindert werden. Die dadurch bedingte Tendenz zur Tabuisierung und Verdrängung muss vermieden und der Tod als ein natürlicher Bestandteil des Lebens akzeptiert werden. Im Krankenhaus wird daher besonders großer Wert auf eine menschenwürdige Sterbebegleitung gelegt.

12.3.1 Sterbephasen

Zwischen den klassischen Sterbephasen (nach Kübler-Ross) bestehen fließende Übergänge und individuelle Besonderheiten.

Nichtwahrhabenwollen und Isolierung

Nach der endgültigen Diagnose erfolgt zuerst die Phase des Nichtwahrhabenwollens mit:

- Innerer Ablehnung, Negierung der Diagnose, „Ich-nicht-Mentalität", Aufbau einer Scheinwelt und -sicherheit
- Patienten suchen evtl. einen anderen Arzt, der Diagnose und Prognose widerlegt.

Diese Phase ist die erste Reaktion auf eine Diagnose oder die Gewissheit des Todes, sie erlaubt dem Sterbenden Abwehrmechanismen aufzubauen. Diese Phase tritt während des Sterbens immer wieder auf.

Verweigerung

Auf die erste Phase folgt die Phase der Verweigerung mit Ärger, Wut, Neid und die Frage: „Warum gerade ich?"

- Ärger, allgemein oder gezielt auf die Umwelt
- Aufbau von Schuldgefühlen in der Familie und bei Freunden
- Steigerung der Anteilnahme oder Rückzug der Familie und Freunde steigern noch die Verärgerung.

Tolerantes Verhalten, gute Behandlung und Zuhören hilft hier den Patienten weiter.

Verhandeln

Die Phase ist gekennzeichnet durch einen inneren Kampf gegen den Tod und einen Versuch des Aufbäumens:

- Durch Verhandeln soll ein Aufschub erreicht werden
- Nach dem Verhandeln werden Forderungen gestellt
- Eingeständnis von Schuld.

Nicht dem Sterbenden zustimmen und evtl. verstärken, nur „zulassen".

Depression und Kummer

Depressionen und Kummer sind für den Abschied notwendig.

- Gefühl, großen Verlust hinnehmen zu müssen
- Vorweggenommene Trauer.

Hier als Person dabei sein. Keine großen Worte.

Zustimmung

Während dieser Phase hat der Patient sein Schicksal angenommen.

- Patient ist weder niedergeschlagen noch ärgerlich
- Patient hat evtl. einen Mangel an Gefühlen (situationsentsprechend).

Die Bedürfnisse des Patienten stehen im Vordergrund, der Patient ist nicht mehr so stark an seiner Umwelt interessiert. Sein Wunsch, alleingelassen zu werden, steht eher im Vordergrund. Allein durch Anwesenheit kann dem Patienten geholfen werden, sich zu lösen.

12.3.2 Sterbebegleitung

Die persönlichen Eigenschaften für den Umgang und die Pflege Sterbender sind sehr wichtig. Um einem Menschen in seinen letzten Stunden beistehen zu können, sollten folgende Eigenschaften vorhanden sein:

- Einfühlungsvermögen, Takt und Geduld
- Ernst, Reife, Persönlichkeit und Verantwortungsbewusstsein.

Beim Sterben hat ein Mensch körperliche, soziale und seelische Bedürfnisse.

Körperliche Bedürfnisse:

- Einzelzimmer, Pflegemaßnahmen und gründliche Körperpflege zu gewohnten Zeiten
- Mahlzeiten, Abführen je nach Bedarf
- Bequeme Lagerung
- Ausreichende Gabe von Sedativa und Schmerzmitteln bei Bedarf.

Soziale Bedürfnisse:

- Kontakt mit Angehörigen und Regelung persönlicher Angelegenheiten ermöglichen.

Seelische Bedürfnisse:

- Zuwendung, Gespräche, ggf. Religion unterstützen.

Für den Sterbenden wirkt der massive Einsatz von Technik sehr belastend. Geräusche, blendendes Licht oder permanente Dunkelheit sollten vermieden werden. Ausweichende oder widersprechende Antworten vom Pflegepersonal wirken negativ und belastend.

■ ***Dem Sterbenden sind nach Arztanordnung bedarfsorientierte und ausreichende Beruhigungs- und Schmerzmitteln zu geben.***

Trotz des Wissens um das Sterben des Patienten müssen auftretende Veränderungen (mögliche Hinweise auf den nahen Tod) sofort dem Arzt gemeldet werden. Zu diesen gehören:

- Kleiner, unregelmäßiger Puls
- Oberflächliche, unregelmäßige Atmung
- Plötzliche Blässe oder Zyanose
- Kalter, klebriger Schweiß
- Motorische Unruhe bzw. Apathie.

12.3.3 Todeszeichen

Wenn Herzschlag und Atmung aussetzen, spricht man vom klinischen Tod.

Unsichere Todeszeichen:

- Blässe
- Fehlender peripherer Puls
- Atemstillstand
- Weichwerden des Augapfels (auch beim Koma diabeticum)
- Eintrocknen der Hornhaut des Auges.

Sichere Todeszeichen:

- Leichenstarre (ca. 1 Stunde nach dem Tod vom Unterkiefer abwärts)
- Leichenflecken (ca. 1 Stunde nach dem Tod auftretende dunkel bis blaurote Flecken der tiefer gelegenen Körperpartien)
- Fäulniserscheinungen (erst nach Tagen, Verwesungsgeruch).

Die Kombination und der Ausprägungsgrad der Befunde erlaubt die Feststellung des Todeszeitpunktes.

12.3.4 Versorgung des Toten

Jede Verrichtung an einem Leichnam wird mit der nötigen Achtung durchgeführt, unnötige und überflüssige Berührung des Toten sollten aus Gründen der Hygiene und der Pietät unterbleiben.

Vorgehen:

- Lider schließen (ggf. feuchte Tupfer auflegen)
- Alle angeschlossenen Geräte, Infusionen, Sonden entfernen
- Kiefer mit Mull- oder Papierbinde hochbinden
- Schmuck oder sonstige Wertgegenstände nach Rücksprache mit den Angehörigen abnehmen und sicher aufbewahren (später gegen Quittung den Angehörigen oder der Verwaltung aushändigen)
- Entkleidung des Toten, flach hinlegen, Reinigung des Leichnams und weißes Hemd anlegen
- Hände falten bzw. zusammenlegen
- Gummituch unter dem Leichnam als Auslaufschutz von Darm und Blase
- Leichnam zur Pietät und Verhinderung von Keimverschleppung in ein frisches Leintuch einschlagen, „Fußzettel" mit Name, Station, Sterbedatum, Geburtsdatum und Aufnahmenummer sicher anbringen
- Absprache mit den Angehörigen, wo und wann sie den Verstorbenen nochmals sehen möchten
- Möglichst diskreter Transport in die Leichenhalle.

12.4 Chronische Krankheiten

Chronische Krankheiten zeichnen sich durch einen langjährigen nicht selten unheilbaren Verlauf aus. Als chronische Krankheiten gelten z. B.:

- Bronchitis
- Colitis ulcerosa
- Diabetes mellitus
- Niereninsuffizienz
- Rheumatische Erkrankungen.

12.4.1 Diabetes mellitus

Die so genannte Zuckerkrankheit schränkt den Patienten in der gesamten Lebensgestaltung, vor allem in der Nahrungsaufnahme stark ein. Ein kooperativer, informierter und medikamentös optimal eingestellter Diabetiker kann aber ein weitgehend normales Leben führen.

Psychosoziale Aspekte beim Diabetes mellitus:

- Keine Schmerzen
- Keine Funktionseinschränkungen
- Patient bleibt selbständig
- Krankheit lässt sich einstellen
- Auftreten von Spätschäden.

Bei kaum einer Erkrankung spielt eine umfassende Aufklärung des Patienten über Bedeutung, Therapie und Verlauf eine so große Rolle wie beim Diabetes mellitus.

Diabetikerschulung

Die Mehrzahl der Kliniken hat eine eigene Diabetikerschulung eingerichtet. In ihr und durch das Pflegepersonal werden alle für den Diabetiker wichtigen Punkte angesprochen und eingeübt.

Diät:

Jede Änderung oder Abweichung von der Diät kann das Krankheitsbild verstärken.

- Nahrung der Diabetiker wird in Broteinheiten (BE) berechnet
- Kostzusammenstellung ca. 10 – 15 BE/Tag bzw. Insulingabe nach Blutzuckerwert.

10 – 12 g Kohlenhydrate entsprechen 1 BE.

Richtlinien zur Diät bei übergewichtigen (Typ II b) Diabetikern:

Beim Diabetes mellitus Typ II b handelt es sich meist um Patienten mit eingeschränkter Insulinsekretion (bzw. normaler oder gesteigerter Insulinproduktion) aber reduzierter Insulinempfindlichkeit. Nachfolgende Richtlinien gelten für übergewichtige Diabetiker, die ausschließlich diätetisch eingestellt werden:

- Anstreben des Idealgewichtes
- Meiden von Zucker, Alkohol und viel Fett
- Mit Süßstoff süßen, da Zuckeraustauschstoffe wegen ihres Energiegehaltes weniger geeignet sind
- Bei allen diätetischen Lebensmitteln auf den Kaloriengehalt achten
- Reichlich kalorienfreie Flüssigkeit
- Ballaststoffreiche Kost.

Bei insulinpflichtigen Diabetikern (Typ I) muss der „Spritz-Essabstand" entsprechend der Insulinart eingehalten werden. Er beträgt 15 Minuten bei Normalinsulin (Altinsulin) und 30 – 45 Minuten bei Verzögerungsinsulin (Depotinsulin). Kohlenhydrate (BE) sollten über den ganzen Tag auf 5 – 6 kleine Mahlzeiten verteilt werden. Für den Notfall (Hypoglykämie) müssen schnell wirksame Kohlenhydrate, wie z. B. Traubenzucker, Würfelzucker oder gesüßter Tee, greifbar sein. Bei Anzeichen einer Hypoglykämie kann auch Obst oder Joghurt ausreichend sein. Bei vermehrter körperlicher Tätigkeit (Sport, schwere Arbeit) ist der Kohlenhydratbedarf entsprechend anzupassen.

Zur Information und Aufklärung des Diabetikers gehört auch das Erkennen einer drohenden Hypo- und Hyperglykämie. Ebenso sollten die auslösenden Ursachen bekannt sein.

	Hypoglykämie	Hyperglykämie
Ursachen	Auslassen einer Mahlzeit ungewohnte körperliche Belastung, Sport Überdosierung von Insulin oder Antidiabetika Alkohol im Übermaß	Vergessen oder zu geringe Dosierung von Insulin oder Antidiabetika Diätfehler (Zucker, Torte) fieberhafte Erkrankungen, Infekte
Symptome	Entwicklung in Minuten feuchte, schweißige Haut Hungergefühl Blässe, normale Atmung hypertone Muskulatur Unruhe, Zittern Benommenheit, Bewusstlosigkeit	Entwicklung über Tage trockene Haut Durstgefühl tiefe, große Atemzüge schlaffe Muskulatur erhöhte Urinausscheidung Acetongeruch Apathie bis zur Bewusstlosigkeit, Fieber

Tab. 12.1: Hypo-/ Hyperglykämie

Insulinarten

Für die individuelle Einstellung eines insulinpflichtigen Diabetikers gibt es in Bezug auf Wirkeintritt und -dauer unterschiedliche Insulinarten.

Umgang mit Insulin:

Die Berechnung der Insulindosen erfolgt wegen der unterschiedlichen Konzentrationen der Präparate nie in ml sondern immer in Internationalen Einheiten (IE).

In Deutschland sind derzeit Insuline mit 15 – 100 IE/ml im Handel sowie Insulinspritzen mit 40 oder 100 IE/ml.

Insulinart	Altinsulin	Depotinsulin	Kombinsulin
Injektion	i.v., i.m., s.c.	i.m., s.c.	i.m., s.c.
Injektionszeit	10 – 20 min. vor dem Essen	30 min. vor dem Essen	30 min. vor dem Essen
Wirkeintritt	sofort	nach 1 – 2 Std.	zum Teil sofort
Wirkmaximum	$^1/_2$ – 2 Std.	4 – 12 Std.	2 – 6 Std.

Tab. 12.2: Insulinarten

Spritztechnik

Jeder insulinpflichtige Diabetiker muss die Spritztechnik und die damit verbundenen hygienischen Maßnahmen kennen.

- Wissen im Umgang mit oralen Antidiabetika bzw. Insulin
- Name der Tabletten bzw. des Insulins
- Regelmäßige und zeitgleiche (Dosis und Zeit) Tabletteneinnahme bzw. Injektion
- Injektionsort (Wechseln der Einstichstelle)
- Aufbewahrung, Verfallsdatum.

Kontrollen

Neben den regelmäßigen Routinekontrollen beim Hausarzt, zur Beurteilung der aktuellen Stoffwechsellage und evtl. Spätschäden (Retinopathie, Mikroangiopathie), sollte jeder Diabetiker genaue Selbstkontrollen durchführen und auch dokumentieren:

- Blutzuckerkontrolle
- Regelmäßige Gewichtskontrolle

- Harnzucker- und Acetonkontrolle mit Teststreifen
- Beobachtung (Haut, Zähne, Mundschleimhaut, Füße)
- Diätkontrolle
- Diabetikerausweis und Notfall-BE immer bei sich tragen.

Ratschläge für Diabetiker im Straßenverkehr

Wegen der Besonderheiten der Erkrankungen sollten Diabetiker folgende Regeln beachten:

- Nachtfahrten vermeiden
- Vor Fahrtantritt ausreichend essen
- Bei längeren Fahrten nach jeder Stunde eine Kleinigkeit essen
- Alle zwei Stunden Kohlenhydrate zu sich nehmen
- Beim Verdacht auf Hypoglykämie sofort anhalten und Notfall-BE essen.

Neben Diät, oralen Antidiabetika und Insulin steht als vierter Grundpfeiler der Diabetestherapie die körperliche Bewegung. Regelmäßig ausreichend Bewegung fördert die Durchblutung, unterstützt die Normalisierung des Gewichtes und trägt zur Stabilisierung der Stoffwechselsituation bei.

Körperpflege

Eine optimale Durchführung der Körperpflege ist für den Diabetiker besonders wichtig, da bereits kleine Verletzungen zu großen, schwer heilenden Gewebedefekten führen können.

Wichtige Regeln bei der Körperpflege:

- immer sorgfältig nachtrocknen
- Trockene Haut nur leicht eincremen (keine Fettsalben)
- Fußbäder mit lauwarmen Wasser
- Regelmäßiges und sorgfältiges Schneiden der Fußnägel verhindert Verletzungen, die zu schlecht heilenden Wunden führen könnten (ggf. medizinische Fußpflege)
- Vermeidung von Druckstellen und feuchte Kammern an den Füßen durch geeignetes Schuhwerk.

■ ***Selbst kleine Verletzungen können auf dem Boden diabetischer Durchblutungsstörungen (Mikroangiopathie) zu erheblichen Wundheilungsstörungen mit Gangrän führen.***

12.4.2 Rheumatische Erkrankungen

Rheuma ist eine langwierige Erkrankung, die in erster Linie die Gelenke betrifft und praktisch immer chronisch verläuft.

Psychosoziale Aspekte:

- Starke Schmerzen
- Funktionseinschränkung
- Behinderung
- Auf Hilfe angewiesen
- Regelmäßige Medikamenteneinnahme.

Chronische Polyarthritis

Eines der größten Probleme für den Patienten ist die Morgensteifigkeit der Gelenke. Diese ist insbesondere im Krankenhaus bei der Arbeitsplanung zu berücksichtigen. Als wichtiger Punkt für die Pflege gilt, den Patienten nicht zu wecken und sofort zum Aufstehen aus dem Bett anzuhalten, sondern ihm die Möglichkeit zu geben, langsam in Gang zu kommen.

Pflegerische Aspekte:

- Nur helfen, wenn es der Patient nicht selbst kann
- Fragen, wo man ihn anfassen kann
- Keine Ungeduld zeigen, auch wenn wenig Zeit vorhanden ist.

Jeder Rheumakranke kann, auch wenn er stark behindert ist, viele Dinge selbst erledigen. Meist fördert die frühe pflegerische Intervention nur den Beginn der Unselbständigkeit.

Hilfsmöglichkeiten:

- Leichte Zudecke, Aufstellen einer Fußbank
- Beim Kämmen helfen (Schultergelenk), Füße waschen
- Katapultsitz, Sitzkissen, Zimmerrollstuhl
- Brot streichen, Fleisch schneiden (wenn die Handgelenke betroffen sind)
- Leicht zu kauende Kost (Kiefergelenke)

Spezielle Hilfsmittel anbieten wie:

- Moosgummi für das Besteck, Kugelschreiber, Zahnbürste (Vergrößerung der Grifffläche)
- Knopfschließer, Strumpfanzieher, Spezialholzbrett, längere Greifzange.

Eine große Erleichterung erfahren die Patienten, wenn sie richtig gelagert und mobilisiert werden.

Lagerung:

- Konsequente Durchführung
- Sekundäre Fehlstellungen verhindern
- Anwendung von Schienen (Gelenkschutz und Vorbeugung von Beugekontrakturen).

Durch ständige, starke Schmerzen wird meist eine Schonhaltung eingenommen, die zu schwer korrigierbaren Kontrakturen führt.

Richtige Lagerung:

- Hüft- und Kniegelenk in Streckstellung
- Sprunggelenk im rechten Winkel (z. B. Schaumstoffquader)
- Oberarm im Schultergelenk 50 – 70 Grad abduziert
- Ellenbogen in Mittelstellung
- Handgelenk unterstützt.

Medikamentöse Therapie:

Die Therapie mit Antirheumatika und den Basismedikamenten wie z. B. Gold, Antimalariamittel, Imurek®, Azulfidine und Methotrexat ist mit vielen Nebenwirkungen belastet:

- Blutbildveränderungen
- Ausschlag auf der Haut und im Mund, Juckreiz
- Sehstörungen
- Appetitlosigkeit
- Hautblutungen.

■ ***Genaue Patientenbeobachtung bei medikamentöser Rheumatherapie.***

12.5 Leukämie

Eine exakte Pflegeplanung ist bei Leukämiepatienten unabdingbar, da nur geplantes und zielgerichtetes Arbeiten die Gefahr iatrogener (durch Keimverschleppung erworbene) Infektionen verhindert.

Isolation

Die Isolation des Patienten erfolgt in der Regel immer dann, wenn der Patient einen ausgeprägten Granulozytenmangel und damit eine eingeschränkte Abwehrlage hat.

Wichtige Punkte zur Isolation:

- Ausführliche Information des Patienten
- Schild „Isolation" an die Türe anbringen
- Vor Betreten des Zimmers: Händedesinfektion, Mundschutz, Schutzkittel
- Pflegeutensilien bleiben im Zimmer oder im Vorraum des Einzelzimmers (Pflegewagen im Zimmer oder in der Schleuse)
- Auf tägliche Körperpflege des Patienten achten
- Täglicher Wäschewechsel (Patientenwäsche, Handtücher, Waschlappen, Schlafanzug)
- Tägl. frischer Bettbezug bzw. Auswechseln des Bettes
- 1 x tägl. Wischdesinfektion (Einrichtungsgegenstände)
- 2 x tägl. Reinigung des Bodens und Bades („Umkehrdesinfektion")
- Fenster dürfen geöffnet werden (Frischluftzufuhr, aber kein Zug)
- Nur desinfizierte Untersuchungsgegenstände (Fieberthermometer, Stethoskop) verwenden.

Die Patienten dürfen je nach Krankheitszustand und Erlaubnis des Arztes mit Mundschutz auf dem Flur und evtl. im Patientengarten spazieren gehen.

Psychische Betreuung

Die psychische Betreuung gehört zu den wichtigsten Aufgaben des Pflegepersonals. Da diese Betreuung eine starke Belastung für das Pflegepersonal darstellt, sollte sie durch Gesprächskreise (Balint-Gruppen, Supervision) gestützt und aufgefangen werden.

Prophylaxen

Häufig sind die Leukämiepatienten jung und mobil, so dass nur spezifische Prophylaxen eingesetzt werden müssen.

Mögliche Prophylaxen:

- Soorprophylaxe (Infektion durch gestörte Abwehrlage)
- Pneumonieprophylaxe (Infektion durch gestörte Abwehrlage)
- Obstipationsprophylaxe (Zerstörung der Darmflora durch Zytostase)
- Allgemeine Infektionsprophylaxe (hygienische Maßnahmen, Medikamente).

Mundpflege

Während der Behandlung mit Zytostatika und durch die geschwächte Abwehrlage können Infektionen, Ulzerationen und Nekrosen an der Mundschleimhaut entstehen. Sorgfältige Mundpflege kann dies eindämmen oder gar verhindern. Sie wird z. B. als prophylaktische Maßnahme mit 6 x tägl. Mundspülungen mit einer Mischlösung (20 ml Bepanthenlösung®, 20 ml Kamillosanlösung®, 500 ml Aqua dest.), sowie nach jeder Mahlzeit Moronalsuspension® (Vermeidung von Soorpilzinfektion im Mund) durchgeführt.

Bestehen bereits Ulzerationen, so können diese z. B. mit Candio Hermalpaste® bepinselt werden.

Essen

In der Isolationsphase darf der Patient wegen der Keimverschleppung keinen frischen Salat oder ungeschältes Obst zu sich nehmen.

Das Essen soll sich der Patient aus den verschiedenen Kostformen der Krankenhausküche auswählen können. Auch Diäten sollten nicht zu streng gehandhabt werden.

Beobachtung und Pflege

Während der Isolationszeit werden die Vitalzeichen nach Bedarf kontrolliert. Die Körpertemperatur darf nur axillar oder in der Leiste gemessen werden. Weitere wichtige Maßnahmen sind:

- Beobachtung auf Schleimhautveränderungen und Zahnfleischwucherungen
- 1 x tägl. Verbandwechsel der Punktionsstellen (Infusion)
- Beobachtung der Psyche des Patienten
- Beobachtung auf Zeichen der Anämie, hämorrhagische Diathesen, Mikro- und Makrohämaturie, Allgemeinzustand.

Es sollten wegen der erhöhten Blutungsgefahr keine Suppositorien, i.m.-Spritzen, Magensonden, Dauerkatheter oder Sauerstoffsonden verabreicht bzw. angewendet werden.

Sekundärinfektionen

Mit Zytostatika behandelte Patienten neigen durch die Abwehrschwäche sehr häufig zu schweren Sekundärinfektionen. Prophylaktische Maßnahmen zur Verhinderung von Sekundärinfektionen sollten daher gewissenhaft durchgeführt werden.

Bronchitis/Pneumonie:

- Keimarme Umgebung (Einzelzimmer)
- Erkältete Besucher und Personal fern halten
- Keine Topfpflanzen.

Zystitis:

- Vor lokaler Unterkühlung schützen (warme Unterwäsche)
- Intimhygiene
- 2 – 3 Liter Flüssigkeit pro Tag
- Dauerkatheter nur bei dringlicher Indikation.

Soor/Parotitis:

- Täglich Zahnpflege und Spülung der Mundhöhle
- Kautätigkeit anregen, Gabe von Mykostatika.

Mykosen:

- Sorgfältige Hautpflege, keine feuchte Kammern
- Täglicher Bettwäschewechsel.

Thrombophlebitis:

- Asepsis bei der Infusionstherapie, tägl. Verbandswechsel
- Venen auf Entzündungszeichen kontrollieren.

12.6 Bestrahlungspatienten

Zur Behandlung von bösartigen Tumoren kann neben einem operativen Eingriff und zytostatischer Therapie eine Strahlentherapie zum Einsatz kommen. Je nach Bestrahlungsart muss der Patient gesondert vorbereitet werden.

Röntgenbestrahlung:

- Kennzeichnung der Bestrahlungsstelle
- Pudern der bestrahlten Stelle.

Gammatron

Die Bestrahlung im Gammatron erfolgt mit Gammastrahlen. Die Patienten werden von ihren Stationen zu den Bestrahlungen in die Bestrahlungsabteilung gebracht.

Radiumeinlagen

Für die Dauer der Behandlung (10 – 24 Stunden) müssen die Patienten im so genannten Strahlenbunker in speziellen Zimmern bleiben. Die Radiumeinlagen (Platten, Kegel, Stäbchen) werden in Spinalanaesthesie eingelegt (z. B. in den Uterus) und nach der Liegedauer wieder im Strahlenbunker gezogen.

Vorbereitung:

- Reinigungseinlauf
- Rasur der Schambehaarung
- Nüchtern
- Beruhigungsmittel bzw. Prämedikation
- Heparin zur Thromboseprophylaxe.

Pflege:

- Radiumpatienten bekommen immer einen Dauerkatheter gelegt
- Keine Körperwäsche während der Bestrahlungszeit
- Stündliche Kontrolle des Patienten.

Das Pflegepersonal sollte wegen der Strahlung nur wenn es unbedingt erforderlich ist, (z. B. Erbrechen, RR-Kontrollen, BZ-Kontrollen, Wechseln der Vor- bzw. Unterlagen) zum Patienten gehen. Im Zimmer dürfen Arbeiten nur hinter einer Bleiwand durchgeführt werden.

Iridiumbestrahlung

Mit Iridium können Mamma-, Zungenboden- und Analkarzinome behandelt werden. Die Iridiumspickungen erfolgen in der Regel in Vollnarkose bzw. Spinalanästhesie. Für die Zeit der Bestrahlung (2 – 4 Tage) verbleiben die Patienten im Strahlenbunker.

Pflege:

- Patienten mit Analspickungen erhalten einen Dauerkatheter
- Bettruhe bei Analspickungen
- Ausscheidungen müssen nicht gesondert entsorgt werden
- Strahlenschutzmaßnahmen wie bei Radiumeinlagen.

■ ***Die Patienten sollen die Körperpflege selbst durchführen. Sind sie dazu nicht in der Lage, wird darauf verzichtet.***

Jodbestrahlung

Bei der Jodbestrahlung müssen die Ausscheidungen, im Gegensatz zu den anderen Bestrahlungsarten, gesondert entsorgt werden (Lagerung für $^1/_4$ Jahr).

Weitere wichtige Punkte:

- Verwendung von Einmalwäsche und Einmalgeschirr (bei Kontamination gesonderte Entsorgung)
- Keine Besuche auf der Station
- Patienten mit hohen Dosen erhalten ein Einzelzimmer, sonst Zweibettzimmer mit Bleiwand zwischen den Patienten
- Bleiwände für das Pflegepersonal (nur kurze Aufenthalte im Zimmer)
- Isolation für 3 – 5 Tage („Zimmerarrest").

Nach 3 – 5 Tagen dürfen die Patienten für ca. $^1/_2$ Stunde die Station verlassen, aber keine fremde Toilette benutzen. Bei Todesfällen darf die Bestattung erst nach ca. 8 – 14 Tagen stattfinden. Eine Erdbestattung kann nach ca. 8 – 10 Tagen erfolgen, wobei die Leichen aber tiefer beerdigt werden müssen. Zur Feuerbestattung muss länger gewartet werden.

12.7 Operative Eingriffe

12.7.1 Präoperative Phase

Jeder Mensch, gleichgültig ob er akut oder planmäßig operiert und behandelt wird, befindet sich in einer für ihn meist nicht durchschaubaren Ausnahmesituation mit großer Angst und Unsicherheit. Der Patient ist in dieser Situation auf Führung und Beistand angewiesen.

Hilfestellung durch das Pflegepersonal:

- Vermittlung zwischen Arzt, Patient und Angehörigen
- Information des Patienten (intensive Aufklärung durch den Arzt)
- Ermutigung und Aufmunterung des Patienten.

Präoperative Pflege

Die präoperative Pflege soll den Patienten in einen optimalen Operationszustand versetzen. Es soll das allgemeine Operationsrisiko (Alter, Vorerkrankungen) durch gezielte Behandlung minimiert werden. Die zum Routineprogramm notwendigen Maßnahmen richten sich nach:

- Art des Eingriffs
- Art der Narkose
- Alter und Gesundheitszustand des Patienten
- Dringlichkeit des Eingriffs (z. B. Notoperation nach einem Unfall).

Untersuchungen

Es erfolgt in jeder Klinik bei der Aufnahme eines Patienten eine Reihe von standardisierten Untersuchungen. Je nach Zustand oder Krankheitsbild werden diese Routineuntersuchungen auf ärztliche Anordnung hin spezifisch ergänzt.

Routineuntersuchungen:

- Körpergröße und -gewicht
- Puls und Blutdruck
- Laborparameter (Blutbild, Gesamteiweiß, Elektrolyte, Enzyme)
- Blutsenkungsreaktion
- Urinstatus
- EKG
- Rö-Thorax.

Auf EKG bzw. Röntgen-Thorax kann bei jungen Patienten gegebenenfalls verzichtet werden.

Weiterführende Untersuchungen (ausgewählte Beispiele):

- Gefäßdarstellung in Form einer Phlebo- bzw. Arteriographie
- Endoskopien (Gastroskopie, Koloskopie)
- Szintigraphie (Leber, Niere, Schilddrüse)
- Spezielle Röntgenaufnahmen (Knochen-, Mammographie-, Weichteilaufnahmen, Schichtaufnahmen, etc.)
- Punktionen (Gelenk-, Leberpunktion)
- Computertomogramm, Kernspintomographie
- Blutgruppenbestimmung.

OP-Vorbereitungen

Vor jedem OP-Eingriff sind Maßnahmen zu treffen, die der Vorbereitung des Patienten und der Senkung des OP-Risikos dienen.

Abführen

Vor Operationen sollte der Darm entleert werden. Darm-OP's werden erleichtert, Blähungen und Obstipation nach der Operation werden vorgebeugt. Das Abführen erfolgt meist bei größeren Operationen im Bereich des Abdomens mittels Einlauf, Klysma oder oralen Abführmitteln. Diese Maßnahmen können für den Patienten sehr belastend sein.

Körperreinigung

Je nach Zustand des Patienten erfolgt die Körperreinigung als Ganzwaschung oder Reinigungsbad. Hauptaugenmerk wird auf die Sauberkeit von Hautfalten, Nägeln und Nabel gerichtet.

Rasur

Unmittelbar vor der Operation wird das Operationsgebiet rasiert. Als Alternative zur Rasur steht Enthaarungscreme zur Verfügung.

Präoperative Übungen

Zur weiteren Vorbereitung gehört das konsequente Einüben (einige Tage vor der Operation) bestimmter Fertigkeiten. Es werden das Drehen im Bett, bestimmte Fahr- und Hebetechnik im Rollstuhl sowie Gehübungen mit dem Gehwagen bzw. Gehstöcken intensiv trainiert. In die präoperative Übungsphase ist auch das Einüben einer speziellen Atemtechnik sowie das Essen und Trinken mit der unverletzten evtl. linken Hand einzuplanen. Der Patient muss in schonendster Weise auf die postoperativen Ergebnisse, wie Dauerkatheter, Magensonde, Extension, Aufwachraum, Schmerzen, Husten (vor allem bei Rauchern), Sprach- bzw. evtl. Verdauungsstörungen usw. vorbereitet werden.

Nahrungskarenz

Essen und Trinken sind vor, während und nach der Operation eingestellt bzw. reduziert:

- ca. 12 Stunden vor der Operation keine feste Nahrung
- ca. 6 – 8 Stunden vor der Operation absolute Nahrungskarenz, Nikotinverzicht.

Spezielle Vorbereitung am OP-Tag

Folgende Punkte müssen am OP-Tag unbedingt beachtet werden:

- Wecken des Patienten, ruhige Morgentoilette
- Vitalzeichenkontrolle und Beobachtung von Verhalten und Aussehen des Patienten
- Sicheres Verwahren von Prothesen, Brillen, Kontaktlinsen und Schmuck
- Entfernung von Kosmetika und Nagellack (Durchblutungskontrolle an den Fingernägeln!)
- OP-Hemd, - Haube und Kompressionsstrümpfe.

Je nach Eingriff werden dem Patienten in Narkose eine Magensonde, Dauerkatheter oder andere Zugänge gelegt.

Prämedikation

Zur Vermeidung von Angst und Unruhezuständen sowie zur Gewährleistung einer ausreichenden Schlaftiefe und -dauer werden am Abend Schlaf- bzw. Beruhigungsmittel zur Prämedikation verabreicht. Am Morgen des Operationstages erhält der Patient ein Beruhigungsmittel und bei Vollnarkosen ein Medikament (Atropin) zur Vagusblockade. Die morgendliche Prämedikation kann auf der Station in Tablettenform oder i.m. erfolgen.

■ ***Ein prämedizierter Patient sollte ausreichend überwacht werden (Kollapsgefahr beim Aufstehen! Evtl. paradoxe Reaktion auf Medikamente!).***

Der Patient ist bis zur Operation psychisch zu unterstützen und zu betreuen. In den Operationssaal wird die komplette Krankenakte mitgegeben. Den Transport in den Operationssaal bzw. Vorraum muss immer eine examinierte Pflegekraft begleiten. Nach Möglichkeit sollte es eine dem Patienten bekannte Pflegekraft sein, zu der er schon Vertrauen gefasst hat.

Bei der Übergabe an das OP-Personal sollte immer auf die Unterlagen verwiesen und es sollten Besonderheiten des Patienten hervorgehoben werden. Nach der Übergabe des Patienten an das OP-Team, ist das Bett des Patienten aufzubereiten. In aller Regel erhält der Patient ein neues, frisches und individuell für ihn aufgerüstetes Bett.

12.7.2 Postoperative Phase

Tab. 12.3: Vorbereitung von Patientenbett und -zimmer

Vorbereitung des Krankenbettes	Vorbereitung des Krankenzimmers
Lagerungsmaterial, Bauchtuch, Schiene, Zellstoff, Moltex-Unterlage, Nierenschale, Bettwärmung	Sandsäcke, Sauerstoffsonde, Absauggerät, Perfusor, Infusionsständer, Abfallschale, Mundpflegeset, Urinflasche, Steckbecken

Je nach Zustand des Patienten und der Schwere des Eingriffes kann der Patient direkt aus dem OP, nach einigen Stunden aus dem Aufwachraum oder nach einigen Tagen von der Intensivstation auf die Normalstation übernommen werden.

Bei Übernahme direkt aus dem OP muss der Patient extubiert, wach und ansprechbar sein. Unbedingt ist auf eine ausreichende Spontanatmung und gut tastbare periphere Pulse zu achten! Des Weiteren müssen folgende Punkte geprüft und beachtet werden:

- Transport nur mit zwei Pflegekräften (1 Person mit Examen)
- Beobachtung und Überprüfung von Bewusstseinszustand, Reaktion von Pupillen, Aussprache, Hautfarbe und Wundgebiet
- Engmaschige Kontrolle der Vitalzeichen (alle 5 – 10 Minuten in den ersten zwei Stunden, dann größere Abstände). In der Regel gibt der Anästhesist die Häufigkeit der Kontrolle vor. Wegen der Gefahr der Unterkühlung auch regelmäßig Temperaturkontrollen!
- Kontrolle von Lage, Funktion und Fixation von Kathetern, Infusionssystemen, Wunddrainagen (Nachblutung)
- Patientenakte, Narkoseprotokoll, Überwachungsbogen und ärztliche Anweisungen über postoperative Maßnahmen
- Atmung (verzögerter Abbau der Muskelrelaxantien, schmerzbedingte Schonatmung, Atemdepression durch Analgetika). Bereithaltung eines Beatmungsbeutels!

Auf dem Narkoseprotokoll sind die weiteren Behandlungsschritte aufgeführt (Infusionen, Medikamente, Laboruntersuchungen, Sauerstoffverabreichung, Ausscheidung usw.). Die Lagerung des Patienten richtet sich nach Operation, Narkose und Bewusstseinslage. Bei der Lagerung ist darauf zu achten, dass die Wunde nicht überdehnt wird und die Infusionen einlaufen. Neben dem normalen Wundschmerz nach jeder Operation können zusätzlich Schmerzen auftreten durch:

- Ungünstige Lagerung
- Volle Blase
- Beginnende Infektion
- Straffe, ziehende Sonden oder Drainagen
- Nicht ausreichende Schmerzmedikation.

Je nach Bewusstseinslage, Wachheitsgrad und Operation kann der Patient am Abend leichte bzw. flüssige Kost (ausgenommen bei abdominellen Eingriffen) zu sich nehmen. Die Prophylaxen am Patienten richten sich nach Umfang der Operation und Situation des Patienten. Nach Operationen an Speiseröhre, Magen oder Darm muss der Patient längere Zeit eine Nahrungskarenz in Kauf nehmen. Die Ernährung erfolgt parenteral mittels Infusionen.

Allgemeine Maßnahmen

Nach Operationen müssen individuell nach Zustand des Patienten folgende allgemeinen Maßnahmen ergriffen werden:

- Vitalzeichenkontrolle
- Übernahme bzw. Unterstützung bei der Körperpflege
- Mund-, Lippenpflege (trockene Lippen und Mundschleimhaut durch Narkose)
- Thromboseprophylaxe (lange Liegedauer in Narkose, evtl. Bettruhe nach Operation)
- Dekubitusprophylaxe (verringerte Schmerzwahrnehmung durch Narkose- und sonstige Medikamenteneinwirkung)
- Pneumonieprophylaxe (oberflächliche Atmung in und nach der Narkose; Schonatmung nach Thoraxoperationen)
- Schmerzbekämpfung (analgetische Wirkung der Narkose lässt nach; Wundschmerz)
- Frühmobilisation (spätestens am ersten postoperativen Tag außer bei speziellen Operationen mit angeordneter Bettruhe)
- Überprüfung aller Zu- und Ableitungen (z. B. Sekretstau in Drainagesystemen, Abknickung des Katheters, paravenöse Infusion).

Postoperative Komplikationen

Jeder operative Eingriff hat eine Reihe allgemeiner und spezieller Risiken und Komplikationen. Allgemeine Komplikationen nach operativen Eingriffen sind:

- Atemstörungen (resp. Insuffizienz, Atemstillstand, Aspiration, Lungenödem, Schocklunge)
- Kardiale Störungen (Herz-Kreislaufstillstand, Infarkt, Arrhythmien, Herzinsuffizienz)
- Blutungen (lokal, vaskuläre Störungen, Koagulopathien)
- Thromboembolische Komplikationen, Fett- und Luftembolien
- Ausscheidungsstörungen (Anurie, Nierenversagen)
- Magenatonie
- Wundinfektion, Abszessbildung
- Erbrechen, Stressulkus.

12.7.3 Spezielle Maßnahmen bei Operationen

Nach Operationen kommen auf den Eingriff abgestimmte, spezielle Pflegemaßnahmen zum Tragen.

Anus praeter

Ein künstlicher Darmausgang geht mit erheblicher psychicher und physischer Belastung des Patienten einher.

Spezielle Maßnahmen:

- Psychische Betreuung des Patienten (Information des Patienten und der Angehörigen, Angehörige in Pflege einbeziehen, Rehamöglichkeiten durch Sozialdienst aufzeigen lassen)
- Rückenlage mit leicht erhöhtem Oberkörper
- Knierolle zur Bauchdeckenentspannung
- Evtl. Gummiluftring oder weiches Kissen zur Gesäßentlastung
- Versorgung der Anusöffnung ab 2. postoperativen Tag mit Stomabeutel
- Kontrolle der Haut auf Irritationen (Rötung, Entzündung u. Ä.)
- Auffangbeutel rechtzeitig entfernen (abrollen, nicht abreißen)

- Hautregion mit milder Seife reinigen (kein Benzin, Äther oder Alkohol)
- Kontrolle der Darmfunktion (evtl. Klysma; mit behandschuhtem Finger vorsichtig vorsondieren, sonst Perforationsgefahr)
- Anleitung zur selbständigen Stomaversorgung.

■ ***Temperaturkontrolle ist nach Operationen mit Darmnähten wegen der Früherkennung einer Nahtinsuffizienz besonders wichtig.***

Hilfe zur Rehabilitation:

Der Stomatherapeut gibt Hinweise und Hilfen zur Rehabilitation:

- Ernährungshinweise
- Hernienprophylaxe (keine schweren Lasten tragen, Bauchmuskelspannung möglichst vermeiden, wenn nötig, Gegendruck durch Handauflegen)
- Hinweise zu Anschaffung und Kosten der unterschiedlichen Artikel zur Stomaversorgung
- Möglichkeiten und Training der Irrigation
- Kenntnis über Entleerungsstörungen und Behebung der Ursachen.

■ ***Neben der Anleitung zur Selbstversorgung sollten ausführliche Information über Selbsthilfegruppen und Sozialstationen gegeben werden.***

Cholezystektomie

Nach operativer Entfernung der Gallenblase ist auf folgende Punkte zu achten:

- Kontrolle der T-Drainage auf Durchgängigkeit
- Beobachtung des Ikterus (T-Drain könnte verrutscht sein).

Magenresektion

Bei Teil- oder Totalentfernung des Magens sind folgende Besonderheiten zu beachten:

- Überwachung der Magensonde (Menge des Magensaftes, Sog, Lage)
- Kontrolle der Wunde (Infektion, Platzbauch, Hernie)
- Überwachung der Darmgeräusche (Magen-Darm-Atonie)
- Dumping-Syndrom (als Spätkomplikation bei zu großer und kohlenhydratreicher Nahrungszufuhr nach Magenresektion).

Nachfolgende Verhaltensregeln werden jedem Patienten nach einer Magen- oder Darmresektion mitgegeben:

- Öfter kleinere Mahlzeiten am Tag
- Gut kauen, langsam essen, nach den Mahlzeiten ruhen
- Wenig Süßspeisen, Milch und Zucker
- Regelmäßige Einnahme von Vit.-B_{12}
- Aufregung und Stress meiden
- Kein Alkohol oder Nikotin.

■ ***Oberkörperhochlagerung nach Magenresektion verhindert einen Reflux von Magensaft in den Ösophagus.***

Ablatio mammae (evtl. mit Resektion der Lymphknoten)

Die Amputation einer Brust ist zusätzlich ein erhebliches psychisches Trauma für die Patientin. Folgende Maßnahmen werden ergriffen:

- Bewegungstherapie (Lockerung der Muskulatur des Schultergürtels, Förderung des Lymphabflusses)
- Sensibilitätsprüfung (Hämatombildung, intraoperative Nervenverletzung)
- Bei der Mobilisation des Patienten nie in die operierte Achselhöhle fassen
- Psychische Betreuung über Selbsthilfegruppen, Aufklärung über kosmetische Möglichkeiten (Einlagen)

- Armhochlagerung und regelmäßige Gymnastik, Lymphdrainage
- Meidung aller Reizungen wie z. B. Sonneneinstrahlung
- Salzarme und eiweißreiche Kost (Vermeidung, bzw. Reduktion von Ödemen).

■ *Keine Blutdruckmessung, Akupunktur, Infusion o. Ä. nach Mammaablatio auf der operierten Seite.*

Strumektomie

Nach Entfernung der Schilddrüse sind folgende Punkte zu beachten:

- Psychische Betreuung (Patienten neigen zu Angstzuständen [Hormonabfall])
- Oberkörper erhöht lagern, kleines Kissen in den Nacken (verhindert Hämatombildung und Schwellung, entlastet das Wundgebiet)
- Beobachtung der Sprache (Verletzung des N. recurrens)
- Beobachtung der Schluckreaktion (Hinweis auf Nachblutung)
- Beobachtung der Atmung (Stridor bei Nachblutung oder Glottisödem)
- Auf evtl. Krämpfe achten (Absinken des Ca-Spiegels)
- Ernährung (leicht zu schluckende Kost)
- Hilfestellung bei der Körperpflege (Genitalbereich und untere Extremitäten).

Zur Unterstützung beim Aufstehen ist in den ersten Tagen durch das Pflegepersonal der Kopf fest zwischen beiden Händen zu fixieren und mit der Körperbewegung mitzugehen.

Totalendoprothese des Hüftgelenkes

Nach prothetischer Versorgung der Hüfte muss Folgendes beachtet werden:

- Lagerung (Rückenlage, operiertes Bein auf Immobilisationsschiene, evtl. mit Sandsäckchen ruhigstellen)
- Außen- bzw. Innenrotation bei gleichzeitiger Beugung im Hüftgelenk vermeiden
- Keine Seitenlage auf die operierte Seite ([Luxationsgefahr] Abstandskissen bzw. -schaumstoffblock zwischen die Beine)
- Mobilisation (je nach OP-Art) belastet oder unbelastet bis zu einem $^1/_4$ Jahr).

Vaginale Hysterektomie

Die Entfernung der Gebärmutter kann durch Bauchdecke oder Scheide erfolgen. Bei Entfernung durch die Scheide muss besonders auf Folgendes geachtet werden:

- Beobachtung der Ausscheidung (Blut im Urin, evtl. Blasenverletzung bei der Operation)
- Genitalbereich mit sterilen Vorlagen abdecken
- Ernährung (je nach Darmtätigkeit: 1. Tag – Tee, 2. Tag – Tee und Zwieback usw.)
- Tamponade wird meist nach 24 Stunden durch den Arzt entfernt.

Bei der Pflege hat die psychische Betreuung eine große Bedeutung. Viele Patientinnen im gebärfähigen Alter sind unglücklich, dass keine Schwangerschaft mehr möglich ist. Einige Frauen fühlen sich nach der Hysterektomie nicht mehr als vollwertige Frau.

12.8 Wöchnerinnen

Im Wochenbett werden die im Zusammenhang mit der Schwangerschaft entstandenen Veränderungen zurückgebildet.

12.8.1 Postpartale Veränderungen

Nicht nur körperliche, sondern auch psychische Veränderungen können die Mutter nach der Geburt betreffen.

Körperliche Veränderungen	Psychische Veränderungen
Müdigkeit (lange Geburt) vermehrte Harnbildung (Ausschwemmung von Ödemen) erleichterte Atmung (keine Behinderung der Bauchatmung) Anämie (Blutverlust) Schwitzen (Hormonumstellung)	Angst (finanzielle Sorgen, Überforderung, Partner) Freude, Wut Depressionen und Schlaflosigkeit durch Hormonumstellungen (Heultag bis zur Wochenbettpsychose)

Tab. 12.4: Mögliche Veränderungen im Wochenbett

12.8.2 Hygiene

Der Wochenfluss ist infektiös bzw. durch seine Zusammensetzung ein guter Nährboden für Keime. Bei ungenügender Hygiene entstehen Gefahren für Kind (Infektionen) und Mutter (Mastitits, Sepsis).

Hygienemaßnahmen:

- Einweisung der Mutter in alle Hygienegrundsätze
- Händedesinfektion (nach jedem Kontakt mit dem Genitalbereich, vor Berührung der Brust)
- Strikte Trennung von Brust- und Intimbereich
- Abspülung des Genitalbereiches nach jeder Urin- und Stuhlentleerung
- Handschuhe anziehen beim Wechseln der Vorlage (Wochenfluss), häufiges Wechseln der Vorlage
- Vorlage von außen anfassen, dann zusammenklappen, dann Handschuh darüber ziehen und abwerfen
- Häufiger Wäschewechsel
- Sorgfältige Brustpflege (trocken halten, Hautreizungen vermeiden).

Vorlagen und Handschuhe müssen als infektiöses Material entsorgt werden.

12.8.3 Beobachtungen und Hilfestellungen

Die Beobachtungen umfassen alle mit der Schwangerschaft und Entbindung zusammenhängenden Veränderungen.

Gewicht und Ernährung

Auf die Ernährung muss vor allem in den ersten Monaten (Stillzeit) nach der Geburt geachtet werden:

- Keine Diäten während Schwangerschaft und Stillzeit
- Eiweiß-, vitamin-, mineral- und schlackenreiche Kost (Milchbildung)
- Keine stopfenden Nahrungsmittel (Kakao, Schokolade o. Ä.)
- Keine blähenden Speisen (Einschränkung der Uteruskontraktion durch Meteorismus)
- Kein unreifes Obst (Durchfälle bei Mutter und Kind)
- Viel Flüssigkeit, aber keine kalten Getränke (Durchfall)
- Kein Alkohol, kein Nikotin, wenig Tee und Kaffee
- Medikamente nur nach strenger Indikationsstellung.

Urinausscheidung und Blasentätigkeit

Urinausscheidung und Blasentätigkeit können zunächst durch die Belastungen und Veränderungen bei Schwangerschaft und Geburt gestört sein:

- Gesteigerte Urinbildung (Abbau von Ödemen)
- Miktionsstörungen (Verletzung der Blase und/oder Urethra, reflektorischer Sphinkterspasmus durch Angst vor Schmerzen, verminderter Tonus der Blasenmuskulatur, Uterusatonie, ungewohnte Rückenlage).

Darmtätigkeit

Nach der Entbindung sind Bauch- und Beckenbodenmuskulatur erschlafft. Es besteht Neigung zur Obstipation. Hier helfen:

- Ballaststoffreiche Kost
- Wärmeanwendung
- Lokale Anästhetika auf Anordnung.

Die Regulierung kann mit Einläufen unterstützt werden. Es dürfen keine salinischen Mittel eingesetzt werden, da sie zu einer Verringerung der Milchproduktion führen.

Vitalzeichen und Temperatur

Vitalzeichen und Temperatur sollten besonders im Wochenbett regelmäßig beobachtet werden:

- Puls (Kollapsneigung durch erhöhte Ausscheidung)
- Blutdruck (anfangs erniedrigt)
- Atmung (Erleichterung durch Wiedergewinnung der Bauchatmung)
- Temperatur (hormonelle Hitzewallungen; leichtes Resorptionsfieber)
- Erkältungsgefahr durch erhöhte Transpiration
- Später auftretendes Fieber kann ein Anzeichen von Störungen des Wochenflusses, Mastitis, Endometritis sein.

Uterusrückbildung

Die Wochenbettwehen sind normal. Sie unterstützen die Rückbildung des Uterus. Durch Kontraktion des Uterus kommt es zur Minderdurchblutung an der Uteruswand und zur Lösung von Restgewebe, das dann als Lochien ausgeschieden wird.

Die Wochenbettgymnastik stützt, stärkt und hilft bei der Wiederherstellung eines elastischen und zugleich straffen Bindegewebes (Beckenboden, Bauchdecke).

Wochenfluss

Der Wochenfluss ist Zeichen der Reparations- und Regenerationsphase des Uterus. Er kann durch Mobilisation (Wochenbettgymnastik, Stillen) angeregt werden und hat folgende Kennzeichen:

- Farbe: anfangs blutig, später gelblich – klar
- Menge: anfangs 250 ml/Tag, zurückgehend bis ca. 50 ml/Tag
- Geruch: fade, evtl. leicht süßlich
- Bestandteile: Schleimhaut bzw. Gewebereste, Blutgerinnsel, Leukozyten, Serum, Lymphe, Zervix- und Vaginalschleim.

Bei Lochialstauung haben die Lochien eine üblen, fauligen Geruch.

Episiotomienaht (Dammnaht)

Die Heilung einer Episiotomienaht wird durch folgende Maßnahmen unterstützt:

- Keine Reizung des Wundgebietes (Sitzen auf einem Luft- oder Schaumstoffring)
- Feuchte Kammer vermeiden (Vorlagen ca. alle 4 Stunden wechseln)

- Nach Bidetbenutzung vorsichtig trockentupfen
- Starkes Pressen beim Stuhlgang vermeiden
- Sitzbäder ab dem 4. Tag.

12.8.4 Brustpflege und Stillen

Das Stillen ist trotz erhöhter Schadstoffbelastung der Mutermilch noch immer die beste Ernährung für das Neugeborene. Neben der ideal abgestimmten Ernährung werden mit der Muttermilch Antikörper gegen bestimmte Infektionskrankheiten übertragen. Außerdem fördert das Stillen die Beziehung von Mutter und Kind.

Stilltechnik

Solange der Wochenfluss besteht, sollten Hände gewaschen und desinfiziert werden. Das Stillen sollte dann folgendermaßen vor sich gehen:

- Ruhige Umgebung aufsuchen und sich bequem lagern
- Brustwarze mit Aqua dest. säubern
- Kind auf dem Schoß anlegen (Nase frei)
- Kind bei jedem Stillen an beiden Brüsten anlegen (fördert die Prolaktinausschüttung)
- Stilldauer mindestens 5 Minuten pro Seite
- Kind vorsichtig abnehmen (Sog)
- Brust säubern und an der Luft trocknen lassen.

Bei infektiösen Erkrankungen der Mutter (Hepatitis, HIV, Tbc, Typhus, Puerperalsepsis) oder Medikamenteneinnahme (Zytostatika, Antidiabetika) verbietet sich das Stillen. Tumore, schwere Organerkrankungen, Unterernährung und Veränderungen der Brustwarzen der Mutter können zu Stillschwierigkeiten führen. Kindliche Stillhindernisse können Neugeborenenikterus, Fehlbildungen, Schnupfen, Unreife, Traumen, Herzfehler oder serologische Unverträglichkeiten und Stoffwechselerkrankungen sein.

Ratschläge zur Vermeidung einer Mastitis:

- Täglich duschen (Wechselduschen)
- Reinigung ohne Seife (Brustwarzen in einem kleinen Schälchen mit Aqua dest. steril spülen)
- Brustwarzen trocken halten
- Vor dem Anlegen des Kindes Hände desinfizieren
- Brust leer trinken lassen (evtl. abpumpen)
- Keine zu langen Anliegezeiten
- Vor der Abnahme des Kindes Sog aufheben
- Brustseite wechseln
- Fusselfreie Stilleinlagen verwenden
- Keine Vollbäder während der Stillzeit.

Bei einer Entzündung ist die Brust hochzubinden und Bettruhe einzuhalten. Kalte Umschläge mit Quark oder Alkoholwasser reduzieren die Entzündungszeichen. Bildet sich ein Abszess, muss abgestillt werden.

12.9 Neugeborene

Die Körperpflege ist neben der Nahrungsaufnahme das Wichtigste für den Säugling. Beim Bad oder der Reinigung des Säuglings ist Wärme sehr wichtig. Beim Baden sollte die Zimmertemperatur mindestens 25 – 28 °C betragen.

Zur Vorbereitung sind die Zimmertemperatur zu erhöhen und die Pflegeutensilien (Windel, Hemd, Body, Watte, Körpercreme, Öl, Puder, Haarbürste, Waschlappen, vorgewärmtes Badetuch, Wäschesack, Abfallsack) vorzubereiten. Die Badewassertemperatur sollte exakt 37 °C betragen.

Durchführung:

- Stoffwindel als Unterlage auf den Wickeltisch legen
- Baby entkleiden
- Grob mit der benutzten Windel säubern, weiter mit weichen Zellstofftüchern
- Gesichtswaschlappen nass machen
- Säugling in die Wanne setzen (Achtung: bei noch nicht verheiltem Nabel nur den Unterkörper bis zur Nabelwunde)
- Badedauer zu Anfang 2 – 3 Minuten
- Waschen (Gesicht, Ohren, Kopf, Hals, Bauch, Achsel, Arme, Beine; Kind umdrehen, dann Rücken und Genitalbereich)
- Auf Wickeltisch mit vorgewärmtem Badetuch einwickeln und abtrocknen
- Trockenheit des Säuglings überprüfen
- Säugling nackt strampeln lassen (unterstützt die Trocknung und das Kind fühlt sich dabei wohl).

Pflege und das Anziehen:

- Badetuch bis zur Körpermitte nach unten ziehen, Oberkörper eincremen
- Body am Oberkörper anziehen
- Nabel immer noch frei lassen (Lufttrocknung)
- Ohrmuschel und Nase vorsichtig mit gedrehter Watte reinigen
- Gesicht eincremen, Haare kämmen
- Nabelpflege (mit steriler Kompresse abtrocknen, evtl. einpudern)
- Po eincremen oder pudern
- Windel anlegen und unterhalb des Nabels schließen (Verhinderung einer „feuchten Straße" durch Urin)
- Body über die Windel ziehen und schließen
- Ggf. Strampelhose anziehen.

Nachdem das Kind ins Bett gelegt wurde, ist das Material zu entsorgen und aufzuräumen. Die Badewanne wird gereinigt und anschließend desinfiziert.

12.10 Säuglinge und Kinder

Ein Kind benötigt im Krankenhaus besondere Zuwendung vom Pflegepersonal. Da nicht immer ein Elternteil im Krankenhaus bei dem Kind bleiben kann, sind häufig die Pflegekräfte und Mitpatienten wichtige Bezugspersonen.

12.10.1 Spiel und Bewegung

Spiel und Bewegung sind vergleichbar mit der Arbeit des Erwachsenen. Während der Erwachsene seinen Lebensunterhalt damit verdient, rüsten sich die Kinder im Spiel auf die Anforderungen der Erwachsenenwelt und üben Fähigkeiten ein:

- Auseinandersetzung mit der Umwelt
- Abbau von Aggressionen
- Verarbeitung von Erlebnissen
- Erhöhung der Geschicklichkeit
- Erprobung der Körperhaltung
- Verstärkung der Gleichgewichts-, Orientierungs- und Reaktionsfähigkeit
- Förderung von Selbständigkeit und Initiative
- Unterstützung von Arbeitsfreude, Konzentration, Fleiß, Ausdauer und Zielstrebigkeit
- Ausprägung von Verantwortungsgefühl und Verhalten in der Gemeinschaft, Akzeptieren von Spielregeln.

Das Zimmer soll geräumig, hell und sonnig sein. Gute Belüftung, ein warmer Fußboden und eine Verdunklungsmöglichkeit gehören zur Standardausstattung eines Kinderzimmers. Im Zimmer soll reichlich Platz dafür sein, dass das Kind seine halb fertigen „Bauwerke" stehen lassen kann. Die Kleidung soll viel Spielraum und Bewegungsmöglichkeit gestatten. Sie muss gut waschbar, nach Möglichkeit aus Naturfasern und immer der Umgebungstemperatur angepasst sein. Im Winter muss die Bekleidung warm sein, ohne dass die Kinder darin schwitzen. Das Kind benötigt immer Frischluft und so oft wie möglich Freiluft. Im Sommer ist Schatten zu suchen. Kinder im Krankenhaus sollten möglichst oft und ungestört spielen können.

12.10.2 Kinder im Krankenhaus

Kinder im Krankenhaus bringen eine Reihe typischer Probleme für Kind, Eltern und Pflegepersonal mit sich.

Bedeutung für das Kind:

- Viele Fremde in fremder Umgebung, Trennungsangst, Heimweh
- Spielsachen, Mitpatienten (Rangordnung)
- Veränderter Tagesablauf, Langeweile, Verbote, Einschränkungen
- Schmerzen, Ungewissheit, Angst vor Ärzten.

Bedeutung für die Eltern:

- Angst und Ungewissheit vor Diagnose und Verlauf
- Vertrauen oder Misstrauen in die Behandlung des Kindes
- Trennungsangst, Eingriff in eigene Ernährung und Erziehung.

Bedeutung für das Pflegepersonal:

- Psychische Betreuung eines unbekannten Kindes
- Vorlieben, Essenszeiten, Einschlaf- oder Stuhlrituale des Kindes
- Ruhe- und Aktivitätsphasen des Kindes.

Um für die Kinder das Krankenhausleben möglichst angenehm zu gestalten, sollten einige Verhaltensmaßregeln beachtet werden:

- Kinderfreundliche und -gerechte Einrichtungen
- Diagnostik altersgerecht erklären und nahe bringen
- Angst abbauen (vor Untersuchungen, Spritzen)
- Mit ungefährlichen Untersuchungsgegenständen spielen lassen (Spritze ohne Kanüle usw.)
- Ehrlichkeit (nicht sagen, es tut nicht weh und dann tut es doch weh)
- Kindgerechte Sprache anwenden, Zeit für das Kind nehmen
- Absprache über Grenzen und deren konsequente Einhaltung (z. B. Verbot, bestimmte Zimmer zu betreten)
- Nahrungsaufnahme bei Säuglingen (ca. 5 mal in 3 – 4 stündigem Abstand)
- Während der Nacht nur Tee geben
- Mindestens 7 – 8 Stunden Nachtruhe einhalten
- Beim Ausfall einer Mahlzeit keine Süßigkeiten geben
- Während des Essens eine gemütliche Atmosphäre schaffen
- Kein Zwang, Essen selbst nehmen lassen.

■ ***Wenn ein Kind zu essen aufhört, ist es satt. Nichts aufzwingen.***

12.11 Intensivmedizin

Je nach Größe des Hauses bzw. Krankenhausbedarfsplan gibt es für die Intensivbehandlung speziell ausgestattete Zimmer bzw. Stationen. Die Intensivstation dient der Überwachung, Behandlung und Pflege von Patienten mit lebensbedrohlichen Erkrankungen. Dazu ist eine Intensivstation mit entsprechenden apparativen und personellen Voraussetzungen ausgestattet.

12.11.1 Organisationsformen der Intensivmedizin

Je nach Situation des Patienten, Erkrankung und voraussichtlicher Dauer der momentanen Belastung des Patienten kann der Patient abgestuft im Aufwachraum, der Wachstation oder der Intensivstation versorgt werden. Während der

Aufwachraum in der Regel zur Aufnahme und kurzfristigen Kontrolle Frischoperierter dient (2 – 3 Stunden), werden auf Wach- und Intensivstationen Patienten nach großen Operationen oder bei lebensbedrohlichen Krankheitsbildern versorgt.

Intensivstation

Der Umgang mit dem Patienten ist nicht mit dem auf einer Normalstation zu vergleichen. Allein der Stellenschlüssel zeigt, (ca. 1 Pflegekraft auf 0,5 Patienten) dass Behandlung und Pflege sehr zeit- und personalaufwendig sind.

Situationen des Patienten und seiner Angehörigen auf der Intensivstation:

- Plötzliche und unvorbereitete schwere Erkrankung
- Kühle, sterile Atmosphäre, ungewohnte Geräusche
- Gefühl, Objekt und nicht Mensch zu sein; Abhängigkeit, Passivität
- Gestörter Tages- und Nachtrhythmus (immer Licht)
- Durch Technik Störung und Sicherheit zugleich
- Hoffnung auf Fachpersonal und Technik
- Unsicherheit durch viele beteiligte Ärzte, Gefühl der Hilflosigkeit
- Sicherheitsgefühl durch geschultes, routiniertes Personal.

12.11.2 Patientengruppen

Nachfolgende Patientengruppen werden intensivmedizinisch und -pflegerisch versorgt:

- Beatmete bzw. intubierte Patienten
- Patienten nach Reanimation
- Herzinfarktpatienten, Patienten mit dekompensierter Herzinsuffizienz, Lungenödem oder Schrittmacherpatienten
- Patienten mit Lungenembolie
- Patienten mit akutem Nierenversagen
- Patienten mit Verbrennungen
- Patienten mit Vergiftungen
- Patienten mit Gerinnungsstörungen, schweren Blutungen
- Patienten mit Polytrauma, komatöse Patienten.

Alle genannten Erkrankungen können zu schwersten Störungen der Vitalfunktionen führen. Neben den Vitalparametern müssen folgende Parameter überwacht werden, wobei sich alle Parameter gegenseitig beeinflussen können:

- Bewusstsein
- Wasser- und Elektrolythaushalt
- Wärmehaushalt
- Säure-Base-Haushalt
- Stoffwechsel.

12.11.3 Aufgaben des Pflegepersonals

Die Aufgaben des Pflegepersonals gehen auf Grund der schweren Krankheitsbilder und deren Behandlung sehr weit. Sie beinhalten z. B.:

- Allgemeine Grundpflege (Gruppen-, Zimmerpflege)
- Sehr häufige und engmaschige Krankenbeobachtung und Dokumentation
- Mithilfe bei Diagnostik und Therapie (z. B. Dialyse, Begleitung zu Untersuchungen wie CT, Intubation)
- Überprüfung und Einstellung der Geräte (Monitore, Beatmungsgeräte)
- Gesundheitsberatung (Information z. B. für Herzinfarktpatienten)
- Übernahme von ärztlichen Tätigkeiten (i.v.-Spritzen, Zuspritzungen in das Infusionssystem usw.)
- Nebentätigkeiten (Essen vorbereiten, Reinigungs- und Pflegedienste usw.).

Besonderheiten für das Pflegepersonal:

- Eingeschränkte Kommunikation mit Intubierten und Bewusstlosen
- Ständige Anspannung, Wachsamkeit (Notfallsituationen, Alarme, Krankenbeobachtung frisch Extubierter usw.)
- Getrennte Pausen (mangelnde Kommunikation)
- Pflegeteam stark aufeinander angewiesen (Funktionsdienste wie Vorbereitung, Ambulanzdienst, Stationszimmer u. Ä.)
- Enge Zusammenarbeit mit Ärzten mit unterschiedlicher Fachdisziplinen
- Technisches Verständnis unbedingt erforderlich.

Durch die zuweilen fehlenden Erfolgserlebnisse (Patient wird verlegt oder stirbt, Schwerstkranke und Sterbende) entsteht eine starke psychische Belastung des Personals. Allgemein führt die große Anstrengung sehr häufig zu Frustration, „Burn-out-Syndrom". Intensivpflegeeinheiten haben gegenüber Allgemeinstationen eine sehr hohe Fluktuationsrate des Personals.

12.11.4 Besonderheiten bei der Pflege von Intensivpatienten

Jedes Krankheitsbild bringt Besonderheiten, die zusätzlicher Beachtung bedürfen.

Herz-, Kreislauf- und Atemstillstand

Unter Herz-Kreislaufstillstand versteht man das plötzliche Versagen der Herzfunktion mit Unterbrechung der Blutzirkulation.

Symptome:

- Pulslosigkeit (A. carotis, A. femoralis)
- Bewusstlosigkeit nach Sekunden
- Schnappatmung, Atemstillstand
- Graublaue Hautfarbe
- Weite Pupillen.

Das Gesamtbild der Symptome muss in kürzester Zeit erkannt und die Reanimation eingeleitet werden.

Reanimation

Eine Reanimation muss durch eine Person geleitet werden, hektische Betriebsamkeit ist zu vermeiden.

Reanimationsschema:

- **A**temwege frei machen (Zahnprothese und Erbrochenes entfernen, Zunge nach vorne fixieren, Kopf überstrecken, Guedeltubus einlegen)
- **B**eatmung sichern (Erwachsener ca. 15 mal, Kinder ca. 20 – 25 mal, Säuglinge ca. 30 mal pro Minute, am besten über Tubus mit reinem Sauerstoff)
- **C**irkulation aufrechterhalten (Herz-Druck-Massage im Wechsel mit Beatmung)
- **D**rogen (Medikamente: Suprarenin, Xylocain, Na-Bicarbonat), Defibrillationsbehandlung mit 100 – 400 Ws (bei Kammerflimmern).

Für die Herzdruckmassage muss der Patient auf dem Rücken und einer festen Unterlage (Herzbrett) liegen. Zu Beginn kann ein präkordialer Faustschlag aus ca. 30 cm Höhe auf die Mitte des Sternums erfolgen. Zur Druckmassage wird der Handballen zwei Zeigefinger oberhalb der Stelle aufgelegt an der sich Sternum und Rippen vereinigen, die zweite Hand stärkt die erste. Die Kompression muss ca. 5 cm senkrecht zur Wirbelsäule erfolgen, da sonst kein adäquater Blutauswurf des Herzens erfolgt. Bei einer Reanimation kann es zu Rippen- bzw. Sternumfrakturen, Lungen- und Herzquetschungen kommen.

Den Erfolg der Reanimation kann man an folgenden Punkten messen:

- Tastbare Pulswelle (A. carotis, A. femoralis)
- Pupillen werden enger und reagieren auf Licht
- Rosige Hautfarbe
- Messbarer Blutdruck von ca. 80 – 100 mmHg.

Der Notfallwagen und seine Ausstattung

Um sehr schnell bei Notfällen eingreifen zu können, muss immer ein Notfallwagen einsatzbereit sein. Er sollte zum schnelleren Auffinden der verschiedensten Materialien eine standardisierte Bestückung haben, die das Personal kennt und regelmäßig überprüft.

Ausstattung eines Notfallwagens:

- Notfallmedikamente (Atropin, Alupent, Suprarenin, Isoptin, Xylocain, Hypnomidate®, Lysthenon®, Fortecortin®, Gilurytmal®, Lasix®, Calcium, Dormicum®, Narcanti®, Rivotril®, Urbason®)
- Intubationsbesteck (mehrere Tuben, Laryngoskop mit Spateln, Blockerspritzen, Führungsstab, Magillzange, Pflaster)
- Ambubeutel mit mehreren Masken, Guedel-Tuben
- EKG-Elektroden, Herzfrequenzmonitor, Schreiber, Defibrillator
- Spritzen, Kanülen, Braunülen, Infusionssysteme mit Infusionen
- Notfallbeatmungsgerät (z. B. Oxylog)
- Absauggerät mit Kathetern
- Bestecke für passageren Schrittmacher und zentrale Zugänge
- Handschuhe.

12.11.5 Intubation und Beatmung

Die Intubation dient dem Offenhalten der Atemwege zur künstlichen Beatmung.

Indikationen zur Intubation:

- Bedrohliche Ateminsuffizienz jeder Ursache
- Relaxation bei Operationen
- Bronchographie
- Evtl. zur Bronchialtoilette.

Material und Vorbereitung:

- Tubus (Magill, Endosoft®, Woodbridge), mit Blockerspritze auf Dichtigkeit prüfen, mit Silikon gleitfähig machen
- Laryngoskop zum Ausleuchten des Rachenraumes, Einstellen der Stimmritze und Wegdrücken der Zunge (Laryngoskop muss immer einsatzbereit sein)
- Magillzange zum Führen des Tubus (Zangenbacken immer umwickeln bzw. mit leichtem Gummi zum Schutz des Cuff überziehen)
- Führungsstab zur Stabilisation des Tubus (Richtige Einstellung)
- Blockerspritze und bezogene Klemme zum Blocken des Tubus
- Beißschutz, Leukoplast und Schere zum Fixieren des Tubus
- Ambubeutel mit Maske
- Absaugung, Notfallwagen
- Monitor und Defibrillator.

Zur Intubation wird das Bett flach gestellt, alle Kissen entfernt und das Kopfteil des Bettes werden herausgenommen. Die Atemwege werden frei gemacht. Mit dem Laryngoskop leuchtet der Arzt den Mund- und Rachenraum aus und saugt evtl. ab. Nach Anreichen des Tubus und der Magillzange wird der Tubus eingesetzt, geblockt und ein Beißschutz eingelegt. Danach wird der Patient mit dem Ambubeutel beatmet und mittels Auskultation die Lage des Tubus kontrolliert. Ist die Tubuslage korrekt (seitengleiche Belüftung der Lunge), kann der Patient an das Beatmungsgerät angeschlossen werden. Zur Sicherheit wird eine Röntgenaufnahme des Thorax angefertigt.

Extubation:

- Absaugen des Mund-Rachenraumes (es könnte sonst Schleim und Speichel beim Entblocken in die Luftröhre gelangen)
- Unter endotrachealer Absaugung Entblockung und Entfernung des Tubus.

■ ***Der Patient ist nach der Extubation immer auf evtl. Schluck- und Sprachstörungen hinzuweisen.***

Komplikationen der Intubation:

- Verletzungen und Blutungen im Mund-Rachen-Raum
- Fehllage des Tubus (einseitige Belüftung der Lunge)
- Verlegung des Tubus durch Sekret, Schleimpfropf, Abknicken
- Erhöhte Infektionsgefahr durch Umgehung der Nasenfunktion (Erwärmung, Reinigung, Befeuchtung).

Intubierte bzw. Beatmete

Pflegerische Aktivitäten:

- Betten, Lagern alle zwei Stunden, da maximale Dekubitusgefahr besteht (Oberkörper-Hochlagerung nicht über 30 Grad hinaus, da sonst das Zwerchfell zu stark eingeengt wird)
- Sorgfältige Körperpflege (Patienten schwitzen sehr stark)
- Prophylaxen
- Augenpflege bei fehlendem Lidschlag
- Nasenpflege (Tubus, Magensonde)
- Magensonde (dient zur Diagnostik und Therapie (Verabreichung von Magenschutzpräparaten u. a. nach Arztanordnung)
- Pflege von Blasenkatheter und zentralem Venenkatheter
- Krankengymnastik.

Die laufende Überwachung beinhaltet:

- Engmaschige Vitalzeichenkontrolle
- Medikamentenwirkung (Sedierung, Relaxierung)
- Blutgasanalysen (Astrup)
- Rö-Thorax (Beurteilung der Lungensituation)
- Beatmungsgerät (Druck, Atemfrequenz, Atemvolumen, Schlauchsystem, Dichtigkeit).

Da der intubierte, teilw. bewusstlose und beatmete Patient in seiner Kommunikation eingeschränkt ist, müssen Hilfsmittel eingesetzt werden.

Kommunikationshilfsmittel:

- Sprache (Information für den Patienten, immer ansprechen)
- Schrift (Einsatz von ABC-Tafeln, Schreibblock und Stift für den Patienten bereithalten)
- Symbole (Symbole vereinbaren wie z. B. Hand drücken, Augen öffnen, schließen, Piktogramme)
- Mimik (Patient drückt Schmerzen aus, Blickkontakt halten)
- Hautkontakt (Kopf- und Halspartien bei Bewusstlosen berühren, bewegen der Extremitäten)
- Kontakte von Besuchern und Bezugspersonen stärken und fördern, vertraute Gegenstände in Blickrichtung aufstellen
- Walkman® aufsetzen, beliebte Musik einlegen (wirkt entspannend).

12.11.6 Schädel-Hirn-Trauma

Die psychische Betreuung erfolgt wie beim Bewusstlosen oder Intubierten. Wichtig ist die Vitalzeichen- und Temperaturkontrolle und Überwachung auf Hirndruckzeichen wie Pupillenreaktion mit Seitendifferenz, Schmerzreiz und Krämpfe.

Die Lagerung erfolgt in Rückenlage mit maximal 30 Grad Oberkörperhochlagerung. Bei gesteigerter motorischer Unruhe ist das Bett auszupolstern und evtl. eine Sedierung und/oder Fixierung nötig.

Muss der Patient abgesaugt werden, so ist nur kurz und mit kleinem Absaugkatheter abzusaugen, da Hustenreiz den Hirndruck steigert.

Es muss für weichen Stuhlgang gesorgt werden, da Pressen den Hirndruck steigert. Fließt Liquor aus Nase oder Ohr, so besteht erhöhte Infektionsgefahr. Eine Besserung tritt in der Regel nur langsam ein und beginnt mit Bewusstseinsaufklarung (Reaktion auf Ansprache).

Rehabilitation:

Ziel nach jeder Erkrankung ist die möglichst vollständige Rehabilitation. Sie beginnt nach Schädel-Hirn-Trauma in zunächst kleinen Schritten. Jeder Erfolg ist mit Lob zu bestätigen und zu unterstreichen. Hilfreich ist Förderung von:

- Sprachtraining (Logopädie)
- Selbständigkeit (z. B. Nahrungsaufnahme, Körperpflege)
- Training der Feinmotorik (schreiben, zeichnen lassen).

Wesentlich bei der Rehabilitation der Patienten ist der intensive Kontakt und die Einbeziehung der nächsten Angehörigen so weit als möglich.

12.11.7 Verbrennungskrankheit

Fallbeispiel
Ein 42-jähriger Mann wird mit Verbrennungen II-III Grades und einer Gesamtausdehnung der verbrannten Hautoberfläche von 45 % (Oberkörper und Arme) durch den Rettungsdienst angemeldet und wenig später eingeliefert.

Vom Notarzt erhielt der Patient:

- Dolantin® zur Schmerzbekämpfung
- 1 Braunüle®
- 500 ml Tutofusin K 10® (Elektrolytlösung).

Vorbereitungen bis zum Eintreffen des Patienten

Nach Benachrichtigung des zuständigen Arztes erfolgt die Bereitstellung notwendiger Materialien:

- Infusionslösungen zur Schockbekämpfung und zum Ausgleich von Elektrolytverschiebungen und Eiweißverlusten
- Spezieller Notfallwagen mit allen nötigen Medikamenten und Pflegeartikeln wie z. B. ZVK, Blasenverweilkatheter
- Bett mit einer Spezialauflage aus Metalline oder sterilem Schaumstoff.

Erstmaßnahmen im Krankenhaus (pflegerisch, ärztlich):

- Beruhigendes Einwirken auf den Patienten (Patient befindet sich in einem Volumenmangelschock)
- Entfernung der Kleidung bzw. Rückstände
- Vitalzeichenkontrolle (Kreislaufveränderungen erkennen)
- Assistenz beim Legen des ZVK (Infusionstherapie, Messung des ZVD)
- Assistenz bei Intubation (Beatmung in Narkose)
- Dauerkatheter einlegen (Kontrolle des Blaseninhaltes bei Neuaufnahme, Kontrolle der Nierenfunktion)
- Verabreichen von Tetagam und Tetanol (Tetanusprophylaxe)
- Assistenz bei der Lagekontrolle des ZVK (exakte Bestimmung des ZVD; Beginn der Infusionstherapie)
- Assistenz bei der Erstellung des Infusionsplanes (Ausgleich der verlorenen Flüssigkeit)
- Laboruntersuchungen
- Blutgasanalyse
- Heparinisierung (Thromboseprophylaxe)
- Abwaschen der verletzten Haut mit Braunol®-Lösung, Abtragung von vorhandenen Blasenrückständen und Nekrosen (Infektionsprophylaxe).

Grund- und Behandlungspflege während der ersten 24 Stunden:

- Information über jede Tätigkeit (Ängste des Patienten nehmen)
- Haare entfernen (Infektionsabwehr)
- Körperpflege z. B. Teilbad in Narkose mit Betaisodonna®-Lösung (sehr wichtig hier vor allem Ohren, Nase, Mund zur Infektionsabwehr, Augen nur mit klarem Wasser spülen, ggf. Augentropfen auf Anordnung verabreichen)
- Spezielle Wundbehandlung der Verbrennungswunden

- Vitalzeichenkontrolle alle 10 – 15 Minuten (rechtzeitiges Erkennen von Komplikationen wie Glottisödem, Kreislaufversagen)
- Ausfuhrkontrolle alle 20 – 30 Minuten (Gefahr des Nierenversagens)
- Infusionsplankontrolle (gezielter Ersatz von Eiweiß, Elektrolyten)
- Schmerzbekämpfung nach Anordnung des Arztes (bessere Entspannung des Patienten durch Schmerzfreiheit)
- Lagerung (Reduzierung von Ödemen)
- Durchblutung an den Armen kontrollieren (zirkuläre Abschnürung erkennen, Spätschäden an Nerven und Gewebe vermeiden)
- Dauerkatheter- und ZVK-Pflege (Infektionsabwehr)
- Durchführung einer Stressulkusprophylaxe (Patient befindet sich in Dauerstresssituationen)
- Soorprophylaxe (Patienten erhalten hohe Dosen von Antibiotika, welche die physiologische Keimflora zerstören)
- Durchführung der Lokaltherapie (z. B. PVP-Lösung).

Die weitere Pflege gestaltet sich nach dem Befinden, dem Zustand und der individuellen Therapie des Patienten.

■ ***Die Hauptkomplikationen der Verbrennungskrankheit in der Spätphase sind Infektion und Sepsis.***

12.12 Pflegepersonal im Operationssaal

Dem Operationspflegepersonal unterliegt die Überwachung des gesamten Ablaufes. Erste Pflicht ist es, auf Einhaltung der Asepsis im Operationssaal zu achten. Das OP-Personal hat folgende Aufgaben:

- Kenntnisse über Asepsis, Antisepsis (Gas-, Dampfsterilisation, Einschweißtechnik usw.)
- Lagerungstechniken
- Kenntnisse der Operationsabläufe aller durchzuführenden Operationen
- Desinfektion des Wundgebietes
- Kenntnisse über Instrumente, Nahtmaterial, prothetisches Material
- Teamfähigkeit.

Im Operationssaal kann man zwischen sterilen und unsterilen Personen und Bereichen differenzieren. Alle direkt mit dem Wundgebiet des Patienten in Verbindung kommenden Personen müssen steril gekleidet sein.

12.12.1 Springer (Vorbereitungsphase)

Der Springer hat den OP-Tisch für die speziellen Lagerungen umzurüsten und vorzubereiten. Er muss für ausreichende sterile Instrumentencontainer und angewärmte Flüssigkeit (phys. NaCl) sorgen.

Neben dem Bereitlegen von speziellen Drainagen, Sonden und Prothesen müssen die Siebe und Trommeln geöffnet, Abwurfeimer und leere Wäscheeimer bereitgestellt werden. Zur Anästhesie muss der Springer evtl. (je nach Anordnung des Hauses) Infusionen bereitstellen, das Intubationsbesteck vorbereiten, Medikamente aufziehen und den Tubus prüfen.

Anschließend ist der Patient je nach Operationsart zu lagern. Es ist darauf zu achten, dass der Patient richtig gelagert wird (Cave: Nervenläsion durch unsachgerechte Lagerung). Außerdem müssen die notwendigen Vorkehrungen zur Verwendung der Elektrochirurgie-Geräte getroffen werden (Erdungsplatte usw.).

12.12.2 Instrumentierschwester (Vorbereitungsphase)

Die Instrumentierschwester muss die Instrumentensiebe und Zusatzinstrumente bereitstellen und den Nahttisch kontrollieren. Zur weiteren Vorbereitung gehört:

- Schmuck ablegen
- Haube und Mundschutz anlegen
- Hände waschen und desinfizieren (chirurgische Händedesinfektion, [sterile Bürste])
- Sterilen Kittel und Handschuhe anziehen.

Ist die Instrumentierschwester/-pfleger komplett eingekleidet, wird mit nachfolgendem Arbeitsablauf der Instrumententisch gedeckt.

- Instrumente nach Schema auflegen
- Zusatzinstrumente auf Extratisch
- Bauchtücher nachzählen, auf Röntgenkontraststreifen prüfen
- Kornzangen auf Festigkeit prüfen
- Fertigen Tisch abdecken
- Assistenz bei Operationsgebiet desinfizieren (3 mal) und Patienten abdecken
- Handschuhe wechseln.

12.12.3 Springer (intraoperativ)

Während der Operation hat der Springer die OP-Lampe einzustellen und den Sauger zu beobachten (Blutmenge). Er muss Untersuchungsmaterial annehmen und versorgen (Pathologie), die Trommeln bei Bedarf wechseln, Tupfer, Naht- und sonstiges Material steril anreichen. Der Springer muss auch für Sauberkeit sorgen. So sind Tupfer am Boden oder vom Tisch getropfte Flüssigkeiten zu entfernen.

■ ***Während der Operation muss der Springer immer in Augenkontakt mit der OP-Schwester stehen (muss jederzeit einsetzbar sein).***

12.12.4 Instrumentierschwester (intraoperativ)

Die Instrumentierschwester hat während der Operation die Aufgabe, den Operateuren Instrumente nach Bedarf und Aufforderung anzureichen.

■ ***Eine Instrumentierschwester muss dem Operationsverlauf stets aufmerksam folgen.***

12.12.5 Springer (postoperativ)

Nach der Operation wird der Patient abgedeckt und ins Bett umgelagert. Nach der Verständigung von Station oder Aufwachraum muss der OP-Tisch abgedeckt, desinfiziert und gereinigt werden. Der Springer hat das Reinigungspersonal zu verständigen. Ist der Saugerinhalt kontrolliert und dokumentiert, sind die Trommeln zu wechseln und evtl. der nächste Patient einzubestellen.

12.12.6 Instrumentierschwester (postoperativ)

Die postoperativen Aufgaben der Instrumentierschwester sind:

- Bauchtücher und Tupfer auf Vollständigkeit kontrollieren
- Untersuchungsmaterial versorgen
- Spitze und scharfe Gegenstände entsorgen (Handschuhe zum Eigenschutz tragen)
- Septische Instrumente getrennt desinfizieren (Einwirkdauer beachten)
- Restliche Instrumente desinfizieren (Scheren und Klemmen öffnen)
- Verbrauchte und verschlissene Instrumente aussortieren (Bohrer, Nadeln, Klemmen)
- Implantate nachfüllen und bestellen
- Nahtmaterial auffüllen
- Instrumentiertisch desinfizieren und reinigen
- Vorbereitung für die nächste Operation treffen.

12.12.7 Allgemeine Tätigkeiten nach Beendigung des OP-Programmes

Nachfolgende Tätigkeiten sind an jedem OP-Tag durchzuführen:

- Reinigung und Prüfung der Instrumente
- Packen der Siebe bzw. Trommeln
- Geräte, Wagen, Tische und Trommelständer gründlich desinfizieren
- OP-Schuhe und -Schürzen reinigen
- Narkosegeräte und Zubehör aufbereiten
- Wände, Türen, Heizkörper und Fußboden werden vom Reinigungspersonal gesäubert (Überwachung durch die OP-Schwester)
- Trommeln und Siebe sterilisieren.

■ ***Der Operationssaal muss so verlassen werden, dass er jederzeit für einen Notfall zur Verfügung steht.***

12.13 Häusliche Pflege und Pflegeversicherung

12.13.1 Häusliche Pflege

Die Pflege im häuslichen Bereich hat eine völlig andere Organisationsform als im Krankenhaus. Die Pflegekräfte sind in hohem Maße eigenverantwortlich im kleineren Kreis tätig. Die häusliche Pflege ermöglicht dem Patienten, in seiner vertrauten Umgebung zu bleiben. Daneben hat die häusliche Krankenpflege folgende Vorteile für den Patienten:

- Gewohnheiten des Patienten müssen nicht der Krankenhausordnung untergeordnet werden
- Private Zeiteinteilung des Patienten kann meist bestehen bleiben
- Soziale Beziehungen zum Umfeld bleiben bestehen
- Engerer Kontakt zur Familie
- Zumeist geringere Kosten als Krankenhauspflege.

Die Gemeindekrankenpflege umfasst drei große Bereiche:

Pflege:

- Kurativ (Patienten werden bis zur Heilung versorgt)
- Rehabilitiv (Patienten werden je nach Krankheitsbild bis zum optimalen Aufbau der noch vorhandenen Fähigkeiten unterstützt)
- Palliativ (Patienten werden bis zu ihrem Tode gepflegt).

Soziales:

- Beratung (in allen die Familie betreffenden Fragen)
- Vermittlung (von Hilfspersonal z. B. Mobiler Sozialer Hilfsdienst)
- Einsatzmöglichkeiten für das „Haus-Notruf-System“ und/oder des „Essen auf Rädern“ klären und organisieren
- Hauskrankenpflegekurse für Familienmitglieder
- Selbsthilfegruppen vermitteln.

Administration:

- Dienstplangestaltung
- Einsatzplangestaltung
- Abrechnung und Zusammenarbeit mit den Krankenkassen.

Tätigkeiten

Der häuslichen Pflege obliegt die Pflege, psychische Betreuung des Patienten, die Medikamentenverabreichung und Überwachung. Weiter hilft sie vorbereitend bei ambulanten diagnostischen und therapeutischen Eingriffen. Sie führt die Krankenbeobachtung durch und übermittelt die beobachteten Daten an den Hausarzt.

Die häufigsten in der Hauskrankenpflege behandelten Krankheitsbilder sind:

- Diabetes mellitus
- Maligne Erkrankungen im Endstadium
- Apoplexie
- Frakturen (Schenkelhals) nach operativer Versorgung
- Stauungsulcera
- Demenz, M. Alzheimer.

Grenzen der Hauskrankenpflege

Die Pflege innerhalb der Familie ist meist ein großer Eingriff in die Intimsphäre der Patienten. Die Pflegekraft in der häuslichen Pflege sollte immer mit einem passenden inneren Abstand arbeiten. Nur so ist es ihr möglich, objektiv zu beobachten, klar zu überlegen und wirksam zu helfen. Die Pflegekraft kann nie die Familie und ebenso wenig die Familie die Pflegekraft ersetzen.

Gestaltung der Wohnung, Planung der Pflege

Ein wesentlicher Unterschied zwischen der stationären und der häuslichen Pflege liegt im Arbeitsmilieu. Im Krankenhaus sind Räume und spezielle Einrichtungen gegeben, während man im privaten Wohnbereich des Patienten meist keine „pflegerischen Bedingungen" (Krankenbett o. Ä.) vorfindet.

Überlegungen:

- Wie lange wird die Pflege dauern?
- Welchen Verlauf wird die Erkrankung und damit die Pflege vermutlich nehmen?
- Welches Pflegematerial oder welche Einrichtung wird benötigt?
- Was ist die Minimalforderung?
- Wie kann die Wohnung für die Pflege sinnvoll verändert werden?
- Wieviel wollen oder können die Beteiligten verändern oder investieren?
- Welche Pflegeverrichtungen werden erforderlich sein?
- Ist die Versorgung des Patienten gewährleistet (Aufgabenübernahme, Aufgabenteilung durch Angehörige, Verwandte, MSHD u. Ä.)?

Bestimmte Änderungen der Wohnung bzw. das Beschaffen von bestimmten Gegenständen (Nachtstuhl, einfaches Krankenhausbett, Rollstuhl, Lifter) kann unabdingbar für eine effiziente Pflege sein. Viele Hilfsmittel lassen sich von zentralen Hilfsmittellagern und den Krankenkassen auch über einen längeren Zeitraum ausleihen.

Arbeitsplanung

Um die häusliche Pflege durchführen zu können, benötigt die Pflegekraft Informationen von Hausarzt, Krankenhaus, Angehörigen und Patient. Ein Erstbesuch findet meist schon vor der Entlassung des Patienten aus dem Krankenhaus statt. Wird die Pflege übernommen, werden zur Erhebung der Pflegeanamnese der Patient, die Angehörigen und der Pflegeübergabebogen des Krankenhauses einbezogen. Mit dem Hausarzt werden die Verordnungen, die Häufigkeit der Betreuung durch den Hausarzt und die therapeutischen Behandlungen wie Krankengymnastik, Logopädie o. Ä. besprochen.

Materialausstattung:

- Dokumentations- und Planungsunterlagen
- Beobachtungsmaterial (Maßband, Thermometer, Schnellteststreifen, Blutdruckapparat u. a.)
- Desinfektionsmittel (Haut, Flächen)
- Einwegmaterialien (Handschuhe, Urinbeutel)
- Pflegetechnisches Material (Verbandmaterialkoffer)
- Pflegehilfsmittel und Geräte (Kopfwaschbecken, Bettbogen, Irrigator)
- Nachweis der Arbeitszeit (Fahrtenbuch, Besuchsplan).

Zusammenarbeit und Überforderung

Die Pflegekraft steht zwar meist allein am Bett des Patienten, sie arbeitet aber dennoch im Team. Die Zusammenarbeit erfolgt mit:

- Kollegen (Ablösung, Fortführung der Pflege)
- Ärzten (Informationsaustausch)
- „Haus-Notruf-System", „Essen auf Räder" u. Ä.
- Apotheken
- Sanitätshäusern (Bezug der Pflegematerialien)
- Laienhelfern (pflegende Familienmitglieder, Freunde, Nachbarn, Zivildienstleistende)
- Krankenhaus (Überleitungsabteilung, Übergabeprotokolle, Pflegeberichte)
- Krankenkassen (Kostenübernahmeverhandlungen).

Überfordert kann die häusliche Krankenpflegekraft bei Verschlechterung des Patientenzustandes oder akuter Lebensbedrohung des Patienten sein. Angehörige, die in keiner Weise zur Mithilfe bereit sind, und ungenügende Kostenübernahme können zur Ablehnung der Pflege führen.

Kostenträger für die Pflege:

- Pflegeversicherung
- Krankenkasse
- Sozialamt
- Patient als Selbstzahler.

Die intensive Zusammenarbeit mit verschiedenen sozialen Diensten (MSHD, „Haus-Notruf-System", „Essen auf Rädern" o. Ä.) kann für die Versorgung alleinstehender Patienten und deren Verbleib in ihrer eigenen Wohnung ausschlaggebend sein.

Der größte Teil der Gemeindekrankenpflege wird von den freien Wohlfahrtsverbänden (ASB, AWO, DRK, Caritas, Diakonie) oder Privatvereinen getragen. Neben den Wohlfahrtsverbänden gibt es noch Pflegevereine, privat tätige Pflegekräfte und Trägerschaften der Kommunen und Kreisverwaltungen.

Informationen über Pflegeeinrichtungen und sonstigen Hilfsmöglichkeiten bietet z. B. „ZAPf" (Zentrale Anlaufstelle Pflege). ZAPf ist meist vierundzwanzig Stunden erreichbar und hilft z. B. bei Fragen über Tagespflege, Kurzzeitpflege, Essen auf Rädern, Heimplätzen und vielen anderen sozialen Diensten. Auskünfte werden hier generell neutral erteilt. Auf spezielle Anfragen erhält der Kunde individuelle, regions- und sachbezogene Auskünfte.

Rechtliche Aspekte der Hauskrankenpflege

Im Krankenhaus unterschreibt der Patient ein Aufnahmeformular, mit dem er die Hausordnung des Krankenhauses anerkennt. In der Hauskrankenpflege dagegen hat der Patient Hausrecht (§ 123 StGB.). Der Patient hat ansonsten den gleichen gesetzlichen Schutz wie im Krankenhaus.

Weitere für die Pflege relevante Paragraphen des Strafgesetzbuches:

- § 13 Begehen durch Unterlassen (Zulassen einer Straftat)
- § 203 Verletzung von Privatgeheimnissen (Weitergabe an unbefugte Dritte: z. B. Wir pflegen Herrn Adam, er leidet an Krebs)
- § 221 Aussetzung (z. B. Zurücklassen eines Patienten in hilfloser Lage)
- § 323 c Unterlassene Hilfeleistung (z. B. Einen Verletzten am Straßenrand zurück lassen, obwohl Hilfe zumutbar wäre und/oder keine eigene Gefahr bestünde).

12.13.2 Pflegeversicherung

Die Pflegeversicherung ist eine neue Säule der Sozialversicherung. Sie steht gleichwertig neben der Kranken-, Renten-, Arbeitslosen- und Unfallversicherung.

Das Gesetz zur Absicherung des Risikos der Pflegebedürftigkeit (Pflegeversicherungsgesetz -PflegeVG) wurde am 26. Mai 1994 erlassen und am 1. August

1999 zuletzt geändert. Dieses Gesetz hat das Ziel, die Pflegebedürftigkeit der Bürger abzusichern. Nach dem Gesetz sind Personen pflegebedürftig, die wegen einer körperlichen, geistigen oder seelischen Krankheit oder Behinderung für die gewöhnlichen und regelmäßig wiederkehrenden Verrichtungen im Ablauf des täglichen Lebens auf Dauer, voraussichtlich für mindestens sechs Monate, in erheblichen oder höherem Maße Hilfe bedürfen.

Krankheiten und Behinderungen in diesem Sinne sind:

1. Verluste, Lähmungen oder andere Funktionsstörungen am Stütz- und Bewegungsapparat
2. Funktionsstörungen der inneren Organe oder der Sinnesorgane
3. Störungen des Zentralnervensystems wie Antriebs-, Gedächtnis- oder Orientierungsstörungen, sowie Psychosen, Neurosen oder geistige Behinderungen.

Diese Versicherung ist eine Pflichtversicherung. Der Beitrag beträgt seit 01. Juli 1996 1,7 % des Sozialversicherungspflichten Einkommens. Arbeitgeber und Arbeitnehmer bezahlen je mit einem Anteil von 50 % diese Versicherung. Mit zur Finanzierung wurde der Buß- und Bettag als Feiertag gestrichen (Ausnahme: Sachsen).

Die Einführung erfolgte in drei Stufen:

- 1. Januar 1995 Beginn der Mitgliedschaft und Beitragserhebung
- 1. April 1995 Häusliche Pflegeleistungen
- 1. Juli 1996 Leistungen der stationären Pflege.

Zum 01.01.1995 wurde jede Person, die in einer Krankenkasse versichert war in die Pflegeversicherung bzw. deren Pflegekasse aufgenommen (private Krankenkasse = private Pflegeversicherung, gesetzliche Krankenkasse = gesetzliche Pflegeversicherung). Ehegatten und Kinder sind für die Dauer der Familienversicherung beitragsfrei.

Auszubildende, Studenten und Praktikanten, zahlen einen verminderten Beitrag. Personen die nach beamtenrechtlichen Grundsätzen oder Vorschriften behandelt werden, zahlen die Hälfte des Beitragsatzes.

Leistungen

Die Pflegeversicherung umfasst Leistungen in der ambulanten, stationären Heimpflege sowie der Kurzzeitpflege in Kurzzeitpflegeeinrichtungen. Es muss aber mindestens für 6 Monate Hilfe im Bereich der nachfolgenden Tabelle notwendig sein.

Körperpflege	Ernährung	Mobilisation	Hauswirtschaft
Waschen Duschen Baden Kämmen Rasieren Zahnpflege Blasen- und Darmentleerung	Mundgerechte Zubereitung der Nahrung Aufnahme der Nahrung	Aufstehen, Zubettgehen An- und Auskleiden Gehen, Stehen, Treppensteigen Verlassen und Aufsuchen der Wohnung	Einkaufen Kochen Reinigen Heizung Waschen Spülen

Tab. 12.5: Bereiche des Hilfebedarfs

Ob und in welcher Art und Weise die Pflegeversicherung Leistungen erbringen kann und muss, ergibt sich aus einem Pflegegutachten, das der Medizinische Dienst der Krankenkasse erstellt.

Kriterien und Fragestellungen zur Bestimmung der Pflegebedürftigkeit:

Es muss ein Gutachten des Medizinischen Dienstes der Krankenkassen sowie eine individuelle Pflegeplanung mit nachfolgender Fragestellung erstellt werden:

- Welche Maßnahmen zur Beseitigung oder Verhütung einer Verschlimmerung sind notwendig?

- Welche Empfehlungen zur Rehabilitation, zu Art und Umfang von Pflegeleistungen werden getroffen?
- Welche Pflegehilfsmittel oder sonstige technischen Hilfen wirken pflegeunterstützend oder sogar pflegemindernd?

Die Patienten werden hierzu in drei Pflegestufen eingeteilt.

Einstufungskriterien:

Die nachfolgenden Kriterien beziehen sich immer auf die Tabelle 12.5.

Pflegestufe I (erheblich pflegebedürftig)

- 1 x tgl. Hilfe bei zwei Verrichtungen Gruppe 1 – 3
- mehrfache Hilfe bei Gruppe 4

Pflegestufe II (schwerpflegebedürftig)

- 3 x tgl. Hilfe bei Verrichtung Gruppe 1 – 3 zu verschiedenen Tageszeiten
- mehrfache Hilfe bei Gruppe 4

Pflegestufe III (schwerstpflegebedürftig)

- Hilfsbedürftigkeit rund um die Uhr
- mehrfache Hilfe bei Gruppe 4.

Die Überprüfung der Pflegestufen übernehmen die Pflegeeinrichtungen. Sie überprüfen in Stufe I und II einmal im halben Jahr, in Stufe III mindestens einmal im Vierteljahr. Die Kosten hierzu trägt der pflegebedürftige Versicherte.

Leistungsarten/Beträge bis zu Euro pro Monat	Stufe I	Stufe II	Stufe III
Pflegesachleistung (in besonderen Härtefällen)	EUR 384	EUR 921	EUR 1432 (EUR 1918)
Pflegegeld	EUR 205	EUR 410	EUR 665
Urlaubspflege für bis zu 4 Wochen pro Jahr (Voraussetzung: vorhergehende Pflege von 12 Monaten	EUR 1432	EUR 1432	EUR 1432
Tages- oder Nachtpflege in einer teilstationären Einrichtung	EUR 384	EUR 921	EUR 1432
Kurzzeitpflege für bis zu 4 Wochen im Jahr in einer vollstationären Einrichtung	EUR 1432	EUR 1432	EUR 1432

Tab. 12.6: Geldleistungen der Pflegeversicherung

Die Leistungen der Pflegeversicherung können wahlweise in Form von Sachleistung (= professionelle Pflegeeinsätze durch Vertragspartner der Kranken- und Pflegekassen) oder als Geldleistung (= Pflegeleistung durch Angehörige o. Ä.) in Anspruch genommen werden. Eine Kombination aus Geld- und Sachleistungen ist möglich.

Pflegegeld wird nur gewährt, wenn der Patient sich im „häuslichen Bereich" befindet. Keine Zahlung erfolgt bei einer Versorgung im Pflegeheim.

Die teilweise Tages- oder Nachtpflege kann bei folgenden Kriterien beansprucht werden:

- Kurzfristige Zustandsverschlechterung des Pflegebedürftigen
- Um Erwerbs-, bzw. Teilerwerbstätigkeit der Pflegeperson zu ermöglichen
- Pflegeperson teilweise zu entlasten
- Beaufsichtigung nur für einige Stunden am Tag notwendig
- Kurzzeitpflege kann beantragt werden, wenn die häusliche oder teilstationäre Versorgung nicht möglich ist
- Übergangszeit nach stationärer Behandlung (Umbaumaßnahmen in der zukünftigen Wohnung)
- Sonstige Krisenzeiten (völliger Ausfall der Pflegekraft, kurzfristige erhebliche Verschlimmerung der Pflegebedürftigkeit).

Neben den Geld- oder Sachleistungen gibt es Leistungen für Pflegehilfsmittel wie Rollstuhl, Gehwagen, Patientenlifter, Krankenbett u.v.a.m., sowie Zuschüsse für Umbaumaßnahmen der Wohnung bis zu EUR 2557 je Maßnahme und Pflegekurse für Angehörige und sonstige ehrenamtliche Pflegepersonen. Alle an der Pflege beteiligten nicht professionellen Personen werden für die Zeit der Pflegetätigkeit durch die Pflegekasse bei der Rentenversicherung versichert.

Fragensammlung

1. Pflege: Organisation und Zusammenarbeit

1.1 Pflegeverständnis

1. Erläutern Sie den Begriff „Menschenbild".
2. Nennen Sie Situationen, durch die das Menschenbild geprägt oder verändert werden kann.
3. Nennen Sie fünf „Sichtweisen" des Menschenbildes.
4. Nennen Sie fünf Pflegetheoretikerinnen und ihre Modelle.

1.2 Bedürfnisse und Aktivitäten des täglichen Lebens

1. Definieren Sie die Tätigkeitsbereiche der Krankenpflege.
2. Nennen Sie sieben Aufgaben der Krankenpflege.
3. Zählen Sie drei Grund- und physiologische Bedürfnisse auf.
4. Nennen Sie drei Sicherheits- und Schutzbedürfnisse.
5. Schildern Sie drei Ichbezogene Bedürfnisse.
6. Stellen Sie die Selbstverwirklichungs- und -erfüllungsbedürfnisse den ATL gegenüber.
7. Zählen Sie die ATL auf.

1.3 Organisation der Pflegearbeit

1. Was sind die Merkmale der Funktionspflege?
2. Welche Vorteile bestehen bei der Funktionspflege?
3. Welche Nachteile bestehen bei der Funktionspflege?
4. Welche Merkmale sind bei der Gruppenpflege vorhanden?
5. Welche Vorteile bietet die Gruppenpflege?
6. Warum ist die Bereichspflege auf fast allen Stationen durchführbar?
7. Welche Nachteile entstehen bei der Bereichspflege?
8. Aus welchen Bestandteilen besteht der Krankenpflegeprozess?
9. Welche Vorteile bietet der Krankenpflegeprozess?
10. Welche Voraussetzungen müssen geschaffen werden, damit der Krankenpflegeprozess durchgeführt werden kann?
11. Wie gestaltet sich die Informationssammlung beim Krankenpflegeprozess?
12. Welche Problem- und Ressourcengruppen kann man unterscheiden?
13. Nennen Sie wichtige Punkte bei der Formulierung von Zielen.
14. Welche Fragen werden in der Evaluationsphase gestellt?
15. Was zeichnet ein Dokumentationssystem aus?
16. Was sind die Ziele der Mitarbeiterbesprechung?
17. Welche Gesprächsarten sind denkbar?
18. Wie gestaltet sich die Vorbereitung zu einem Gespräch?
19. Nennen Sie wichtige Punkte zur Kritik.
20. Was sind die Vorteile der praktischen Anleitung?
21. Wodurch verändert sich die Situation bei der praktischen Ausbildung?
22. Welche besonderen Kriterien können die praktische Ausbildung beeinflussen?
23. Nennen Sie Punkte zur Steigerung der Lernmotivation.
24. Wie wirkt sich das Verhalten von „Vorbildern" auf die Auszubildenden aus?
25. Nennen Sie Formen der Unterweisung.
26. Nennen Sie die vier Stufen der praktischen Anleitung.
27. Was sind die Inhalte der Visite?
28. Nennen Sie verschiedene Visitenarten.
29. Wie gestaltet sich die Vorbereitung zur Visite?
30. Welche wichtigen Punkte sind nach der Visite zu erledigen?

1.4 Aufnahme, Verlegung und Entlassung des Patienten

1. Geben Sie verschiedene Möglichkeiten der Aufnahme eines Patienten an.
2. Beschreiben Sie drei Situationen, in denen sich der Patient bei der Aufnahme befindet.
3. Zeigen Sie fünf hilfreiche Verhaltensweisen des Pflegepersonals bei der Aufnahme eines Patienten auf.
4. Nennen Sie Informationen, die der Patient bei der Aufnahme im Krankenhaus erhalten sollte.
5. Welche Aufgaben hat das Pflegepersonal bei der Aufnahme eines Patienten zu erledigen?
6. Erläutern Sie die Wichtigkeit der Information des Patienten bei der Verlegung.
7. Zählen Sie acht Aufgaben der Pflegekräfte bei der Verlegung eines Patienten auf.
8. Nennen Sie die zusätzlichen Aufgaben bei der Entlassung des Patienten.

1.5 Umgang mit Angehörigen und Besuchern

1. Geben Sie in kurzen Umrissen die Situation der Pflegekräfte im Umgang mit dem Patienten wieder.
2. Stellen Sie den Situationen von ausländischen Patienten ihre sozialen Bedürfnisse und Probleme gegenüber.
3. Nennen Sie drei hilfreiche Aktionen für ausländische Patienten.
4. Geben Sie in einem kurzen Umriss die Vorteile längerer Besuchszeiten an.

1.6 Qualitätsmanagement

1. Beschreiben Sie in Stichpunkten vier Eckpunkte zum Qualitätsmanagement.
2. Erläutern Sie Vorteile, die sich aus einem Qualitätsmanagement im Krankenhaus für den Patienten und seine Angehörigen ergeben.
3. Erläutern sie in kurzen Stichpunkten die Begriffe: Struktur, Prozess und Ergebnis bezogen auf Pflegestandards.

1.7 Pflegepersonalregelung

1. Erläutern Sie kurz in Stichpunkten die Inhalte der Pflegepersonalregelung (PPR).
2. Nennen Sie drei Inhalte der allgemeinen Pflegestufe.
3. Nennen Sie vier Inhalte der Stufe „S".

1.8 Grundlagen der Hygiene

1. Definieren Sie den Begriff Gesundheit nach WHO.
2. Erläutern Sie den Begriff „Hygiene".
3. Nennen Sie drei Teilaufgaben der Hygiene.
4. Erörtern Sie Maßnahmen zur Hygiene bzw. zur Gesundheitsvorsorge.
5. Nennen Sie Maßnahmen zur Krebsvorsorge.
6. Nennen Sie drei Maßnahmen, die förderlich für die Gesunderhaltung sind.
7. Erläutern Sie drei Aufgabengebiete der Krankenhaushygiene.
8. Definieren Sie den Begriff „Nosokomiale Infektion".
9. Nennen Sie drei Personen, die auch jetzt noch nachhaltig auf die Verhütung und Bekämpfung nosokomialer Infektionen wirken.
10. Zählen Sie fünf Situationen auf, bei denen die Hände zu waschen sind.
11. Wann ist eine hygienische Händedesinfektion erforderlich?
12. Erläutern Sie, wann ein Schutzkittel zu tragen ist.
13. Nennen Sie Verfahren zur Desinfektion.
14. Nennen Sie drei chemische Desinfektionsmittel und erläutern Sie ihre Vor- und Nachteile.
15. Beschreiben Sie das Vorgehen bei der hygienischen Händedesinfektion.
16. Wann sind Pflegeutensilien zu desinfizieren?
17. Bei welchen Erkrankungen ist eine Raumdesinfektion durchzuführen?
18. Nennen Sie drei Verfahren zur Sterilisation.
19. Wann ist eine strikte Isolierung nötig?
20. Welche Maßnahmen werden bei der „Strikten Isolierung" durchgeführt (fünf Angaben)?

1.9 Medizinisches Rechnen

1. Nennen Sie drei geeichte Messgefäße.
2. Wie viele Tropfen „füllen" einen Milliliter?
3. Die Gesamtinfusionsmenge beträgt 2,5 Liter. Wie hoch muss die Einlaufgeschwindigkeit eingestellt werden, damit diese Menge innerhalb von 24 Stunden eingelaufen ist?
4. Sie haben Heparinampullen mit 50 000 IE in einem Milliliter. Wie viel Milliliter bekommt der Patient, wenn er 5 000 IE Heparin bekommen soll?
5. Ein Patient erhält in 24 Stunden 2 Liter einer 20%-igen Traubenzuckerlösung. Wie hoch ist der reine Traubenzuckeranteil in einer Stunde?
6. Sie sollen für einen Patienten ein Bad mit Zusatz vorbereiten. Die Badewanne hat eine Markierung bei 200 Litern. Die Lösung soll 2% betragen. Wieviel Gramm von des Zusatzes müssen Sie dafür nehmen?
7. Sie arbeiten während Ihres Praktikums in der Hausapotheke. Ein Apotheker möchte eine neue Desinfektionslösung (1%) herstellen. Er gibt zu 198 Litern Flüssigkeit 2 Liter eines Konzentrates. Ist dies die richtige Konzentration?

2. Patientenbeobachtung

1. Erläutern Sie die Aufgaben der Krankenbeobachtung.
2. Nennen Sie Hilfsmittel der Beobachtung.
3. Nennen Sie die Voraussetzungen für eine Krankenbeobachtung.

2.1 Puls

1. Wodurch wird das Kreislaufgeschehen bestimmt?
2. Nennen Sie je zwei Stellen für das Tasten des peripheren bzw. zentralen Pulses.
3. Welche Hilfsmittel können Sie zur Feststellung des Pulses benutzen?
4. Erläutern Sie das Durchführen der Pulszählung.
5. Bei welchen Patienten muss grundsätzlich immer eine volle Minute der Puls ausgezählt werden?
6. Worüber gibt der Puls Auskunft?
7. Nennen Sie die drei Kriterien zur Beurteilung des Pulses.
8. Wie hoch ist die Pulsfrequenz eines Kindes?
9. Was versteht man unter einer Tachykardie?
10. Wodurch kann eine Tachykardie physiologisch bedingt sein?
11. Wodurch kann eine Tachykardie pathologisch bedingt sein?
12. Erklären Sie den Begriff paroxysmale Tachykardie.
13. Definieren Sie den Begriff Bradykardie.
14. Nennen Sie physiologische und pathologische Situationen, in denen eine Bradykardie auftritt.
15. Wodurch kommt es zur relativen Bradykardie?

2.2 Blutdruck

1. Was versteht man unter dem Begriff Pulsrhythmus?
2. Erläutern Sie die Arrhythmie.
3. Erklären Sie das Pulsdefizit.
4. Nennen Sie physiologische und pathologische Situationen, in denen der Pulsrhythmus verändert sein kann.
5. Wodurch wird die Pulsqualität bestimmt?
6. Erläutern Sie den Begriff Blutdruck.
7. Zählen Sie sechs Ursachen für eine Hypotonie auf.
8. Was versteht man unter Hypertonie?
9. Begründen Sie in kurzen Stichpunkten, wovon die Höhe des Blutdruckes abhängig ist.
10. Welche Möglichkeiten gibt es zur Messung des Blutdruckes?
11. Wie wird die Blutdruckmessung durchgeführt?
12. Welche Fehlerquellen können beim Messen des Blutdruckes auftreten?

2.3 Atmung

1. Was versteht man unter Totalkapazität?
2. Welcher Volumenwert verbirgt sich hinter der Vitalkapazität?
3. Welche Punkte gehören zur normalen Atmung?
4. Geben Sie die Atemzüge des Kleinkindes und des Erwachsenen an.
5. Wodurch kann physiologisch ein Tachypnoe entstehen?
6. Wodurch entsteht pathologisch eine Bradypnoe?
7. Zählen Sie vier Atemstörungen auf.
8. Erläutern Sie drei pathologische Atemtypen.

2.4 Körpertemperatur

1. Wodurch entsteht Körperwärme?
2. Worüber erfolgt Wärmeabgabe?
3. Nennen Sie die Messorte für die Körpertemperatur.
4. Mit welchen Mitteln kann man die Körpertemperatur messen?
5. Beschreiben Sie das Prinzip bei der rektalen Messung.
6. Welche Nachteile ergeben sich bei der oralen Temperaturmessung?
7. Wie wird das gebrauchte Thermometer aufbereitet?
8. Durch welche Situationen entsteht Hypothermie?
9. Wann spricht man von subfebriler Temperatur?
10. Welche Körpertemperatur muss erreicht sein, um von Fieber zu sprechen?
11. Nennen und erklären Sie Fieberursachen.
12. Welche objektiven Anzeichen sprechen für ein Fieber?
13. Was könnte der Patient an Problemen mitteilen, wenn er Fieber hat?
14. Nennen Sie Fieberstadien.
15. Wodurch drückt sich Schüttelfrost aus?
16. Nennen Sie Ursachen für einen Schüttelfrost.
17. Erklären Sie die Phasen des Schüttelfrostes und geben Sie zugleich die pflegerischen Aktivitäten bei jeder Phase an.
18. Nennen Sie vier Fiebertypen.
19. Erklären Sie den Begriff der Lysis beim Fieber.
20. Wie nennt man einen plötzlichen Abfall der Körpertemperatur auf einen normalen Wert innerhalb von 24 Stunden?
21. Welche Überwachungs- und Kontrollmaßnahmen sind bei einem fiebernden Patienten notwendig?
22. Nennen Sie Maßnahmen zur Fiebersenkung und geben Sie jeweils ein Beispiel dazu an.
23. Wie gestaltet sich die Pflege eines Fieberkranken?
24. Nennen Sie wichtige Punkte zur Ernährung des fiebernden Patienten.

2.5 Haut und Anhangsgebilde

1. Wie zeigt sich die normale, gesunde Haut?
2. Welche Farbveränderungen der Haut gibt es und welche Ursachen sind dafür verantwortlich?
3. Welche Krankheiten können eine kühle Haut hervorrufen?
4. Wodurch wird die Hautfeuchtigkeit erhöht?
5. Nennen Sie drei Situationen, bei denen die Haut feucht und kühl wird.
6. Was versteht man unter dem Hautturgor?
7. Welche Verletzungen bzw. Veränderungen lassen sich auf der Haut feststellen?

2.6 Urin

1. Welche Stoffe befinden sich unter normalen Umständen im Urin?
2. Welche Beimengungen im Urin sind pathologisch?
3. Zählen Sie fünf Ursachen auf, die zur Oligurie führen.
4. Was versteht man unter Anurie?
5. Durch welche Krankheiten kann es zur Polyurie kommen?
6. Wie nennt man häufiges nächtliches Wasserlassen?
7. Wodurch kann der Urin dunkelgelb gefärbt sein?

8. Welche Medikamente verfärben den Urin?
9. Ist der Urin normalerweise sauer oder alkalisch?
10. Bei welchen Krankheiten verändert sich der Geruch des Urins und wie ist dabei der Geruch?
11. Nennen und erklären Sie fünf verschiedene Miktionsstörungen.
12. Beschreiben Sie die Messung des spezifischen Gewichtes des Urins.
13. Welche Gegebenheiten führen zu einer Steigerung des spezifischen Gewichtes?

2.7 Stuhl

1. Welche pathologischen Bestandteile können im Stuhl auftreten?
2. Was verursacht eine pathologische Farbveränderung des Stuhles?
3. Nennen Sie Defäkationsstörungen.
4. Welche Ursachen führen zu einer Diarrhoe?
5. Zählen Sie fünf pflegerische Aktivitäten bei einer Diarrhoe auf.
6. Was sind Obstipationszeichen?
7. Welche Ursachen führen zur Obstipation?
8. Was versteht man unter einem Kotstein?
9. Wie werden Kotsteine behandelt?

2.8 Erbrechen

1. Nennen Sie drei Faktoren für das zerebrale Erbrechen.
2. Welche Reize führen zum peripheren Erbrechen?
3. Beschreiben Sie verschiedene Arten des Erbrechens.
4. Begründen Sie das Erbrechen bei verschiedenen Tageszeiten.
5. Wodurch kann das Erbrochene beurteilt werden?
6. Begründen Sie die verschiedenen Farben des Erbrochenen.
7. Welche pflegerischen Aktivitäten sind beim und nach dem Erbrechen durchzuführen?

2.9 Ernährungszustand

1. Nennen Sie verschiedene Formeln zur Berechnung des Körpergewichtes.
2. Was versteht man unter Idealgewicht?
3. Wann sind Gewichtskontrollen nötig?
4. Was verbirgt sich hinter dem Begriff des normalen Ernährungszustandes?
5. Wodurch zeichnet sich ein herabgesetzter Ernährungszustand aus?
6. Nennen Sie Ursachen für einen herabgesetzten Ernährungszustand.
7. Welche Ursachen können eine Kachexie auslösen?
8. Was versteht man unter Adipositas?
9. Nennen Sie medizinische Bedeutungen der Adipositas.
10. Wodurch wird der Appetit geregelt?
11. Nennen Sie psychologische Ursachen für die Appetitlosigkeit.
12. Welche physiologischen Ursachen führen zu einem Appetitverlust?
13. Wodurch wird eine Appetitsteigerung ausgelöst?
14. Welche Gründe gibt es für eine Nahrungsverweigerung?
15. Wie zeigt sich die Exsikkose?
16. Welche Störungen führen zur Exsikkose?

2.10 Bewusstsein

1. Erklären Sie in Stichpunkten die Wichtigkeit der Beobachtung der Bewusstseinslage.
2. Zählen Sie die Veränderungen des Bewusstseins auf.
3. Erklären Sie in Stichpunkten den Begriff Apathie.
4. Erläutern Sie den Unterschied zwischen Halluzinationen und Delirium.
5. Erklären Sie den Begriff Somnolenz.

2.11 Schlaf

1. Welche Köperreaktionen bestehen beim Schlaf?
2. Erläutern Sie, wann man ausgeschlafen ist.
3. Beschreiben Sie verschiedene Schlaftypen.

4. Wie lässt sich der Schlaf beurteilen?
5. Zählen Sie verschiedene Schlafstörungen und deren Ursachen auf.
6. Welche Möglichkeiten gibt es, Schlafstörungen zu beseitigen?
7. Geben Sie die Schmerzbeschaffenheit an.
8. Erläutern Sie einige Pflegetechniken bei Schmerzen.

2.12 Lage und Haltung des Patienten

1. Was erkennen Sie bei einem Patienten mit Schonlage?
2. Woran erkennen Sie Atemnot bei einem Patienten?
3. Wie „lagert" sich ein Patient mit Schmerzen im Bauchraum?
4. Durch welche Lagerungsart drückt der Patient Krämpfe oder Koliken aus?

2.13 Aussehen und Verhalten des Patienten

1. Nennen Sie die beeinflussbaren „Größen" für die normale Veränderung des Gesichtsausdrucks.
2. Welche Veränderungen des Gesichtsausdrucks lassen auf eine Krankheit bzw. auf eine einschneidende Veränderung schließen?
3. Erläutern Sie den Begriff Mimik.
4. Geben Sie fünf Veränderungen der Gestik an.

3. Allgemeine Pflegemaßnahmen

3.1 Körperpflege

1. Welche Erkenntnisse benötigt man zur Körperpflege?
2. Was sind die Aufgaben der Körperpflege?
3. Nennen Sie verschiedene Arten der Körperpflege.
4. Welche Grundsätze bestehen bei der Ganzkörperpflege?
5. Zählen Sie das Material zum Waschen eines Patienten im Bett auf.
6. Beschreiben Sie die Durchführung der Ganzkörperwäsche.
7. Begründen Sie die Notwendigkeit des Wasserwechsels beim Waschen eines Patienten.
8. Worin liegt der Unterschied bei der Intimpflege des Mannes und der Frau?
9. Zählen Sie die pflegerischen Aktivitäten bei der Zahnpflege auf.
10. Erläutern Sie die Besonderheiten bei der Zahnprothesenpflege.
11. Welches Material wird bei der Mundpflege benötigt?
12. Beschreiben Sie das Vorgehen bei der Mundpflege.
13. Bei welchen Patienten muss die Augenpflege durchgeführt werden?
14. Erläutern Sie den Zweck der Ohrenpflege.
15. Erläutern Sie die Durchführung der Nasenpflege, bei welchen Patienten wird sie angewendet?
16. Welche Möglichkeiten der Haarwäsche im Bett sind Ihnen bekannt?
17. Nennen Sie die Zwecke des Reinigungsbades.
18. Bei welchem Patientenkreis ist das Vollbad kontraindiziert?
19. Beschreiben Sie die vorbereitenden Maßnahmen zu einem Vollbad.
20. Was umfasst die Beobachtung des Patienten beim Bad?
21. Welche Aktivitäten sind bei einer Komplikation beim Bad durchzuführen?

3.2 Lagerungen

1. Nennen Sie die hohl- und aufliegenden Körperstellen.
2. Zählen Sie Lagerungshilfsmittel auf.
3. Welche Richtlinien sind bei einer Lagerung zu beachten?
4. Nennen Sie sieben verschiedene Lagerungen, deren Wirkung und ihre Besonderheiten.
5. Welche Besonderheit ist bei Patienten mit der Trendelenburg'schen Lagerung zu beachten?
6. Welche Wirkung erzielt die Douglas-Lagerung?

3.3 Krankenbett und Betten des Patienten

1. Wodurch unterscheidet sich das Privatbett vom Krankenhausbett?
2. Welche verschiedenen Bettentypen kennen Sie?

3. Erläutern Sie die Richtlinien beim Betten.
4. Welche Vorbereitungsmaßnahmen sind vor dem Betten zu treffen?
5. Beschreiben Sie in Stichpunkten das Ab- und Beziehen von Patientenbetten.
6. Wodurch kann sich die Situation beim Betten eines Patienten verändern?

3.4 Prophylaxen

1. Erläutern Sie den Begriff Prophylaxe.
2. Welche Patientengruppen sind ohne ausreichende Prophylaxe besonders gefährdet?
3. Welche Folgeerkrankungen lassen sich durch Prophylaxen vermeiden?
4. In welche Grade und welche Ausprägungen lässt sich der Dekubitus einteilen?
5. Nennen Sie begünstigende Faktoren für einen Dekubitus.
6. Nennen Sie die Prinzipien der Dekubitusprophylaxe.
7. Welche Entstehungsursachen einer Pneumonie sind Ihnen bekannt?
8. Welches Ziel verfolgt die Pneumonieprophylaxe?
9. Zählen Sie Aktivitäten zur besseren Belüftung der Lunge auf.
10. Welche Methoden zur Schleimlösung sind Ihnen bekannt?
11. Bei welchen Erkrankungen ist das Abklopfen kontraindiziert?
12. Beschreiben Sie die Durchführung des Absaugens.
13. Nach welchen Kriterien kann das Sputum beurteilt werden?
14. Nennen Sie die Ursachen für eine Thrombose.
15. Nennen Sie unspezifische Maßnahmen zur Verhütung einer Thrombose.
16. Erläutern Sie kurz die Wirkungsweise von spezifischen Maßnahmen zur Verhinderung einer Thrombose.
17. Was muss man bei der Verabreichung von Antikoagulantien am Patienten beachten?
18. Beschreiben Sie die Kontraktur.
19. Wodurch kann es zu Kontrakturen kommen?
20. Welche Patienten sind besonders gefährdet?
21. Welche Maßnahmen können eine Kontraktur am Patienten verhindern?

3.5 Mobilisation

1. Nennen Sie den Personenkreis, der mobilisiert werden muss.
2. Wodurch können bei der Mobilisation Gefahren auftreten?
3. Beschreiben Sie die einzelnen Schritte der Mobilisation.
4. Welche wichtigen Punkte müssen bei der Mobilisation beachtet werden?
5. Wie verhalten Sie sich bei einem Patienten, der bei der Mobilisation einen Kreislaufkollaps erleidet?
6. Beschreiben Sie die wichtigen Punkte beim Tragen von Patienten.
7. Was ist bei der Anwendung des Gehwagens zu beachten?
8. Schildern Sie die wichtigen Punkte bei der Verwendung von Gehstöcken.
9. Wozu führt das einseitige Benutzen von Gehstöcken?
10. Nennen Sie Aktivierungspunkte für Patienten.

3.6 Unterstützung bei der Nahrungsaufnahme

1. Welche Vorbereitungen sind vor der Nahrungsverabreichung zu beachten?
2. Erläutern Sie die wichtigsten Punkte bei der Nahrungsverabreichung.
3. Durch welche Aktivitäten können Patienten unsere Anteilnahme an und nach der Nahrungsaufnahme erkennen?

3.7 Unterstützung bei den Ausscheidungsvorgängen

1. Erläutern Sie kurz die Zwecke der Uringewinnung.
2. Nennen Sie Möglichkeiten zur Uringewinnung und geben Sie dazu die wichtigsten Punkte an.
3. Welche Zwecke verfolgt man mit der Katheterisierung?
4. Nennen Sie verschiedene Katheterarten.
5. Beschreiben Sie die allgemeine Durchführung des Katheterismus.
6. Welche Gefahren bestehen bei der Katheterisierung?

7. Beschreiben Sie die Durchführung der Desinfektion zur Katheterisierung bei der Frau.
8. Zählen Sie die Vorteile der Blasenpunktion gegenüber dem Katheterismus auf.
9. Nennen Sie die Kontraindikationen zur Blasenpunktion.
10. Was muss alles nach der Blasenpunktion dokumentiert werden?
11. Nennen Sie Aktivitäten, die bei Patienten mit Harninkontinenz durchgeführt werden müssen.
12. Nennen Sie orale Laxantien.
13. Erläutern Sie die Verabreichung von Zäpfchen.
14. Beschreiben Sie die Zwecke eines Einlaufes.
15. Nennen Sie die verschiedenen Wirkungen eines Einlaufes.
16. Erläutern Sie, warum Schmierseife zu einem Einlauf nicht mehr verwendet werden darf.
17. Zählen Sie das Material zum Einlauf auf.
18. Wie soll ein Patient auf einen Einlauf vorbereitet werden?
19. Beschreiben Sie die Durchführung des Einlaufes.
20. Nennen Sie Probleme, die bei einem Einlauf auftreten können und geben Sie dazu Abhilfen an.

4. Spezielle Pflegemaßnahmen

4.1 Wundversorgung, Verbände und Schienen

1. Was versteht man unter aseptischen und septischen Wunden?
2. Wie äußert sich die sekundäre Wundheilung?
3. Was versteht man unter Reparationsheilung?
4. Welches Material sollte sich in einem Verbandwagen befinden?
5. Nennen Sie Ziele eines Verbandwechsels.
6. Welche Punkte sind bei einem Verbandwechsel zu beachten?
7. Nennen Sie Anforderungen an Verbandmaterialien.
8. Welche Befestigungsmaterialien kennen Sie?
9. Mit welchen Materialien kann ein Kompressionsverband angelegt werden?
10. Welche Materialien kann man zur Ruhigstellung verletzter Körperstellen einsetzen?
11. Nennen Sie verschiedene Grundformen von Bindenverbänden.
12. Beschreiben Sie die Durchführung des Fingerverbandes.
13. Beschreiben Sie die Durchführung des Handverbandes.
14. Beschreiben Sie die Durchführung des Ellbogenverbandes.
15. Beschreiben Sie die Durchführung des Schulterverbandes.
16. Welche Gefahren können bei einem Verband entstehen?
17. Welches Hilfswort erleichtert das Anlegen eines Desaultverbandes?
18. Nennen Sie Indikationen für einen Gipsverband.
19. In welchem Zeitraum muss der Gipsverband immer wieder kontrolliert werden?
20. Welche Anzeichen deuten auf welche Komplikationen hin?
21. Beschreiben Sie das Vorgehen der einzelnen Gipskontrollen.
22. Wann dürfen bei Schmerzäußerungen eines eingegipsten Patienten Schmerzmittel angewendet werden?
23. Nennen Sie verschiedene Schienenarten.
24. Erläutern Sie das Material und den Aufbau einer Extension.
25. Welche Lagerungsprinzipien gibt es bei Extensionen?

4.2 Instrumente

1. Nennen Sie schneidende Instrumente.
2. Was gehört zu den hinhaltenden Instrumenten?

3. Mit welchen Materialien kann die Gewebevereinigung durchgeführt werden?
4. Nennen Sie Instrumente zur Punktion.
5. Erläutern Sie in Stichpunkten die Aufbereitung und Pflege von Instrumenten.

4.3 Sonden und Drainagen

1. Nennen Sie negative Auswirkungen bei der Anwendung von Sonden, Drainagen und Saugsystemen.
2. Welche Vorbereitungen sind zum Legen einer Magensonde nötig?
3. Welche Indikationen gibt es zum Legen einer Magensonde?
4. Beschreiben Sie das Legen einer Magensonde.
5. Welche Möglichkeiten zur Lagekontrolle sind Ihnen bekannt?
6. Welche pflegerischen Maßnahmen sind bei Patienten mit liegender Magensonde durchzuführen?
7. Wozu dient die Sengstaken-Blakemore-Sonde?
8. Zählen Sie das Material auf, das Sie beim Legen einer Ösophaguskompressionssonde bereitstellen müssen.
9. Nennen Sie verschiedene Drainarten.
10. Wann muss eine Redonflasche gewechselt werden?
11. Welches Material wird zum Wechseln einer Redonflasche benötigt?
12. Beschreiben Sie den Wechsel einer Redonflasche.

4.4 Injektionen, Infusionen und Transfusionen

1. Was versteht man unter Injektionen?
2. Welche Vorteile bieten Injektionen?
3. Was deutet auf Komplikationen bei bzw. nach einer Injektion hin?
4. Wie lange dürfen aufgezogene Medikamente bei Raumtemperatur gelagert werden?
5. Welche Überprüfungen sind vor der Verabreichung einer Injektion notwendig?
6. Beschreiben Sie das Vorgehen bei einer Injektion.
7. Warum darf der Kanülenschutz nicht mehr zurückgesteckt werden?
8. Nennen Sie verschiedene Injektionsarten.
9. Erläutern Sie das Vorgehen bei der ventroglutäalen Injektion.
10. Welche Alternative gibt es zur ventroglutäalen Injektion?
11. Warum sollten Injektionen in den Oberschenkel bzw. in den Oberarm unterbleiben?
12. Wozu benötigt man die intraarterielle Punktion?
13. Welche Punkte sind bei der intraarteriellen Injektion zu beachten?
14. Was bedeutet Infusion?
15. Nennen Sie Infusionsarten.
16. Welche Zwecke können mit Infusionen erreicht werden?
17. Nennen Sie die gebräuchlichsten (Standard-)Infusionslösungen.
18. Was versteht man unter isotonischen Lösungen?
19. Warum darf Kalium nicht zu schnell infundiert werden?
20. Beschreiben Sie das Vorbereiten einer Infusion.
21. In welchem Zeitraum sind Infusionssysteme zu wechseln?
22. Nennen Sie Kontaminationsquellen bei Infusionen.
23. In welche Venen kann ein ZVK eingelegt werden?
24. Nennen Sie Indikationen für das Einlegen eines ZVK.
25. Welches Material wird für das Einlegen eines ZVK benötigt?
26. Wie gestaltet sich die Mithilfe des Pflegepersonals beim Einlegen eines ZVK?
27. Was ist beim Zurückziehen eines ZVK zu beachten?
28. Welche Voraussetzungen müssen bei der Messung des zentralen Venendruckes erfüllt sein?
29. Beschreiben Sie die Durchführung der ZVD-Messung.
30. Welche Fehlerquellen bei der Messung des ZVD sind Ihnen bekannt?
31. Was versteht man unter einer Transfusion?

32. Nennen Sie den von einer Blutspende dauerhaft ausgeschlossenen Personenkreis.
33. Welche Personen sind vorübergehend von der Blutspende ausgeschlossen?
34. Erläutern Sie die Unterschiede der verschiedenen Blutkonservenarten.
35. Wie kann man Blutkonserven anwärmen?
36. Was ist beim Anwärmen von Blutkonserven zu beachten?
37. Was ist die Oehlecker'sche Vorprobe?
38. Wie wird die Oehlecker'sche Vorprobe durchgeführt?
39. Nennen Sie wichtige Punkte vor der Durchführung einer Transfusion.
40. Was sind subjektive Komplikationszeichen bei einer Transfusion?
41. Wie äußern sich die objektiven Komplikationszeichen während einer Transfusion?
42. Welche Akutkomplikationen können bei einer Bluttransfusion auftreten?
43. Welche Spätkomplikationen sind nach einer Bluttransfusion möglich?

4.5 Assistenz bei Punktionen, Biopsien und endoskopischen Verfahren

1. Nennen Sie verschiedene Punktionsarten.
2. Welches Material wird für eine Punktion benötigt?
3. Nennen Sie das zusätzliche Material für eine Aszitespunktion.
4. Welche Komplikationen können bei einer Aszitespunktion auftreten?
5. An welchen Körperstellen können Knochenmarkspunktionen durchgeführtt werden?
6. Welche Komplikationen können bei einer Lumbalpunktion auftreten?
7. Nennen Sie Zugangswege für endoskopische Untersuchungen.
8. Wie gestaltet sich die Vorbereitung zur Darmuntersuchung?
9. Welche Komplikationen können bei einer Gastroskopie auftreten?

4.6 Physikalische Maßnahmen

1. Was versteht man unter Inhalation?
2. Wovon ist die Eindringtiefe der Inhalate abhängig?
3. Erläutern Sie kurz die Durchführung des Kochdampfbades.
4. Welche Inhalationsgeräte kennen Sie?
5. Welches Inhalationsgerät erzeugt die kleinsten Partikel?
6. Beschreiben Sie das Vorgehen bei Aerosolsprays.
7. Wobei kann es zur Hypoxie kommen?
8. Wie berechnet man den Inhalt einer Sauerstoffflasche?
9. Welche Kriterien sind beim Umgang mit Sauerstoffflaschen zu beachten?
10. Nennen Sie verschiedene Verabreichungsarten von Sauerstoff.
11. Welche Apparaturen zur Anwendung von trockener Wärme sind Ihnen bekannt?
12. Nennen Sie Indikationen von Gummiwärmflaschen.
13. Warum ist die Anwendung eines Lichtbogens bei Bewusstlosen nicht indiziert?
14. Was sind Kataplasmen?
15. Bei welchen Erkrankungen werden Kataplasmen angewendet?
16. Wie geht man bei der Anwendung von Kataplasmen vor?
17. Nennen Sie die gebräuchlichsten Anwendungen von feuchter Wärme.
18. Welche Materialien gibt es für die trockene Kälteanwendung?
19. Was ist bei der Kälteanwendung immer zu beachten?
20. Welche Kontraindikationen gibt es für Wadenwickel?
21. Beschreiben Sie die Durchführung eines Wadenwickels.
22. Welche Arten von Vollbädern sind Ihnen bekannt?
23. Beschreiben Sie das Vorgehen bei einem Erwärmungsbad.
24. Welche Temperatur sollte ein kühles Bad haben?
25. Nennen Sie verschiedene Teilbäder.
26. Zählen Sie Badezusätze auf.
27. Wie kann man die optimale Menge an Kaliumpermanganat für ein Bad feststellen?
28. Wann ist eine Kaliumpermanganatlösung verbraucht?
29. Wie wirkt ein Kamillenbad?
30. Warum werden Anwendungen nach Kneipp durchgeführt?

5. Bewusstseinsstörungen

1. Nennen Sie die Inhalte des Bewusstseins.
2. Welche Punkte werden bei einer Bewusstseinsprüfung kontrolliert?
3. Welche Punkte deuten auf eine verhinderte Ansprechbarkeit hin?
4. Wie kann der Patient auf einen Schmerzreiz reagieren?
5. Erläutern Sie die einzelnen Stufen der Sensibilität im Zusammenhang mit der Bewusstseinsprüfung.
6. Bearbeiten Sie das Fallbeispiel Schädel-HirnTrauma (SHT).

6. Erkrankungen der Atmungsorgane

1. Erläutern Sie kurz Untersuchungen bei Atemstörungen.
2. Welche Probleme bestehen bei Erkrankungen der Atmungsorgane.
3. Nennen Sie Aktivitäten, die bei einem akuten Zustand von Asthma bronchiale durchzuführen sind.
4. Was kann bei einer Pneumonie beobachtet werden?
5. Bearbeiten Sie das Fallbeispiel Lungentuberkulose.
6. Welche speziellen Beobachtungen und Überwachungen müssen nach einer Lungenresektion durchgeführt werden?

7. Herz- und Kreislauferkrankungen

1. Erläutern Sie anhand der Risikofaktoren bei Herz- und Kreislauferkrankungen einige Abwehrstrategien.
2. Bei welchem Risikofaktor, in Bezug auf Herz- und Kreislauferkrankung, soll der Patient auf Kochsalz verzichten?
3. Welchen Risikofaktoren kann mit ausreichender Bewegung vorgebeugt werden?
4. Bei welchen Risikofaktoren soll auf Alkohol verzichtet werden?
5. Nennen Sie Probleme, die bei einem Patienten mit Herzerkrankung auftreten können.
6. Welche pflegerischen Maßnahmen erleichtern die Atemnot bei einem herzkranken Patienten?
7. Nennen Sie drei Pflegemaßnahmen bei Patienten mit Herzerkrankung in Bezug auf die Angst.
8. Nennen Sie drei Pflegemaßnahmen bei Patienten mit Herzerkrankung in Bezug auf Ödeme.
9. Nennen Sie Punkte der allgemeinen Pflegeplanung bei Patienten mit Herzerkrankungen.
10. Erläutern Sie den unblutigen Aderlass (Funktionsweise und Dauer).
11. Wie gestaltet sich das Betten eines Patienten mit frischem Herzinfarkt?
12. Welche Risikofaktoren können eine arterielle Verschlusskrankheit (AVK) auslösen?
13. Welche Ratschläge geben Sie einem Patienten zur Vermeidung von Varizen?
14. Nennen Sie pflegerische Aspekte nach einer Varizenoperation.
15. Bearbeiten Sie das Fallbeispiel Phlebothrombose.

8. Erkrankungen der Sinnesorgane

8.1 Hautkrankheiten

1. Welchen Einschränkungen kann ein Patient mit Hautkrankheiten unterworfen sein?
2. Welche Konsequenz kann eine Hautkrankheit für das weitere Berufsleben eines Patienten haben?
3. Nennen Sie sechs verschiedene Lokaltherapeutika.
4. Nennen Sie drei Beispiele von „Mixmedikamenten“ zur Therapie bei Hautkrankheiten.
5. Wie funktioniert ein Okklusivverband?
6. Welche Komplikationen können bei einem Okklusivverband auftreten?

7. Wie lange soll die Tragezeit eines Okklusivverbandes in der Regel sein?
8. Welche Prinzipien bestehen bei der Anwendung eines feuchten Verbandes?
9. Was ist bei der Anwendung von Lösungen bei einem Patienten zu beachten?
10. In welchen Schritten wird ein Ulcus cruris behandelt? Benennen Sie die einzelnen Schritte.

8.2 Augenerkrankungen

1. Welche Informationen werden bei der Pflege von Augenkranken benötigt?
2. Welche Hilfen können Sie Patienten mit Augenleiden anbieten?
3. Beschreiben Sie die Führungstechnik bei Patienten mit Augenkrankheiten.
4. Worauf ist beim Führen von Patienten zu achten?
5. Nennen Sie wichtige Punkte bei der Anwendung von Medikamenten für das Auge.
6. Welche Prinzipien gibt es bei der Anwendung von Tropfen oder Salben am Auge?
7. Wie geschieht das Herausnehmen einer Kontaktlinse?

8.3 HNO-Krankheiten

1. Welche pflegerischen Erstmaßnahmen sind beim Nasenbluten angezeigt?
2. Nennen Sie fünf wichtige Punkte der Beobachtung und Überwachung nach einer Parotis-Operation.
3. Welche postoperativen Maßnahmen ergreifen Sie bei einem Patienten nach Tonsillektomie?
4. Was ist die häufigste Komplikation bei einem Patienten nach Tonsillektomie?
5. Nennen Sie wichtige Punkte bei der Fremdkörperentfernung aus dem Ösophagus.
6. Benennen Sie verschiedene Trachealkanülen.
7. Erläutern und begründen Sie die spezielle Pflege bei einem Tracheotomierten.
8. Welche Symptome könnte der Patient bei einem Hörsturz schildern?

9. Neurologische Erkrankungen

9.1 Hemiplegie

1. Welche sichtbaren Probleme treten bei einem Hirninfarkt auf?
2. Welche potentiellen Probleme bestehen bei einem Patienten mit Hemiplegie?
3. Erläutern Sie die Körperpflege bei einem Patienten mit Apoplexie.
4. Wie gestaltet sich die Selbstaktivität bei einem Patienten mit Apoplexie?
5. Welche Aktionen können einen Patienten mit Apoplexie im Bett aktivieren?
6. Erläutern Sie kurz die Vorteile, wenn der Patient mit Hemiplegie auf die gesunde Seite gelagert wird.
7. Beschreiben Sie stichpunktartig den Transfer eines Patienten mit Apoplexie.
8. Welcher Griff unterstützt die Kau- und Schluckaktion des apoplektischen Patienten?

9.2 Morbus Parkinson

1. Nennen Sie Stichpunkte, die die Akinese betreffen.
2. Wie gestaltet sich die Hilfestellung bei der Körperpflege eines an Morbus Parkinson erkrankten Patienten?
3. Welche Probleme treten bei einem Patienten mit Morbus Parkinson bei der Nahrungsaufnahme auf?
4. Patient mit Morbus Parkinson: Wie gestaltet sich die Hilfestellung bei Problemen der Ausscheidung?
5. Patient mit Morbus Parkinson: Wie gestaltet sich die Hilfestellung bei Problemen der Kommunikation?

9.3 Epilepsie

1. Erläutern Sie kurz die Vorurteile und Meinungen über Patienten mit Epilepsie.
2. Welche Besonderheiten sind auf der Station bei einem Epilepsiekranken zu treffen?
3. Wie sieht die Betreuung bei einem Anfall aus?
4. Was ist nach einem Anfall alles zu dokumentieren?
5. Welche Ratschläge geben Sie einem Epileptiker bzw. seinen Angehörigen?

9.4 Querschnittslähmung

1. Erläutern Sie den Unterschied zwischen einer Querschnittslähmung und einer Hemiplegie.
2. Welche pflegerischen Besonderheiten kennen Sie bei der Lagerung eines Querschnittsgelähmten?
3. Mit welchen Maßnahmen erfolgt bei einem Querschnittsgelähmten die Unterstützung bei der Ausscheidung?
4. Warum ist das Blasentraining für Querschnittsgelähmte sehr wichtig?
5. Erläutern Sie kurz das Blasentraining bei einem Querschnittsgelähmten.

9.5 Multiple Sklerose

1. Welche Aktivitäten unterstützen den Patienten mit Gangstörungen?
2. Was kann den Tremor bei Patienten mit MS erleichtern?
3. Nennen Sie wichtige Punkte bei der Mobilisation des Patienten mit MS.

10. Störungen der Ausscheidungsfunktion

10.1 Erkrankungen des Magen-Darm-Traktes

1. Welche Krankheitszeichen können bei Magenkrankheiten auftreten?
2. Was sind Ihre pflegerischen Aufgaben bei einer Stomatitis?
3. Was können Sie einem Patienten mit Hiatushernie raten?
4. Nennen Sie die Grundzüge der Diät bei einem Magenulkus.
5. Welche Krankheitszeichen deuten auf eine Darmerkrankung hin?
6. Nennen Sie Ratschläge zur Vermeidung einer Obstipation.
7. Erläutern Sie den Begriff „Diarrhoe".
8. Nennen Sie fünf Ratschläge bei einer Diarrhoe.
9. Bearbeiten Sie das Fallbeispiel „Colitits ulcerosa".
10. Bearbeiten Sie das Fallbeispiel „Mechanischer Ileus".

10.2 Leber-, Galle- und Pankreaserkrankungen

1. Nennen Sie pflegerische und behandlungsunterstützende Maßnahmen bei einer Hepatitis.
2. Erläutern und begründen Sie pflegerische Maßnahmen bei der dekompensierten Leberzirrhose.
3. Bearbeiten Sie das Fallbeispiel „Cholezystektomie".
4. Welche pflegerischen und behandlungsunterstützenden Maßnahmen werden bei einer akuten Pankreatitis durchgeführt?

10.3 Erkrankungen der Niere und ableitenden Harnwege

1. Nennen Sie pflege- und behandlungsunterstützende Maßnahmen bei einer Nierenbeckenplastik.
2. Geben Sie wichtige pflegerische Aspekte bei einer supra- oder retropubischen Prostatektomie an.
3. Erläutern Sie das Vorgehen für die klassische Restharnbestimmung.
4. Bearbeiten Sie das Fallbeispiel „Urinstoma".
5. Welche Punkte stehen bei der Beobachtung von Nierenkranken im Vordergrund?
6. Nennen und beschreiben Sie die Schmerzen, die bei einem Nierenkranken auftreten können.
7. Beschreiben Sie den Vorgang der Kreatinin-Clearance-Untersuchung.

8. Welche Röntgenuntersuchungen werden bei Nierenkrankheiten durchgeführt?
9. Welche vorbeugenden Maßnahmen gibt es zur Verhütung einer Pyelonephritis?
10. Welche Kontrollen und Überwachungsmaßnahmen werden bei einer Pyelonephritis durchgeführt?
11. Worin liegt die große Gefahr einer Glomerulonephritis?
12. Warum ist die Diät bei der Glomerulonephritis so wichtig?
13. Worin liegen die Pflegeprobleme bei der Diät der Glomerulonephritis?
14. Wodurch entsteht die Obstipation bei Glomerulonephritis?
15. Nennen Sie fünf Probleme, die bei Dialysepatienten auftreten könnten.
16. Welche Möglichkeiten zur Dialyse bestehen außer der vollstationären Dialyse noch?
17. Warum darf der Blutdruck nie am Shunt-Arm gemessen werden?
18. Welche Voraussetzung muss bei der Peritonealdialyse erfüllt sein?
19. Wie wird die Peritonealdialyse durchgeführt?
20. Welche besondere Bedeutung hat die Pflege auf urologischen Stationen?
21. Nennen Sie Aufnahmekriterien für urologische Patienten.
22. Was kann bei einem urologischen Patienten beobachtet werden?
23. Wodurch entsteht ein Steinleiden?
24. Was kann bei einem Patienten mit Harnleitersteinen beobachtet werden?
25. Welche Ratschläge geben Sie einem Patienten zur Steinverhütung?
26. Wie sollte die Diät bei Harnsäuresteinen aussehen?
27. Nennen Sie pflegerische Aspekte bei der Behandlung mit einer Schlinge.
28. Erläutern Sie kurz die Funktion der ESWL.

11. Psychiatrische Erkrankungen

11.1 Sucht

1. Definieren Sie den Begriff Sucht.
2. Nennen Sie wichtige Punkte im Umgang mit Suchtkranken.
3. Ein Patient möchte von seiner Sucht wegkommen. Erläutern Sie ihm die Phasen und die Dauer der Behandlung.
4. Auf welche Punkte ist während der Entgiftungsphase zu achten?
5. Was beinhaltet die Beobachtung während der Entgiftungsphase?
6. Wie gestaltet sich die weitere Pflege (Entwöhnungsphase)?
7. Nennen Sie verschiedene Aktivitäten bei der Beschäftigungstherapie.
8. Nennen Sie weitere Möglichkeiten zur Langzeittherapie.

11.2 Verhaltensstörungen und Psychosen

1. Wie gestaltet sich der Umgang mit depressiven Patienten?
2. Nennen Sie Hinweise für bestehende Suizidgefahr.
3. Wie geht man mit manischen Patienten um?
4. Wie gestaltet sich der Umgang mit einem schizophrenen Patienten?
5. Wie gestaltet sich der Umgang mit manischen Patienten?
6. Erläutern Sie den Umgang mit aggressiven manischen Patienten.

11.3 Suizid

1. Was drückt der Patient mit seinem Suizidversuch aus?
2. Welche Personengruppen sind besonders suizidgefährdet?
3. Wie gestaltet sich der Umgang mit suizidalen Patienten?

12. Besondere Pflegesituationen und Bereiche

12.1 Nachtwache

1. Nennen Sie verschiedene Nachtwachengruppen.
2. Welche Aufgaben hat die Hauptnachtwache?
3. Was kennzeichnet die Rufbereitschaft?
4. Wie sieht die günstigste Vorbereitung auf den Nachtdienst aus?
5. Welche Aktivitäten sind zu Beginn des Nachtdienstes zu erledigen?

6. Was sind die allgemeinen Aufgaben einer Nachtwache?
7. Bei welchen Veränderungen im Zustand eines Patienten muss der Arzt gerufen werden?

12.2 Der alte Mensch

1. Welche Körperfunktionen sind im Alter besonders gefährdet?
2. Welche psychischen Störungen können im Alter besonders hervortreten?
3. Wie zeigen sich geistige Störungen im Alter?
4. Welchen Situationen sieht sich der ältere Mensch im Krankenhaus ausgesetzt?
5. Nennen Sie Richtlinien für den Umgang mit älteren Menschen.

12.3 Der sterbende Mensch

1. Nennen Sie die einzelnen Sterbephasen.
2. Wodurch zeichnet sich die „Verhandlungsphase" aus?
3. Wie ist bei einem Sterbenden die Pflege durchzuführen?
4. Welche seelischen und geistigen Bedürfnisse werden bei einem Sterbenden vermutet?
5. Erläutern Sie mögliche, den Sterbenden belastende Momente.
6. Welche Veränderungen lassen sich kurz vor dem Tod eines Menschen feststellen?
7. Was sind unsichere Todeszeichen?
8. Wie gestaltet sich die Versorgung eines Toten?
9. Durch welches Vorgehen kann die Verwechslung einer Leiche verhindert werden?

12.4 Chronische Krankheiten

1. Nennen Sie drei verschiedene chronische Krankheitsbilder.
2. Durch welche Maßnahmen kann ein Diabetiker geschult werden?
3. Welche wichtigen Punkte sollte die Beratung eines Diabetikers in Bezug auf seine Diät haben?
4. Was sind die Ursachen für eine Hypoglykämie?
5. Nennen Sie Symptome der Hyperglykämie.
6. Worin besteht der Unterschied zwischen Alt-, Depot- und Mischinsulin?
7. Wie kann die „Selbstkontrolle" eines Diabetikers aussehen?
8. Welche Kontrolluntersuchungen sollte der Diabetiker regelmäßig durchführen lassen?
9. Welche Ratsschläge geben Sie einem Diabetiker bei der Teilnahme am Straßenverkehr?
10. Nennen Sie wichtige Regeln, die der Diabetiker in Bezug auf die Körperpflege einhalten sollte.
11. Welche Hilfsmöglichkeiten gibt es für Rheumakranke?
12. Wie gestaltet sich die richtige Lagerung bei einem Rheumakranken?
13. Welche Nebenwirkungen können bei der Verabreichung von Medikamenten für Rheumakranke auftreten?

12.5 Leukämie

1. Welche psychosozialen Aspekte bestehen bei unheilbaren Krankheiten für die Patienten?
2. Wie gestaltet sich das Leben der Angehörigen von unheilbar Kranken?
3. Nennen Sie wichtige Punkte bei der Isolierung eines an Leukämie erkrankten Patienten.
4. Welche Prophylaxen sind bei einem Leukämiepatienten angezeigt? Begründen Sie Ihre Ausführungen.
5. Welche Besonderheiten gibt es in Bezug auf das Essen zu beachten?
6. Welche Beobachtungen müssen sehr intensiv durchgeführt werden? Begründen Sie Ihre Ausführungen.

12.6 Bestrahlungspatienten

1. Wie ist der Patient auf die Bestrahlung vorzubereiten?
2. Welche Besonderheiten gibt es bei der Pflege von Patienten mit Radiumeinlagen?
3. Welche Besonderheiten gibt es bei der Pflege von Patienten mit Iridiumbestrahlung?
4. Warum müssen die Ausscheidungen bei Jodbestrahlung gesondert entsorgt werden?
5. Wie lange dauert die Isolation bei Jodbestrahlung?

12.7 Operative Eingriffe

1. Wie gestaltet sich die Vorbereitung eines Patienten zur Operation?
2. Welche Untersuchungen sind vor einer Operation durchzuführen?
3. Welche Maßnahmen sollte der Patient vor der Operation bereits geübt haben?
4. Nennen Sie Punkte der speziellen Vorbereitung zur Operation.
5. Welche Punkte sind bei der postoperativen Übernahme eines Patienten zu beachten?
6. Welche Kontrollen sind nach einer Operation durchzuführen?
7. Was sollte bei der Schmerzäußerung eines Patienten unbedingt abgeklärt werden?
8. Welche Punkte müssen bei der Übernahme eines Patienten aus dem OP geprüft und beobachtet werden?
9. Welche individuellen Maßnahmen müssen bei operierten Patienten durchgeführt werden?
10. Nennen Sie wichtige Punkte bei der speziellen Pflege von Patienten, die einer Rektumamputation unterzogen worden sind.
11. Welche Aufgaben hat bei diesen Patienten der/die Stomatherapeut/in?
12. Welche speziellen pflegerischen Punkte bestehen nach einer Cholezystektomie?
13. Welche Verhaltensregeln geben Sie einem Patienten nach einer Magenresektion?
14. Nennen Sie die wichtigsten pflegerischen Punkte nach einer Mammaamputation.
15. Welche speziellen Punkte sind nach einer Strumaresektion zu beachten?
16. Wie gestaltet sich die Überwachung eines Patienten nach einem stumpfen Bauchtrauma?
17. Was ist bei der Lagerung nach einer Totalendoprothesenoperation (TEP) zu beachten?
18. Warum ist die Überwachung der Ausscheidung nach einer vaginalen Hysterektomie so wichtig?

12.8 Wöchnerinnen

1. Welche Situation besteht für die Mutter kurz nach der Entbindung?
2. Nennen Sie Veränderungen in der Psyche der Mutter.
3. Warum ist die Hygiene nach der Entbindung so wichtig?
4. Wie gestalten sich die hygienischen Maßnahmen nach der Entbindung?
5. Warum besteht nach der Entbindung die Obstipationsgefahr?
6. Welche Beobachtungsmaßnahmen bestehen nach der Entbindung?
7. Wie wird die Episiotomienaht versorgt, bzw. welche Punkte unterstützen eine schnellere Abheilung?
8. Was sind die Vorteile des Stillens?
9. Beschreiben Sie in Stichpunkten das Stillen.
10. Was kann ein Stillhindernis darstellen? Nennen Sie fünf Situationen.
11. Welche Ratschläge können Sie zur Vermeidung einer Mastitis geben?

12.9 Neugeborene

1. Welche Vorbereitungen sind beim Baden des Neugeborenen zu treffen?
2. Beschreiben Sie die Durchführung des Bades.
3. Wie gestaltet sich die Babypflege und das Anziehen des Babys?

12.10 Säuglinge und Kinder

1. Was stellen Sie für einen Säugling oder ein Kind auf der Station dar?
2. Welche Punkte beinhalten Spiel und Bewegung für ein Kind?
3. Welche Probleme treten für die Kinder im Krankenhaus auf.
4. Welche Fragen muss sich jede Pflegekraft in Bezug auf das kranke Kind stellen?

12.11 Intensivmedizin

1. Welche Aufgaben hat die Intensivstation?
2. Welche Probleme bestehen für einen Patienten auf der Intensivstation?
3. Von welchen Funktionskreisen wird die Atmung und die Kreislaufsituation beeinflusst?
4. Welche Aufgaben hat das Pflegepersonal auf Intensivstationen?
5. Welche Besonderheiten bietet die Intensivpflege dem Pflegepersonal?
6. Erläutern Sie das Reanimationsschema.
7. Erklären Sie, was der Buchstabe „B" bei der Reanimation für Sie bedeutet.
8. Beschreiben Sie das Vorgehen bei der Herzdruckmassage.
9. Wie sollte ein Notfallwagen ausgestattet sein?
10. Wann wird ein Patient intubiert?
11. Beschreiben Sie das Vorgehen bei der Intubation.
12. Welche Komplikationen können bei der Intubation auftreten?
13. Wie werden intubierte Patienten pflegerisch versorgt?
14. Nennen Sie verschiedene Kommunikationsmöglichkeiten bei beatmeten Patienten.
15. Nennen Sie spezielle pflegerische Punkte bei der Versorgung eines Patienten mit Schädel-Hirn-Trauma.

12.12 Pflegepersonal im Operationssaal

1. Welche Kenntnisse muss die Operationsschwester haben?
2. Welche Aufgaben hat der Springerdienst?
3. Welche Aufgaben hat die Instrumentierschwester?
4. Benennen Sie die Tätigkeiten des Pflegepersonals nach der Operation.

12.13 Häusliche Pflege und Pflegeversicherung

1. Welche Bedeutung hat die Hauskrankenpflege für einen Patienten?
2. Welche Tätigkeiten verrichtet eine Gemeindeschwester?
3. Wo sind die Grenzen der Hauskrankenpflege?
4. Welche Überlegungen sind vor der Übernahme eines Patienten anzustellen?
5. Nennen Sie Gründe, die gegen eine Übernahme der Pflege eines Patienten sprechen könnten?
6. Mit welchen Berufsgruppen arbeitet die Pflegekraft in Gemeinde- oder Sozialstationen zusammen?
7. Welche Kostenträger stehen für die Bezahlung der Pflege zur Verfügung?
8. Nennen Sie vier Bereiche, die bei der Pflegeversicherung durch Leistung der Pflegeversicherung abgedeckt sind!
9. Nennen Sie für jeden „Leistungsbereich" der Pflegeversicherung zwei Beispiele!
10. Nennen Sie die fünf verschiedene Leistungsarten, die durch die Pflegeversicherung bezahlt werden.
11. Wodurch unterscheiden sich die Stufen in der Pflegeversicherung?
12. Was versteht man bei der Pflegeversicherung unter „Sach- und Geldleistung"?
13. Welche zusätzlichen Leistungen erbringt die Pflegeversicherung neben den Sach- und Geldleistungen?

D

E

F

G

H

I

J

K

T

U

V

W

Z

Literaturverzeichnis

Allgemeine Orts Krankenkasse, Informationsschriften

Apothekenumschau, mehrere Jahrgänge und Nummern

Arbeitspapier, AKL Mittelfranken, 1994

Arns/Jochheim/Remschmidt, Neurologie und Psychiatrie für Krankenpflegeberufe, 5. Auflage, Thieme Verlag

Barmer Ersatzkasse, Informationsschriften

Barz Helmut Dr., Praktische Psychiatrie, 2. Auflage, Hans Huber Verlag

Bänfer W, Seminarunterlagen: Methodik und Didaktik der Konfliktbearbeitung

Blutspendedienst des Bayerischen Roten Kreuzes, Leitfaden für die Kitteltasche

Beirer Andreas, Unterrichtsausarbeitungen, Schulzentrum für Krankenpflege, Nürnberg

Bernsdorf Peter, Unterrichtsvorbereitungen, Kath. Akademie für Berufe im Gesundheits- und Sozialwesen in Bayern e. V., 1985, Regensburg

Bernhard Thea, Unterrichtsausarbeitungen, Schulzentrum für Krankenpflege, Nürnberg

Berne Eric Dr., Spiele der Erwachsenen, Rowolth Taschenbuchverlag GmbH, Reinbek bei Hamburg

Betz Georg Dr., Wenn der Menschlichkeit die Luft ausgeht, Christophorus Verlag, Freiburg i. Breisgau, 1990

Blindenanstalt, Informationsbroschüre, Nürnberg

Bobath Berta, Die Hemiphlegie Erwachsener, 4. unveränderte Auflage, Thieme, Stuttgart

Brenner Gabriele, Unterrichtsvorbereitung, Kath. Akademie für Berufe im Gesundheits- und Sozialwesen in Bayern e. V., 1986, Regensburg

Brauer Jörg-Peter, DIN EN ISO 9000 – 9004 umsetzen, 2., veränderte Auflage 1997, Hanser Verlag, München, Wien

Burock Hans-Jürgen, Unterrichtsausarbeitungen, Schulzentrum für Krankenpflege, Nürnberg

Consilium cedip practicum, 2000

Curriculum allg. Krankenpflege, österr. Bundesinstitut für Gesundheitswesen 1988, JG. 11-IV

Dahme H.u. J., Gesprächsführung, Thieme, 1982

DBfK, Berufsbild Krankenpflege, DBFK, Frankfurt

Der Spiegel, Operationen ohne Skalpell, 46/1989

Deutsche Angestellten Krankenkasse, Informationsschriften

Deutsche Krankenpflegezeitschrift, verschiedenste Jahrgänge und Nummern, Kohlhammer Verlag

Die Schwester, der Pfleger, Verlagsgesellschaft m.b.H Bibliomed, verschiedene Jahrgänge und Nummern

Dirlewanger Pia, Unterrichtsausarbeitungen

Dörner/Plog, Irren ist menschlich, 1. Auflage, Psychiatrie Verlag

Emslander Marie-Luise, Unterrichtsvorbereitungen, Kath. Akademie für Berufe im Gesundheits- und Sozialwesen in Bayern e. V., 1985, Regensburg

Ernst Heiko, Psychologie Heute, Taschenbuch Weiche Therapie?, 1987, Beitz, Basel

Hasl Rainer, Dr., AfnP-Seminarunterlagen, Fulda, 1987

James Muriel/Jongeword Dorothy, Spontan leben, 1986, Rowohlt Taschenbuch Verlag GmbH, Reinbek bei Hamburg

Juchli L., 8. Auflage, 2000, Krankenpflege Thieme

Fichter V, Meier M., Pflegeplanung, 2. Auflage, ROCOM Schweiz

Finke F & Thiel B., Seminarunterlagen Pflegequalität, Pflegesysteme, Pat. ortient. Tagesablauf, 1985, Regensburg

Fries Michael, Unterrichtsausarbeitungen, Schulzentrum für Krankenpflege, Nürnberg

Gesetz zur sozialen Absicherung der Pflegebedürftigkeit (Pflege-Versicherungsgesetz- PflegeVG) vom 26. Mai 1994

Geppert Susanne, Geppert Cornelia, Praktisches Krankenpflegeexamen, 1997, Springer

Gollwitzer Thomas, Unterrichtsausarbeitungen

Grädler Werner, Unterrichtsausarbeitungen, Schulzentrum für Krankenpflege, Nürnberg

Grondmann Christel, Unterrichtsvorbereitung, Kath. Akademie für Berufe im Gesundheits- und Sozialwesen in Bayern e. V., 1985, Regensburg

Grom Bemhard, Der schwierige? Patient, ROCOM

Hartmann, Pflegedienst, Heft 10/Jan. 1998

Heath J., Law G. M., Krankenpflege nach Maß, Der Senator für Gesundheit und Soziales, Berlin

Hörrmann Gertraud, Unterrichtsausarbeitungen, Schulzentrum für Krankenpflege, Nürnberg

Houts P.S., Scott R. A., Individuelle Pflegeplanung, Verlag Wolfgang Post

Käb Christian, Unterrichtsausarbeitungen, Schulzentrum für Krankenpflege, Nürnberg

Karl Renate, Unterrichtsausarbeitungen, Schulzentrum für Krankenpflege, Nürnberg

Kolb Heidrun, Unterrichtsvorbereitungen, Kath. Akademie für Berufe im Gesundheits- und Sozialwesen in Bayern e. V., 1985, Regensburg

Kohlhammer, Das Neue Lehrbuch der Krankenpflege, 1983, 3. Auflage, W. Kohlhammer GmbH

Koppen Hildegard, Unterrichtsausarbeitungen, KIB, Nürnberg

Krammer Herbert, Unterrichtsvorbereitungen, Kath. Akademie für Berufe im Gesundheits- und Sozialwesen in Bayern e. V., 1985, Regensburg

Krüger-Lorenzen, Deutsche Redensarten, Heyne-Buch Nr. 01/7187, 1984, München

KTQ-Manual, Deutsche Krankenhaus Verlagsgesellschaft mbH, Mai 2000

Leiber Jürgen, Unterrichtsvorbereitung, Kath. Akademie für Berufe im Gesundheits- und Sozialwesen in Bayern e. V., 1985, Regensburg

Lesser Ernst, Seminarunterlagen, 1984

Leuzinger A. Dr., Führungsbrevier, 2. Band Führungskreislauf, VESKA

Löcklin Horst, Unterrichtsvorbereitungen, Kath. Akademie für Berufe im Gesundheits- und Sozialwesen in Bayern e. V., 1985, Regensburg

Mager Robert F, Motivation und Lernerfolg, Weinheim 1974

Maier Blanko, Unterrichtsvorbereitungen, Kath. Akademie für Berufe im Gesundheits- und Sozialwesen in Bayern e. V., 1985, Regensburg

Martschin Rosemarie, Unterrichtsausarbeitungen, Schulzentrum für Krankenpflege, Nürnberg

Meier Robert, Unterrichtsausarbeitungen, Schulzentrum für Krankenpflege, Nürnberg

Meier Theresa, Unterrichtsausarbeitungen

Menche Nicole et al. Pflege heute, 2. Auflage, Urban & Fischer, München, 2001

Meyer Edith, Unterrichtsausarbeitungen, IFW, Nürnberg

Müggler Elisabeth, Klinischer Unterricht, ROCOM

Niihuis Evelyn, Unterrichtsausarbeitungen

Plesinger Maria, Unterrichtsausarbeitungen, Schulzentrum für Krankenpflege, Nürnberg

Rambausek Dr, Michael H., CAPD-Patienteninformation, Fresnius AG, Oberusel

Reith Elfriede, Unterrichtsausarbeitungen, Schulzentrum für Krankenpflege, Nürnberg

Reizner Harald, Unterrichtsausarbeitungen

Riehl Herbert, Unterrichtsausarbeitungen

Rieger Inga, Unterrichtsvorbereitungen, Kath. Akademie für Berufe im Gesundheits- und Sozialwesen in Bayern e. V., 1985, Regensburg

Roth Gaida, Unterrichtsausarbeitungen, Schulzentrum für Krankenpflege, Nürnberg

Ruch/Zimbordo, Lehrbuch für Psychologie, 2. Auflage, Berlin 1975

Rueggemann Rosamunde, Unterrichtsvorbereitungen, Kath. Akademie für Berufe im Gesundheits- und Sozialwesen in Bayern e. V.,1985, Regensburg

Scholch Friedel, Schluckstörungen und Facialislähmung, 1984, Fischer Verlag, Stuttgart

Schendzielorz Peter, Unterrichtsausarbeitungen, Schulzentrum für Krankenpflege, Nürnberg

Schleicher Reginald, Unterrichtsausarbeitungen

Schnall Max, Unterrichtsvorbereitungen, Kath. Akademie für Berufe im Gesundheits- und Sozialwesen in Bayern e. V., 1985, Regensburg

Schneider Walter, Methoden für Religionsunterricht, Jugendarbeit und Erwachsenenbildung, Patmos, Vandenhoeck + Ruprecht

Schneider, Kunze, Systematik der Krankenpflege, Kunze Verlag

Schönstein, L., Krankenbeobachtung, 7. Auflage, Frankfurt 1983

Schuster Herbert, Unterrichtsausarbeitungen, Schulzentrum für Krankenpflege, Nürnberg

Sicklinger Manfred, Unterrichtsvorbereitungen, Kath. Akademie für Berufe im Gesundheits- und Sozialwesen in Bayern e. V., 1985, Regensburg

Simoni W. Chr., Wolle und Seide 5. Auflage 1983, Verlag freies Geistesleben

Sonderausgabe der Hämotherapie, Blut Komponenten & deren Anwendung, Blutspendedienst des Bayerischen Roten Kreuzes, München, 1987

Stadelmeyer Uwe, Facharbeit zum Thema Stroke-Unit, Klinikum Nürnberg

Stadt Nürnberg, Klinikum, Handbuch Dokumentationssystem, 1990

Sporken Paul, Curt M. Genewein, Menschlich pflegen, 1975, Patmos-Verlag, Düsseldorf

Swieca Brigitte, Unterrichtsausarbeitungen, Schulzentrum für Krankenpflege, Nürnberg

Tausch Anne-Marie, Gespräche gegen die Angst, 1981, Rowohlt, Reinbek b. Hamburg

Viethen Dr. Gregor, Qualität im Krankenhaus, Grundbegriffe und Modelle des Qualitätsmangements, 1995, Schattauer, Stuttgart, New York

Wagner Franz, Unterrichtsausarbeitungen

Wieser Franz, Unterrichtsvorbereitungen, Kath. Akademie für Berufe im Gesundheits- und Sozialwesen in Bayern e. V., 1985, Regensburg

Wissensspeicher für das Lehrgebiet Krankenpflege, Institut für Weiterbildung mittlerer medizinischer Fachkräfte, Potsdam

Woller-Lang Michaela, Unterrichtsausarbeitungen, Schulzentrum für Krankenpflege, Nürnberg

Wunder Weis Christine, Unterrichtsvorbereitungen, Kath. Akademie für Berufe im Gesundheits- und Sozialwesen in Bayern e. V., 1985, Regensburg

Zitzmann Gabriele, Unterrichtsausarbeitungen, Schulzentrum für Krankenpflege, Nürnberg